国家出版基金项目
NATIONAL PUBLICATION FOUNDATION

"十四五"时期国家重点出版物出版专项规划项目

脊柱微创外科前沿与创新手术丛书

影像引导下脊柱介入技术

Imaging Guided Spine Intervention Techniques

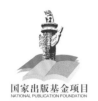

国家出版基金项目
NATIONAL PUBLICATION FOUNDATION

"十四五"时期国家重点出版物出版专项规划项目
脊柱微创外科前沿与创新手术丛书

影像引导下脊柱介入技术

Imaging Guided Spine Intervention Techniques

主　编　崔立刚　袁慧书　刘晓光
副主编　田　帅　祝　斌　孙海涛

北京大学医学出版社

YINGXIANG YINDAO XIA JIZHU JIERU JISHU

图书在版编目（CIP）数据

影像引导下脊柱介入技术 / 崔立刚 , 袁慧书 , 刘晓光主编 .
– 北京 : 北京大学医学出版社 , 2024.1
ISBN 978-7-5659-3080-5

Ⅰ . ①影… Ⅱ . ①崔… ②袁… ③刘… Ⅲ . ①脊椎病
—介入疗法 Ⅳ . ① R681.505

中国国家版本馆 CIP 数据核字 (2024) 第 038667 号

影像引导下脊柱介入技术

主　　编：崔立刚　袁慧书　刘晓光
出版发行：北京大学医学出版社
地　　址：（100191）北京市海淀区学院路 38 号　北京大学医学部院内
电　　话：发行部 010-82802230 ; 图书邮购 010-82802495
网　　址：http : //www.pumpress.com.cn
E — mail : booksale@bjmu.edu.cn
印　　刷：北京金康利印刷有限公司
经　　销：新华书店
责任编辑：冯智勇　　责任校对：靳新强　　责任印制：李　啸
开　　本：889 mm×1194 mm　1/16　印张：12.25　字数：423 千字
版　　次：2024 年 1 月第 1 版　2024 年 1 月第 1 次印刷
书　　号：ISBN 978-7-5659-3080-5
定　　价：160.00 元

编者名单

（按姓名汉语拼音排序）

主　编

崔立刚　北京大学第三医院

袁慧书　北京大学第三医院

刘晓光　北京大学第三医院

副主编

田　帅　北京大学第三医院

祝　斌　首都医科大学附属北京友谊医院

孙海涛　武警山东省总队医院

编　者（按姓氏汉语拼音排序）

崔立刚　北京大学第三医院

付　帅　北京大学第三医院

江　凌　北京大学第三医院

蒋　洁　北京大学第三医院

李志强　北京大学第三医院

刘晓光　北京大学第三医院

孙海涛　武警山东省总队医院

田　帅　北京大学第三医院

薛　恒　北京大学第三医院

袁慧书　北京大学第三医院

祝　斌　首都医科大学附属北京友谊医院

前　言

　　脊柱相关病变涉及病种很多，病情各异。除传统的药物、手术方法之外，微创理念和技术的发展，使得对局部精准处理的要求日益增多。这些局部的精准处理涵盖从简单的药物注射到复杂、高风险的肿瘤消融。如何采用合理的影像引导方法实施精准的操作，成为骨科、疼痛科、康复医学科、影像科以及各相关科室关注的焦点。

　　本书作者在多学科合作的临床实践基础上，整理、总结了不同影像引导方式下脊柱相关病变的微创介入治疗经验。与同类书籍相比，本书具有两个鲜明的特色：第一，简明扼要地介绍了超声影像在脊柱领域的应用，以拓展读者的思维与视角；第二，除基本理论、技术介绍外，结合实际病例详细分析每一项技术的应用及注意事项，以增强可操作性。

　　脊柱自身解剖复杂，毗邻重要的神经、血管，这些均要求影像引导过程中建立三维立体结构。无论是多切面、动态实时的超声引导，还是三维重建的CT影像引导，本书各章节内容都基于临床实际病例，从关键解剖结构入手，力图为读者开启全新的视角。

　　本书的编写得到相关同仁、领导的大力支持与帮助。北京大学医学出版社的冯智勇编审从立项策划、启动撰写到编辑出版做了大量辛苦的工作。本书的出版得到了国家出版基金的资助。在此一并致以诚挚的感谢。

　　尽管全书作者通力合作，认真编写、审校，但难免存在疏漏或学术认识的不足，恳请同道批评指正，以利今后修正。

崔立刚

视频目录

视频资源获取说明

◆ 在使用本书增值服务之前，请您刮开右侧二维码，使用 微信扫码激活。

*温馨提示：每个激活二维码只能绑定一个微信号。

◆ 扫描对应页码中的二维码观看视频。

目　录

第一章　超声引导下脊柱介入诊疗发展概述

一、超声引导下脊柱介入诊疗历史

超声引导下脊柱相关术中介入操作的历史可追溯到 1951 年，当时，French LA 等研究者首次尝试使用超声在术中定位颅内肿瘤。不过之后，超声并没有进入脊柱骨科临床工作的常规，其中主要原因除了超声难以穿透颅骨和椎板等骨骼之外，当时 A 型超声所产生的波形，在进行分析和解释时较为困难也极大限制了超声在骨科的应用。此后的 30 年中，超声及超声引导介入操作在临床其他专业的应用中蓬勃发展，但直到 20 世纪 80 年代，超声引导下介入操作才在脊柱外科进入常规。

Dohrmann 和 Rubin 在 1982 年首次报道使用实时超声在术中对脊髓进行成像，他们使用频率为 7.5 MHz 的探头扫查了脊髓，描述了包括中央管、齿状韧带和前后脊髓动脉等解剖结构的超声表现。1984 年，Quencer 和 Montalvo 进一步使用术中超声详细描述了脊髓的超声表现。对脊髓正常声像图表现的了解以及在此基础上解释各种病理状态时的声像图变化，对于超声引导下进行各种脊柱介入治疗都十分重要。1993 年，Avila 等研究者首次将彩色多普勒超声应用于脊柱外科，方便操作者观察病变血流分布信息，有助于在进行手术操作时避开重要血管。

超声引导下组织活检的研究与应用开始于 20 世纪 70 年代。1977 年，Reinish 等学者首先报道了超声引导下自动活检技术。该技术中使用的自动组织活检枪是利用内置弹簧的机械弹射作用，自动连续完成穿刺、切割的一种活检针具。在超声的实时引导下，组织活检枪不但能够准确获取充足的病理组织进行术前病理诊断，而且还能够最大限度地避免损伤周围重要解剖结构，减少相关并发症。1982 年，美国学者 Linegren 等进一步完善组织活检枪的功能，并将其投入临床应用。1991 年 3 月，北京大学第三医院超声科张武教授从国外引进此项技术并加以改良，率先在国内开始从事超声引导下组织活检的临床研究，逐步实现了活检枪的国产化，从而使超声引导下组织活检技术得到了广泛开展，并成功应用于脊柱周围的占位性病变。

2005 年，Galiano 等首次报道超声引导下腰神经根周围注射。该研究选用 5 具尸体，操作时使用超声扫查显示腰椎骨质结构，测量腰椎标志性骨质结构之间的距离，与 CT 测量结果相验证；再使用超声引导将穿刺针置于腰神经根周围，然后使用 CT 验证并证实穿刺针的位置，从而证明超声引导是一种安全、有效的腰神经根药物注射技术。Loizides 等在 Galiano 的实验基础上更进一步，经尸体解剖证实两个相邻横突之间存在一条纤细的高回声带，称为横突间韧带。超声引导穿刺时采用平面内进针法，穿过横突间韧带，即达目标位置，本方法经 CT 证实准确有效，且明显缩短了操作时间。这些研究充分证实了超声引导下腰骶神经根注射的安全性和有效性。

近 20 年以来，随着高频探头的问世以及谐波成像、复合成像等图像优化技术的应用，超声图像的质量不断提升。在此前提下，超声引导下脊柱周围软组织穿刺活检及神经根阻滞技术得到了广泛应用和快速发展。临床医师可以通过超声观察周围神经及其毗邻的解剖结构，对脊柱周围占位性病变进行安全的穿刺活检，并可在超声实时、动态引导下穿刺到目标神经根周围，精准地实施神经阻滞，避免了对周围重要组织结构的损伤，减少了并发症的发生概率，提高了阻滞效率。同时，除超声引导下颈、腰椎神经根阻滞注射外，神经根后内侧支及颈椎、腰椎小关节的药物注射治疗，都在超声引导下取得了良好的疗效。

二、超声引导下脊柱介入诊疗的优势和不足

在规划并实施脊柱介入手术操作的过程中，准确识别解剖标志、解剖变异、定位并判断病变范围、选择最合理的手术入路及方式都非常重要。近年来随着微创技术的兴起，影像学发挥着越来越重要的作用。在脊柱外科中，随着诸多新技术尤其是影像学技术的应用，外科医生能够更好地保护或重建脊柱的力学稳定性和神经组织功能的完整性。影像学新技术对脊柱外科的积极影响表现在多方面：一方面，影像引导下的各种脊柱介入技术，尤其是脊神经根阻滞及介入治疗，在达到治疗效果的同时，最大限度地保护了病变周围组织结构和功能的完好；另一方面，影像引导下脊柱及椎旁肿物组织学活检使得脊柱外科医师能够在术前获得精准的病理学诊断，从而对治疗和手术过程进行个体化设计。

在脊柱外科中，X线、CT及MRI更多是用于术前进行影像学诊断。对于术中引导所选择的影像学方法，超声逐渐受到越来越多的关注。在操作过程中，超声能够清晰地显示脊柱后方的骨表面和脊柱周边的软组织结构，从而实时定位靶目标，具有安全、精准、方便的优势。表1-0-1列举了超声引导下脊柱介入操作的诸多优势，其中最为重要的是避免了患者与操作者的X线暴露。相较于CT引导下的脊柱介入操作，通过超声进行引导更为方便，需要的时间往往更短。但超声引导下脊柱介入操作也存在一定的局限性，具体见表1-0-2，操作者应予以特别关注。

表1-0-1　超声引导下脊柱介入的优势

- 避免患者与操作者的X线暴露
- 显示骨性结构表面的同时显示血管及周围软组织
- 实时观察胸膜及肺脏运动
- 便携，易于在床旁或门诊进行操作
- 切面显示灵活，可以调整探头角度获得不同切面
- 有利于复杂解剖结构的识别

表1-0-2　超声引导下脊柱介入的局限性

超声引导下脊柱介入的局限性
• 对于肥胖患者，相关解剖结构可能显示困难
• 当穿刺深度较深时，显示针尖位置可能存在困难
• 对于初学者学习曲线可能更长
• 相较于X线或CT引导可能需要更粗的穿刺针从而改善针道的显示
• 图像整体观不如X线或CT

三、展望

随着超声技术的发展及脊柱外科对超声引导下各种脊柱介入诊疗的认可，超声引导下脊柱及椎旁肿物组织学活检、脊神经根及后内侧支阻滞及介入治疗已经成为临床的常规工作。在今后的研究中，应进一步分析不同影像学，包括X线、CT及超声在各种脊柱介入诊疗中的优势和局限性，从而选择最佳的诊断和影像引导方式。

同时，作为超声的新兴亚专业，应寻找更加有效的标准化教学手段，从而尽可能缩短脊柱介入超声的学习曲线。另外，虽然超声在引导各种脊柱介入操作中具有实时、方便、无电离辐射的优点，但穿透深度有限、无法穿透骨质、对复杂三维解剖结构显示不佳，这些都是超声无法回避的不足。图像融合技术，即CT/超声融合、MR/超声融合有望解决超声的这些不足，但操作步骤较为繁琐、空间融合精度不足是图像融合技术所面临的新问题。此外，超声新技术，包括超声造影、弹性成像是否在脊柱介入诊疗中存在一席之地，也需要更多的临床实践与研究证实。

（薛　恒）

参考文献

[1] French LA, Wild JJ, Neal D. The experimental application of ultrasonics to the localization of brain tumors: preliminary report [J]. J Neurosurg, 1951, 8: 198-203.

[2] Dohrmann GJ, Rubin JM. Intraoperative ultrasound imaging of the spinal cord: syringomyelia, cysts, and tumors–a preliminary report [J]. Surg Neurol, 1982, 18: 395-399.

[3] Quencer RM, Montalvo BM. Normal intraoperative spinal sonography [J]. AJR Am J Roentgenol, 1984, 143: 1301-1305.

[4] Avila NA, Shawker TH, Choyke PL, et al. Cerebellar and spinal hemangioblastomas: evaluation with intraoperative gray-scale color Doppler flow US [J]. Radiology, 1993, 188: 143-147.

[5] 张武, 贾建文, 史旭东, 等. 超声引导自动活检360例临床经验总结[J]. 中国超声医学杂志, 1993, 9(5): 313-316.

[6] 张武, 张铁山. 超声引导自动组织学活检进展[J]. 中国超声医学杂志, 1995, 11(4): 277-278

[7] Galiano K, Obwegeser AA, Bale R, et al. Real time sonographic imaging for periradicular injections in the lumbar spine: a sonographic anatomic study of a new technique[J]. J Ultrasound Med, 2005, 24(1):33-38.

[8] Loizides A, Gruber H, Peer S, et al. A new simplified sonographic approach for pararadicular injections in the lumbar spine: a CT-controlled cadaver study [J]. Am J Neuroradiol, 2011, 32(5): 828-831.

[9] Galiano K, Obwegeser AA, Bodner G, et al. Ultrasound guidance for facet joint injections in the lumbar spine: a computed tomography-controlled feasibility study[J]. Anesth Analg, 2005, 101(2): 579-583.

[10] Gofeld M, Bristow SJ, Chiu S. Ultrasound-guided injection of lumbar zygapophyseal joints: an anatomic study with fluoroscopy validation [J]. Reg Anesth Pain Med, 2012, 37(2): 228-231.

[11] Manchikanti L, Singh V, Falco FJ, Cash KM, Fellows B. Cervical medial branch blocks for chronic cervical facet joint pain: a randomized, double-blind, controlled trial with one-year follow-up [J]. Spine, 2008, 33(17): 1813-1820.

[12] Siegenthaler A, Narouze S, Eichenberger U. Ultrasound-guided third occipital nerve and cervical medial branch nerve blocks [J]. Tech Reg Anesth Pain Manag, 2009, 13: 128-132.

第二章　脊柱及周围结构的超声解剖学

第一节　颈椎超声解剖

一、颈椎解剖概述

（一）椎骨的一般形态

椎骨由前方的椎体、后方的椎弓以及椎弓表面的突起组成。椎弓为弓形板状骨，连接椎体的部分较细，为椎弓根。椎弓根的上下缘均有切迹，即椎上切迹和椎下切迹，相邻的上下切迹围成椎间孔，为脊神经和血管通过的间隙。

椎弓的后方、两侧方及上下方共有7个骨性突起，依次为正中突向后方或后下方的棘突，向两侧方突出的一对横突，向上及向下分别突出、成对分布的上关节突和下关节突，上下关节突构成关节突关节（图2-1-1）。

（二）颈椎

颈椎共7块，其中第1和第2椎体形态特殊，其余5个椎体形态大致相同。

第1颈椎又名寰椎，无椎体、棘突及关节突，由前方的前弓、后方的后弓、连接前后弓的侧块以及侧块外侧的横突构成。其中，前弓较短，后面有小关节凹，称齿突凹，与第2颈椎的齿突相关节。侧块上面有椭圆形的关节面与枕骨髁相关节。后弓相对较大，上有椎动脉沟，其后方正中向后突起为后结节（图2-1-2）。

第2颈椎又名枢椎，其椎体较小，有向上突起的齿状突。枢椎上关节突位于椎管前外侧，与寰椎下关节面构成寰枢外侧关节。该关节面负重较大，边缘向外伸出，常遮蔽横突孔前内侧，使走行其中

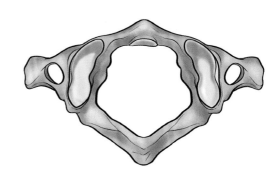

图2-1-2　寰椎上面观

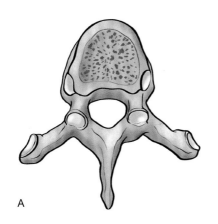

A

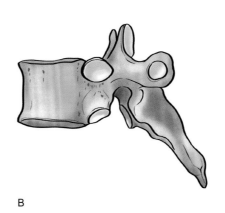

B

图2-1-1　椎体上面观（A）及侧面观（B）

的椎动脉发生扭曲。枢椎下关节突位于椎管的后外侧，关节面朝向前下方。枢椎横突短小，向下外侧突出，呈三角形，前结节缺如。横突孔大多开口于后外方，横径约 5 mm。枢椎棘突在上颈部最为明显，可作为计数颈椎的标志（图 2-1-3）。

第 3~6 颈椎椎体有相同的结构特点，可以称之为典型颈椎。钩突是典型颈椎椎体上表面结构，为椎体上表面侧方的嵴样隆起，其与上位椎体下面侧面形成钩椎关节（Luschka 关节）。钩椎关节退变向后可以压迫颈神经，向外侧可压迫椎动脉。椎体的横突短而宽，其根部有横突孔，内有椎动静脉和交感神经丛通过；横突末端存在前、后结节，其中第 6 颈椎横突前结节较大，亦称为颈动脉结节。棘突起自椎板连接处，斜向后下方，颈 2~ 颈 6 椎体棘突末端一般都有分叉（图 2-1-4）。

第 7 颈椎椎体的棘突长而粗大，末端无分叉。颈 7 横突较长，横突孔很小，仅通过椎静脉，椎动脉往往在颈 6 水平进入颈椎横突孔。此外，颈 7 横

突的前结节发育不良或缺如，因此只有后结节，可作为解剖定位标志（图 2-1-5）。

（三）颈椎关节（图 2-1-6）

1. 寰枕关节　是滑膜关节，由枕髁的凸面和寰椎侧块的凹面形成关节。

2. 颈椎关节突关节　颈 2~7 椎体间关节突关节为滑膜关节，由上位颈椎的下关节突与下位颈椎的上关节突构成，关节面覆盖透明软骨，周围有关节囊包绕。滑膜位于关节面周围，有薄层皱襞伸入关节面之间，关节运动过度可嵌压引起剧烈疼痛。颈

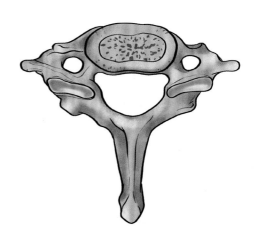

图 2-1-5　颈 7 椎体上面观

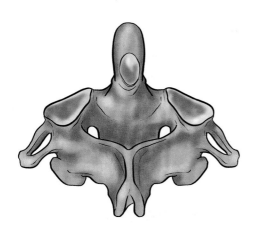

图 2-1-3　枢椎后面观

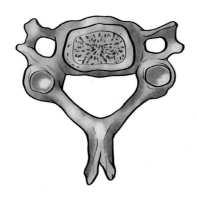

图 2-1-4　颈 4 椎体上面观

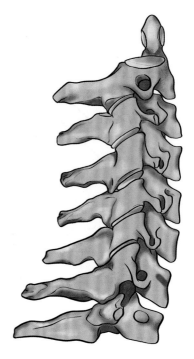

图 2-1-6　颈椎整体侧面观

椎关节突关节的关节囊薄而松弛，活动范围大，外伤时容易引起脱位和半脱位，骨折少见。侧面观察关节面走行，关节面从后下至前上斜行呈 45°。这样的关节走行有利于颈椎进行屈伸、侧弯和旋转。通常下位颈椎关节突关节所承受的压力较大，引起退变机会较多。关节突关节构成椎间孔的后壁，其前方与椎动脉相邻，表面有脊神经后支分支分布，神经受压或被牵拉损伤可引起疼痛。

3. 钩椎关节　为颈椎所特有，不是一个恒定典型的滑膜关节。钩椎关节是形态适用功能的需要，由直接连接向间接连接组织分化的结果。钩椎关节可限制颈椎过度侧屈，防止上位椎体向后外方脱位。钩椎关节增生肥大可使椎间孔狭窄压迫脊神经，产生相应的症状。

（四）颈椎周围的韧带（图 2-1-7）

颈椎周围的韧带对维持内外平衡起着重要作用。颈部韧带与其他椎体韧带相延续，椎体前、后方分别为前纵韧带和后纵韧带。相邻椎弓、横突及棘突之间分别有黄韧带、横突间韧带和棘间韧带，颈部的横突间韧带常缺如；自枕外隆凸向下依次沿寰椎后结节，各椎体棘突至骶正中嵴分布有棘上韧带，

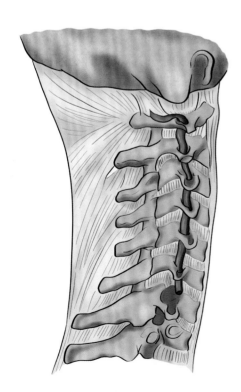

图 2-1-7　颈椎周围韧带侧面观

其中颈椎部位的棘上韧带明显增宽、增厚，呈矢状位的膜状结构，称项韧带，容易发生钙化。

（五）颈椎周围神经

1. 颈神经根　颈椎相邻椎体的椎弓根上下切迹围成椎间孔，颈神经根走行其中。颈 1～颈 7 神经根由相应椎体上方斜向外下出椎间孔，颈 8 神经自第 7 颈椎下方穿出。颈 3～颈 6 神经根出椎间孔后，继续沿相应颈椎横突向外，走行于横突末端前、后结节之间。颈 7 神经根走行于颈 7 椎体横突后结节前方，可作为超声识别的定位标志。

2. 颈神经后内侧支　颈椎的关节突关节由颈神经后支发出的内侧支支配。神经后支从相应的神经根发出后，向背侧绕行横突根部，随后发出后内侧支。后者大致呈横向走行，跨越相应关节柱中部，至后方发出关节支分别支配上方及下方关节突关节。因此，每一个关节突关节均接受其头侧及足侧后内侧支的双重神经支配。寰枕关节、寰枢关节并非由后内侧支支配。

3. 枕大神经　主要来自颈 2 神经后内侧支和颈 3 部分神经纤维，枕大神经在头下斜肌和头半棘肌之间向头侧走行，多与枕动脉伴行，分布至前额至枕顶部中间部分头皮区域。

4. 颈交感神经节　包括颈上神经节、颈中神经节和颈下神经节（颈下神经节与胸 1 神经节融合称星状神经节）。

颈上神经节主要位于胸锁乳突肌区，C2/C3 横突水平（部分可位于 C1/C2 横突水平），紧邻头长肌外侧；其前侧有食管及气管颈段，后侧常为颈部淋巴结。

颈中神经节通常位于 C6 横突水平或 C6/C7 椎间盘水平，颈动脉鞘的后方，颈长肌的前方，其后方为椎动静脉，内侧有喉返神经穿过，甲状腺下动脉多在其前方或者内侧穿过；另有部分颈中神经节附着于颈动脉鞘上，走行于颈动脉鞘的后壁。

颈下神经节通常位于 C7～T1 水平骨性结构前方 0.5 cm 处，软组织和颈长肌将其和骨性结构分开；其前方是锁骨下动脉和椎动脉，前下方是胸膜顶和肺尖，且右侧距离肺尖较近，后方是 C7 横突基底部、第 1 肋骨颈和椎前筋膜，内侧紧邻颈长肌，外侧为斜角肌群及膈神经。

（六）椎动脉（图2-1-8）

左、右锁骨下动脉第一段向上各自发出一支椎动脉，在斜角肌内侧垂直上行，穿第6至第1颈椎横突孔，然后绕行寰椎侧块经枕骨大孔入颅。椎动脉在各自相应钩突水平位于椎间孔的腹侧，在超声引导下颈神经根阻滞时要避免伤及椎动脉。

二、颈椎超声扫查

采用高频超声针对颈椎及其周围软组织进行扫查，重点识别颈椎骨质的特殊声像图形态，辨识毗邻结构，有助于病变的定位诊断。更为重要的是方便超声引导下进行颈椎相关介入治疗。

（一）高位颈椎超声扫查

1. 高位颈椎（C1、C2）确认　患者一般取平卧位或侧卧位，通常先选用低频探头（2~5 MHz）获得局部整体图像，初步辨识解剖方位和结构。再根据需要改用高频探头（10~12 MHz）进行细微结构的扫查成像。进行超声扫查前，首先在体表触及乳突，将探头一端置于乳突，扫查平面沿椎体侧方垂直椎体，获取冠状切面长轴图像（图2-1-9）。彩色多普勒血流成像可以显示走行在颈1和颈2椎体之间的椎动脉。

2. 颈神经后内侧支的定位与显像　获得上述切

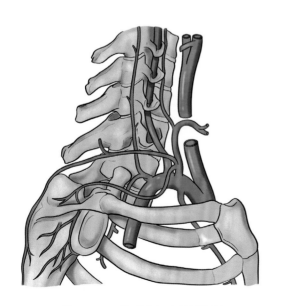

图2-1-8　椎动脉起始部侧面观

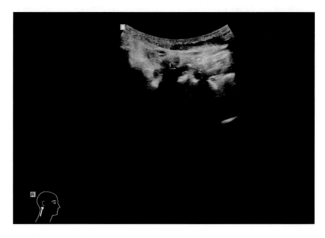

图2-1-9　高位颈椎侧方冠状面扫查声像图。自左向右依次排列的强回声为：弧形的乳突、节段分布的颈1横突（1）和颈2横突（2）

面后，探头向足侧移动并适当向背侧偏转，此时获得椎体侧方沿关节突关节的冠状切面声像图。关节突关节间隙呈窄带样低回声，两侧为相邻椎体的上下关节突，此切面骨质表面的强回声呈波浪样起伏分布，关节突关节位于"波浪的波峰"位置，第一个"波峰"即为颈2~3关节突关节。颈3脊神经后内侧支的浅支（第3枕神经）位于关节突关节表面，有时能够被清晰显示（图2-1-10）。

"波浪的波谷"为关节柱骨表面形成，即上下关节突及椎板，"波谷"的谷底为关节柱腰部，此处为颈神经后内侧支走行的部位。颈3关节柱的腰部走行颈3神经后内侧支的深支，神经断面呈圆点状低回声（图2-1-11）。

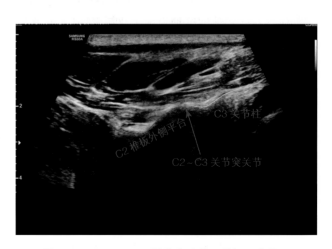

图2-1-10　C2~C3关节突关节冠状切面声像图

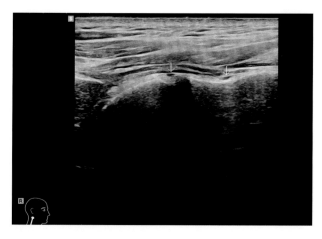

图 2-1-11　颈神经后内侧支位置声像图。骨质表面的强回声呈波浪样起伏分布，左侧箭头所指为 C2~C3 关节突关节位置，表面低回声圆形低回声为第 3 枕神经，右侧箭头位于"波谷"，为 C3 神经后内侧支的深支

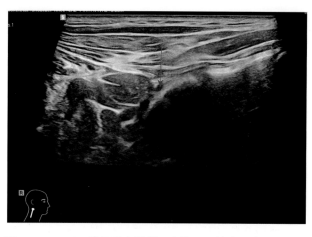

图 2-1-12　C2 神经后支横断面声像图，箭头所指为神经断面，呈类圆形低回声

探头沿同一切面依次向足侧移动，即可类推定位相应后内侧支。

值得指出的是，除 C2~C3 关节突关节外，每个椎体的关节突关节都由上下邻近的脊神经后内侧支支配。

3. C2 神经后支扫查　声像图显示 C2~C3 关节突关节后，保持冠状切面方向，探头略向头侧及背侧移动。

寰椎通过齿突和横突前方的关节面与枢椎相关节，无上关节突，因此寰椎椎板与枢椎侧块及后弓之间的间隙较大，加之椎板从内上方向外下方略呈斜行分布，这些解剖特征使得寰椎椎板的横断面图像呈斜坡样强回声表现，头端向深方延伸，强回声突然消失，有文献称这种表现为"断崖征"。在强回声消失的位置浅方，可见类圆形低回声的 C2 神经后支断面（图 2-1-12）。

4. 寰枢关节扫查　沿上述平面向头侧移动探头，由于寰枢关节位置深在，须更换低频探头，此时可见头下斜肌深方的骨性结构，即为寰枢关节，紧邻关节外侧可见管样无回声，即椎动脉，彩色多普勒血流成像（CDFI）可清晰显示血流信号（图 2-1-13）。

5. 枕大神经扫查　枕大神经走行在头下斜肌浅方，与头下斜肌呈交叉分布，因此首先确认头下斜肌，获得头下斜肌的长轴图像，即可在肌肉表面明

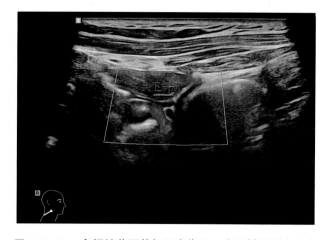

图 2-1-13　寰枢关节冠状切面声像图。头下斜肌深方为寰枢关节间隙，CDFI 显示关节外侧的椎动脉

确枕大神经。患者一般取俯卧位或坐位低头，从后方扫查。

头下斜肌起自枢椎棘突，斜向外上，止于寰椎横突。因此，首先使用凸阵探头自颈后正中，从枕骨向远端连续横断面扫查，枕骨强回声消失后，寰椎后结节及后弓的骨质强回声呈倒"V"形结构（图 2-1-14）。

探头继续向足侧移动，枢椎棘突突起明显且末端分叉，因此声像图显示为明显突起的强回声伴中间裂隙（图 2-1-15），探头按上述方法往返多次重复扫查，都能识别上述骨性标志。

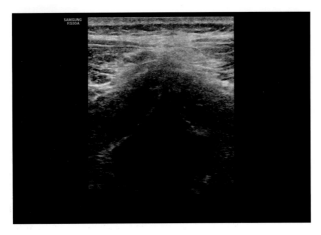

图 2-1-14 寰椎后方扫查骨性结构声像图。倒 "V" 形线状强回声为寰椎结节及后弓的骨质结构

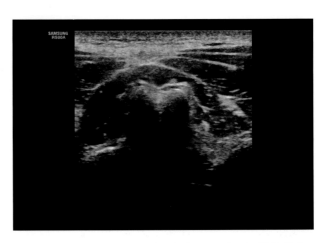

图 2-1-15 枢椎棘突骨性结构声像图。"分叉" 样线状强回声为枢椎棘突突起

定位枢椎棘突后，探头向侧方平移，内侧端保持棘突显示，外侧端向头侧旋转，寻找并显示寰椎横突，此时连于枢椎棘突和寰椎横突之间的条带样肌肉结构即为头下斜肌，其浅方为头半棘肌和斜方肌。在头下斜肌表面，头半棘肌和头下斜肌之间，可见类圆形低回声的枕大神经（图 2-1-16）。头下斜肌深方可见椎动脉。

凸阵探头扫查范围广，很容易获取头下斜肌及其两端附着骨质的整体图像，便于结构识别。随后，切换中频线阵探头，可以显示枕大神经及周围肌肉的细微结构，更利于精准地引导药物注射等介入操作。

（二）下部颈椎超声扫查

C3~C6 颈椎恰在颈部软组织深方，位置表浅，很多骨性结构可以先通过触诊识别。此外，这一区域体表空间相较上部颈椎开放，探头扫查相对更加自如，扫查平面也更灵活。各椎体的识别及确认可采用上述方法，通过连续平移探头确认，也可采用直接横断面扫查判别横突形态，从足侧向头侧依次进行。

1. 颈椎棘突旁长轴扫查与关节突关节的识别　患者采取俯卧位或侧卧低头位，选用中频线阵探头（9MHz 左右），首先触诊颈部后方棘突，探头沿棘突旁矢状位长轴切面扫查，获得各椎板横断面图像，呈平坦的波浪状强回声，交替排列（图 2-1-17）。

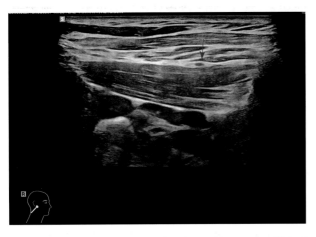

图 2-1-16 枕大神经短轴切面声像图。箭头所指为枕大神经，其浅方为头半棘肌，深方为头下斜肌

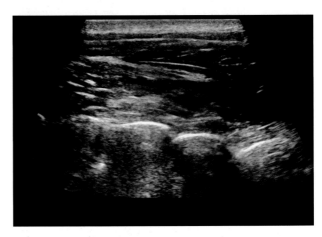

图 2-1-17 颈椎棘突旁矢状位长轴切面。显示椎板横断面呈波浪状强回声，交替排列

探头自上述椎板横断面切面，向外侧、前方平行移动，椎板的波浪状交替排列强回声转变为"叠瓦"状排列，这些"叠瓦"样结构即为关节突，相互叠加处为关节突关节间隙的位置（图 2-1-18）。具体节段的定位，可利用上述颈 2~ 颈 3 关节突的位置向足侧依次判数。

2.颈神经后内侧支的定位与显像　探头自上述"叠瓦"样排列的关节突位置，继续向外侧略移动，关节突及关节突关节的表面形态即变成连续"波浪"状线样强回声，此切面偏于关节突外侧，接近冠状切面。在此切面中，关节间隙位于波浪的"波峰"位置，颈神经后内侧支位于"波谷"位置，较瘦的患者采用高频探头，可以显示后内侧支断面，呈圆点状低回声（图 2-1-19）。

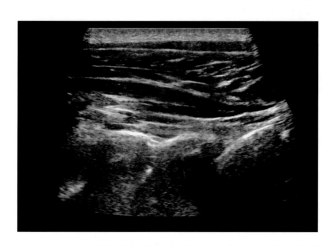

图 2-1-18　颈椎关节突关节长轴切面声像图。颈椎关节突关节强回声呈"叠瓦"状排列

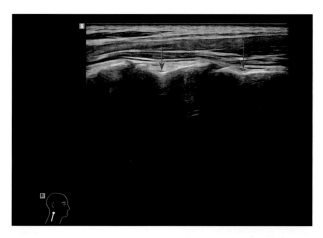

图 2-1-19　颈神经后内侧支断面声像图。连续"波浪"状线样强回声为颈椎关节突关节，其"波谷"为颈神经后内侧支所在位置，神经断面呈圆点状低回声（箭头）

后内侧支的超声扫查时，患者采取侧卧位便于探头稳定和施加适当的压力。

同样可利用上述颈 2~ 颈 3 关节突关节面自头侧向足侧依次扫查，来定位相应的节段。

3.颈神经根的扫查与定位　颈神经根扫查时，患者取仰卧位，头偏向对侧，采用中频或高频线阵探头自颈侧方横断面扫查，探头适当加压，声束略偏向内侧指向椎体。

第 1 颈神经在枕骨与寰椎之间，寰枕关节后方行出。第 2 颈神经在寰椎与枢椎之间，寰枢关节后方行出。依次类推，第 3~7 颈神经，自枢椎至第 7 颈椎之间的椎间孔依次穿行。每一对颈神经从椎间孔行出后，在相应椎体横突的浅方并沿横突末端前后结节之间的分叉继续向外、下方走行。鉴于颈神经与椎体横突紧邻，因此通过识别相应的椎体横突及椎间孔即可确定相应的颈神经根。

横断面扫查，椎体前缘呈半弧形，其侧方突出的横突骨质呈线状强回声，颈 7 横突较长，其末端无前结节或前结节发育不良，横突整体呈手指样自椎体侧方伸出（图 2-1-20）。保持探头切面方向不变，向头侧平行缓慢移动。此时，颈 7 横突逐渐消失，声束平面扫查至颈 6 与颈 7 之间的横突间隙，可见圆形的椎动脉断面图像。继续向头侧移动探头，另一强回声横突结构出现，此横突末端的前、后结节明显，二者形成"U"形结构（图 2-1-21），即为颈 6 横突。颈 7 与颈 6 横突末端的声像图差异明显，尽管存在颈部软组织及解剖变异影响，但通过探头在局部往返重复扫查，均能明确识别。

颈 7、6、5 神经根与横突关系

明确颈 7 与颈 6 横突后，探头继续向头侧平移，则颈 5、颈 4、颈 3 横突结构依次出现。一般而言，横突末端前后结节的分叉向头侧逐节变小、变浅。颈 3 横突末端的前、后结节甚至都不明显。

确认横突及横突末端的前后结节后，位于横突表面（颈 7）及前后结节分叉之间的类圆形低回声结构，即为相应的神经根断面。自颈 7 横突向足侧平移探头，直至颈 7 横突消失，再次出现的类圆形低回声即为颈 8 神经根。受肺尖气体遮挡，并非每一个患者均能清晰显示颈 8 神经根。识别神经根短轴切面后，探头沿神经走行方向，围绕神经根断面旋转即可获得神经根的长轴切面，呈条带样低回声（图 2-1-22）。

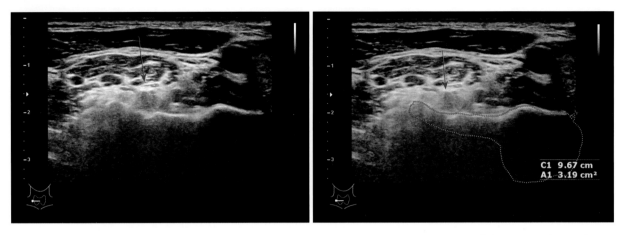

图 2-1-20　颈 7 神经根短轴切面声像图。箭头所指为颈 7 神经根，勾画的轨迹为颈 7 椎体和横突，注意：超声只能显示椎体和横突的前表面，横突的厚度及椎体的大小是估画的

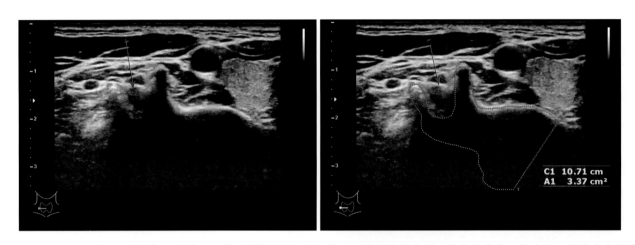

图 2-1-21　颈 6 神经根长轴切面声像图。箭头所指为颈 6 神经根，勾画的轨迹为颈 6 椎体和横突，其中颈 6 的横突末端轮廓呈 "U" 形强回声，分别为前结节和后结节

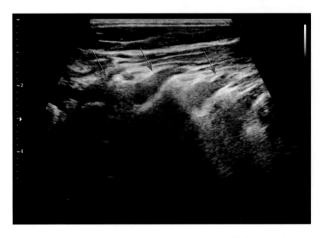

图 2-1-22　颈神经根长轴切面声像图。条带状低回声为颈神经根（箭头所示）

除上述横断面扫查直接识别颈椎横突外，还可以采用椎动脉长轴切面，利用椎动脉判数颈椎横突。探头在颈前正中侧方，长轴矢状面扫查，首先识别粗大的颈动脉，随后探头扫查平面略向外偏转，于颈动脉外侧、深方，即可显示穿行横突孔的椎动脉。受横突孔的骨质遮挡，超声仅能显示横突之间的椎动脉（图2-1-23）。

90%的椎动脉自锁骨下动脉发出后，向上穿行颈6椎体横突孔，因此可以间接帮助定位颈6椎体，再依次定位其他颈椎椎体。上述两种方法相互印证，有助于初学者掌握。相较于直接识别横突，椎动脉的走行变异较多，如高位穿行颈5，甚至颈4横突孔。

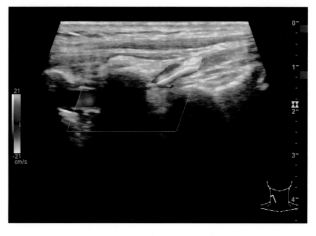

图2-1-23　椎动脉长轴切面声像图。彩色多普勒血流显像显示椎动脉内的彩色血流信号，横突断面呈弧形强回声，遮挡穿行在孔内的椎动脉

第二节　胸椎超声解剖

一、胸椎解剖概述

脊柱胸段由12个胸椎相互连接，并与肋骨、胸骨连接形成胸廓，构成胸廓的主要关节有肋椎关节和胸肋关节。胸椎超声扫查主要关注胸椎椎体间连接和肋椎关节。

12个胸椎椎体，从上到下可以分为三部分，即胸1~胸4节段组成的上段胸椎，胸5~胸8节段组成的中段胸椎以及胸9~胸12节段组成的下段胸椎。胸椎椎体自上而下逐渐增大，横突伸向后外方，从上向下依次变短。胸椎棘突较长，伸向后下方，呈叠瓦状排列，棘突尖伸至相应椎体平面以下。胸2~胸9棘突的叠瓦状排列明显，尤其是胸5~胸9最为突出，形成一骨性屏障。胸11和胸12的棘突则过渡为直接向背侧延伸（图2-2-1）。

胸椎最明显的结构特征是具有与肋骨相关节而形成的肋凹，位于椎体侧面后部的上下缘处存在半月形的上肋凹和下肋凹，与肋头相关节。在第1~10胸椎横突末端前面，有横突肋凹与肋结节相关节，形成肋横突关节。所有肋横突关节的滑膜囊都被强健的韧带结构包绕。胸4以上的肋骨颈几乎完全"隐藏"于横突侧面。

胸椎关节突呈冠状面分布，上关节突的关节面朝向后，下关节突的关节面朝向前，二者构成的关节突关节为平面关节，呈冠状位。

二、胸椎超声扫查

患者体位可采取侧卧位或俯卧位，采用矢状长轴系列切面自中央向外侧逐一扫查。一般首先选择低频凸阵探头扫查，获取局部结构的整体声像图，明确解剖结构后，再根据需要更换中高频线阵探头显示细节。

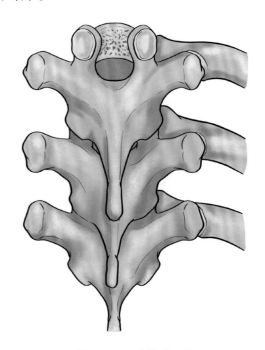

图2-2-1　胸椎后面观

1. 棘突的扫查与识别 胸椎棘突位置相对表浅，扫查前先触诊确定棘突的大概位置，然后使用低频探头置于患者背部沿棘突表面行矢状长轴切面扫查。上、中胸段棘突呈叠瓦状相互重叠，声像图显示为不连续的弧形强回声纵向排列，强回声后方声衰减明显，受重叠排列影响，棘突间隙显示不满意（图2-2-2）。

下胸段棘突从叠瓦状排列逐渐指向背侧，因此棘突弧形强回声的棘突间隙得以显示，棘间韧带分布其中。棘突表面可见棘上韧带连接，呈线状强回声（图2-2-3）。

长轴切面扫查结束后，将探头在棘突表面旋转90°进行横断面短轴切面扫查。此时棘突位于声像图中央，呈短弧形甚至点状强回声伴后方声影，棘突两侧向外伸出的强回声结构即为横突（图2-2-4），胸椎横突指向后外方，所以声像图上横突强回声外端向上翘起。探头适当上下平移，在棘突两侧可以显示台阶样分布的关节突，位置较深。在关节突强回声外侧的深方，呈线状分布的强回声为含气肺表面，实时超声扫查可见其随呼吸运动而滑动（图2-2-5）。值得注意的是，横断面扫查同时显示的棘突和关节突分别属于毗邻的上一椎体和下一椎体，这一声像图特征仍然与胸椎棘突突向后下方，呈叠瓦状排列有关。

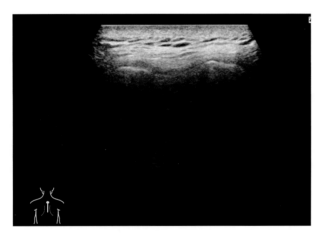

图2-2-2 上、中胸段棘突长轴切面声像图。不连续的弧形强回声为胸椎棘突，其后方声衰减明显

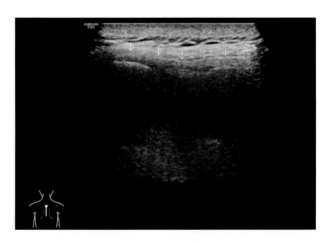

图2-2-3 下胸段棘突长轴切面声像图。弧形强回声为胸椎棘突，其后方可见声影，其表面线状低回声为棘上韧带（箭头）

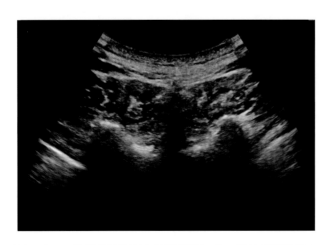

图2-2-4 胸椎棘突短轴切面声像图。上一椎体棘突位于中间，呈点状强回声伴明显声影，两侧台阶样分布的强回声为横突结构

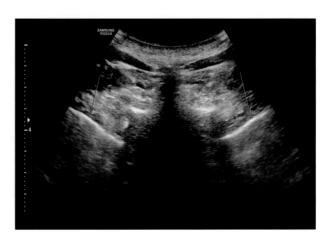

图2-2-5 胸椎棘突短轴切面声像图。棘突位于中间，呈点状强回声伴声影，两侧最深方的线状强回声为含气肺表面。骨性结构两侧为气体样强回声（箭头）

2.椎板的扫查与识别　沿矢状位棘突长轴切面平行向外适当移动探头，即可获得各椎板的连续短轴切面。声像图显示为多个弧形强回声交替间隔分布，呈波浪样，其中弧形强回声为椎板，强回声之间为椎板间黄韧带（图 2-2-6）。适当调整探头，使声束朝向内侧倾斜，于椎板间隙深方可见黄韧带及其深方的背侧硬脊膜，即背侧联合体，脊髓深方隐约可见腹侧硬脊膜和前纵韧带，即腹侧联合体（图 2-2-7）。

3.关节突关节的扫查与识别　探头自上述椎板切面继续沿矢状方向，水平向外移动，此时声像图显示的骨质界面高回声呈锯齿样改变。上一椎体下

关节突形成"锯齿"的凸起部分，下一椎体上关节突形成锯齿的凹陷部分（图 2-2-8）。

4.横突的扫查与识别　探头自前述关节突关节水平继续向外侧平行移动，即可获得横突短轴切面声像图。相比于椎板及关节突，横突声像图最为清晰，易于识别，横突之间的间隙较大，每个横突断面呈弧形强回声结构后方伴声影。一般而言，扫查平面内多同时显示邻近的上下三个横突，每个横突强回声及其后方声影组成叉子样结构，文献中也称为"三叉戟"表现（图 2-2-9）。

横突浅方的肌肉分别为斜方肌和竖脊肌。横突之间可见条带样高回声的横突间韧带，其深方为胸

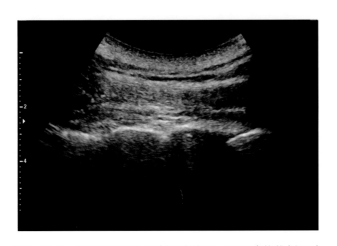

图 2-2-6　胸椎棘突旁矢状断面声像图。可见胸椎椎板呈波浪样强回声，交替排列

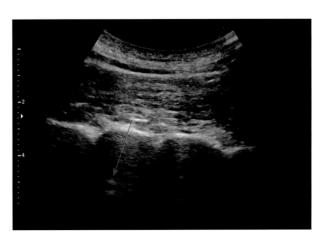

图 2-2-7　胸椎棘突旁矢状断面声像图。椎板间隙深方隐约可见背侧联合体和腹侧联合体（箭头）

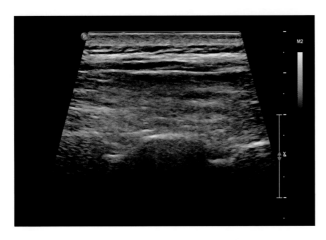

图 2-2-8　胸椎关节突关节声像图。锯齿样强回声即为胸椎关节突关节

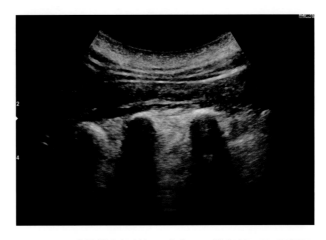

图 2-2-9　胸椎横突短轴切面声像图。横突断面呈弧形强回声后方伴声影，相邻的数个胸椎横突强回声及后方声影构成叉子样结构

椎旁间隙。胸椎旁间隙为一楔形潜在间隙，其内侧为椎体外侧面，背侧为肋横突上韧带，腹侧为胸膜，该间隙是胸椎旁阻滞的靶点。肌肉深方可见含气肺组织反射形成的线状强回声，实时超声扫查可见随呼吸活动的"滑动"表现（图 2-2-10）。

5.肋横突关节扫查　肋横突关节是胸椎特有关节，探头沿矢状面横突短轴切面平移至横突末端肋横突关节水平，此时横突弧形断面强回声深方可见肋结节，邻近上下肋横突关节之间可见条带样的肋横突上韧带。

肋横突外侧韧带在横断面，即肋横突关节长轴方向扫查更易显示。探头沿棘突横断面扫查，确认棘突后，探头向外侧移动，获取横突及肋骨的长轴切面，在横突末端及深方的肋骨之间即肋横突关节间隙，二者间可见条带样肋横突外侧韧带（图 2-2-11）。肋横突关节注射多采用此切面。

6.肋间神经扫查　肋间神经走行于肋骨下缘的肋沟内，有肋间动静脉伴行。探头沿人体长轴方向纵断面扫查，切面与肋骨垂直，获得肋骨的横断面短轴图像（图 2-2-12），上下相邻的肋骨显示为弧形强回声伴声影，肋骨之间的软组织结构由浅至深依次为肋间外肌、肋间肌及肋间最内肌。肌肉深方可

见含气肺表面形成的线状强回声，随呼吸运动而实时滑动。

肋间神经及肋间动静脉走行于肋骨下缘，肋间内肌与肋间最内肌之间，神经本身细小，并且受肋骨下缘干扰，很难直接显示。超声扫查时，可借助彩色多普勒血流显像辨识与肋间神经伴行的肋间动静脉，从而间接定位肋间神经并引导肋间神经阻滞等介入操作。

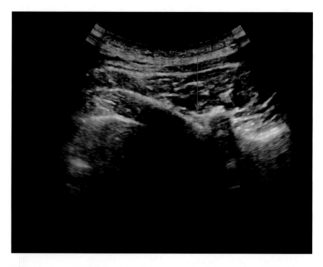

图 2-2-11　肋横突关节声像图。弧形强回声为横突末端，线状强回声为肋骨，二者之间即肋横突关节间隙（箭头）

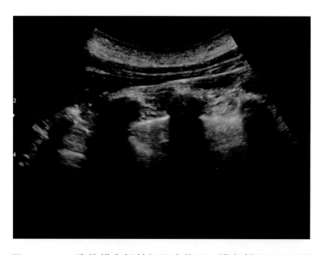

图 2-2-10　胸椎横突短轴切面声像图。横突断面呈弧形强回声后方伴声影，相邻的横突间隐约可见横突间韧带，深方强回声为含气肺表面

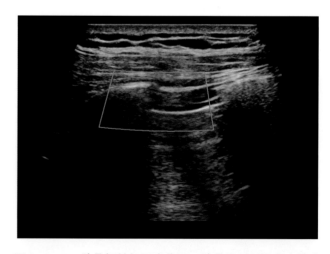

图 2-2-12　肋骨短轴切面声像图。肋骨呈弧形强回声伴声影，间断排列。彩色多普勒血流显示上一肋骨下缘处的肋间动脉断面，呈红色，肋间神经与之伴行。神经本身很难显示

第三节　腰椎超声解剖

一、腰椎解剖概述

脊柱腰段由 5 个腰椎相互连接组成，腰椎的共同形态特征是椎体粗大，椎板厚实，椎间孔宽大。

腰椎椎体横断面略呈肾形，左右径大于前后径，各椎体体积从上向下逐节增大。腰椎的棘突呈宽板状，水平伸向后方。横突相对细长，伸向后外上方，每个横突根部后下方有一个较小的凸起，是为副突，为横突间肌的附着点。上关节突根部后缘有个小骨性凸起为乳突，乳突是多裂肌和横突间肌的附着点。乳突和副突之间有韧带相连，其内穿行腰神经后内侧支。

腰椎关节突关节面方向与胸椎不同，稍呈矢状位。各椎体关节突关节面从上向下逐渐由矢状位变为冠状位，第 5 腰椎下关节突关节面几乎呈冠状位。上关节突由椎弓根后上方发出，关节面朝向后内侧，下关节突由椎板外下方伸出，关节面朝向前外侧（图 2-3-1）。

腰椎区周围肌肉肥厚，分为浅、深两层，浅层肌主要包括背阔肌和下后锯肌，深层肌主要包括竖脊肌、横突间肌、腰大肌和腰方肌。腰方肌位于腹后壁，其内侧有腰大肌，后方有竖脊肌。

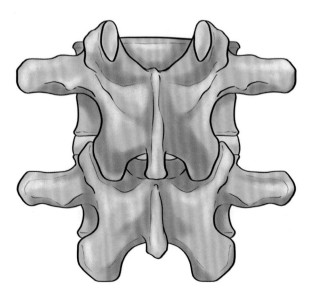

图 2-3-1　腰椎椎体连接后面观

二、腰椎超声扫查

患者体位可采取侧卧位或俯卧位，超声扫查时与胸椎区域类似，一般先选择采用低频凸阵探头进行整体扫查和评估，明确椎体节段及骨性标志后，可改换中高频线阵探头显示局部细节。

腰椎序列的超声识别需借助邻近的解剖结构特征帮助判数，即可从上而下借用肋骨和胸椎定位第 1 腰椎，也可从下而上通过骶骨与腰椎间的形态变化定位第 5 腰椎。此外，通过比较横突长度，也可判断最长的第 3 腰椎横突，进而间接帮助判断第 3 腰椎。

从头侧向足侧定位时，首先触诊患者肋弓下缘，探头沿人体长轴切面垂直肋骨扫查，获得肋骨短轴切面声像图。随后，保持肋骨短轴切面连续向背侧平移探头至脊柱椎体显像，探头移动过程中，位于声像图足侧最远端的肋骨为第 12 肋。沿第 12 肋扫查至对应的椎体即为胸 12 椎体。探头抵达椎体水平后，可适当向足侧移动，获取连续 2~3 个椎体矢状面长轴切面。然后，探头沿椎体向外侧平行移动，观察横突的动态变化，胸椎的横突末端延续肋骨，而腰椎横突消失后则无骨性结构延续。此时，通过探头自外向内、自内向外来回移动，结合肋骨、横突、椎体的变化，除解剖变异外，均可成功定位第 1 腰椎。

通过第 12 肋、胸椎定位第 1 腰椎

从足侧向头侧定位时，首先触诊患者腰骶部，将探头置于骶椎正中位置，获得骶正中嵴的矢状扫查长轴切面，骶椎相互融合呈一块骶骨，各椎体棘突愈合形成连续的骶正中嵴，且突起不明显，声像图上表现为连续的"小波浪样"高回声（图 2-3-2）。探头沿高回声的骶正中嵴缓慢向头侧移动，直至连续的高回声线中断，该中断位置即为腰 5、骶 1 椎体间隙（图 2-3-3）。定位腰 5 椎体后，探头旋转 90° 横断面扫查，寻找腰 5 椎体的横突帮助再次佐证。

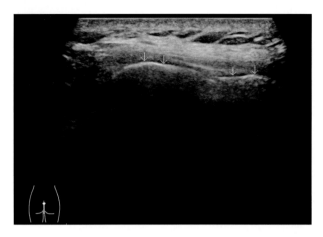

图 2-3-2　骶椎骶正中嵴长轴切面声像图。骶正中嵴为骶椎各棘突愈合而成，呈连续的"小波浪样"高回声结构（箭头）

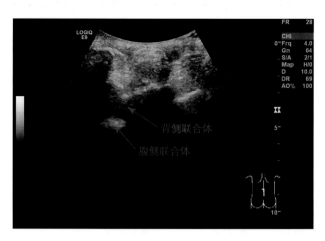

图 2-3-4　腰椎棘突长轴切面声像图。浅方连续排列的弧形强回声为腰椎棘突，深方箭头所指分别为背侧联合体和腹侧联合体

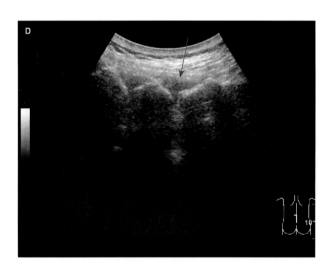

图 2-3-3　腰 5、骶 1 椎体间隙声像图。箭头所示为腰 5、骶 1 椎体间隙，为骨质回声失落区，其头侧的弧形强回声为腰椎棘突

1. 棘突的扫查与识别　棘突位于背部正中，探头沿棘突表面矢状面长轴扫查，可以显示邻近的棘突依次排列，声像图表现为皮下软组织内排列有序的弧形强回声伴声影。棘突表面连接的条带状高回声为棘上韧带，棘突间隙连接的软组织为棘间韧带。在多数患者，声束可穿过棘间韧带及椎间隙，显示背侧联合体（背侧硬脊膜和黄韧带）及腹侧联合体（腹侧硬脊膜和前纵韧带）（图 2-3-4）。在年长者，由于局部软组织纤维化和韧带钙化等原因，声束穿透力较差，深层结构显示不满意。

探头沿棘突表面横断面扫查并做适当调整，声像图中的骨性结构强回声可以显示出典型的台阶样表现，中央为棘突，旁边的第二级台阶强回声为关节突关节，再旁边的第一级台阶强回声为横突（图 2-3-5）。此切面对于超声引导腰神经后内侧支及腰神经根阻滞非常重要。

2. 椎板的扫查与识别　先将探头从棘突长轴切面稍向外侧移动至椎板水平，此时声像图中可见断续的线状强回声，上下交错分布（图 2-3-6），每条

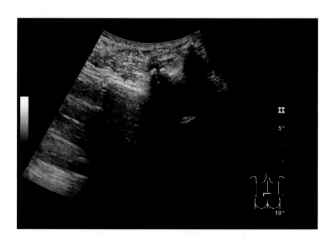

图 2-3-5　腰椎关节突关节横断面声像图。呈典型台阶样表现，最深方的线状强回声即第一级台阶，为横突（箭头所示）。第二级台阶强回声为关节突关节，最浅层的台阶强回声为棘突

线状强回声即椎板横断面图像。将探头向内侧适当倾斜，声束透过椎间隙，可以显示黄韧带、背侧硬膜囊等结构（图 2-3-7）。临床上常选用本切面进行超声引导下硬膜外穿刺。

3.关节突关节的扫查与识别　探头自上述椎板切面缓慢平行向外移动，当椎板线状间断分布的声像图消失，强回声呈弧形高低交替分布时，表明探头扫查平面已经位于关节突关节水平（图 2-3-8），有文献将强回声外形称为"驼峰征"。声像图显示上一腰椎下关节突覆盖在下一腰椎上关节突的表面，交错排列，部分关节突关节间隙可见。

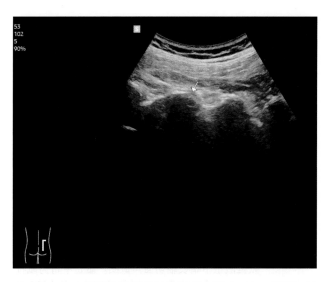

图 2-3-8　腰椎关节突关节长轴切面声像图。上一腰椎下关节突覆盖在下一腰椎上关节突的表面，二者呈弧形强回声高低交替分布，箭头所指为关节突关节间隙

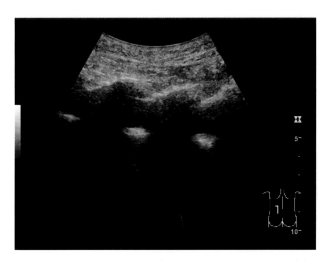

图 2-3-6　腰椎棘突旁长轴切面声像图。此切面经过椎板位置，椎板呈线状强回声，交替排列

值得注意的是，在相邻两个关节突关节之间，在靠近下关节突的头侧，垂直对应的位置就是神经根出椎间孔的位置。可利用该切面进行平面外入路神经根阻滞注射。

4.横突的扫查与识别　探头自关节突关节水平继续向外平行移动，当声像图中呈现前述的"三叉戟"征象时，即为腰椎横突短轴切面位置，每一横突显示为短棒样强回声伴声影（图 2-3-9）。横突浅方的肌肉，由浅到深分别为背阔肌和竖脊肌。横突之间的软组织则依次为横突间韧带、腰横突间外侧

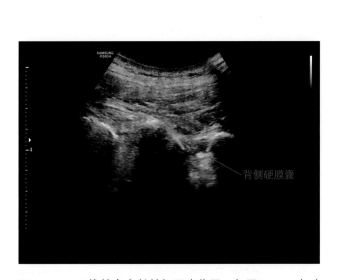

图 2-3-7　腰椎棘突旁长轴切面声像图。与图 2-3-6 扫查切面相似，声束适当向内侧倾斜，椎板间隙深方可见背侧硬膜囊结构（箭头）

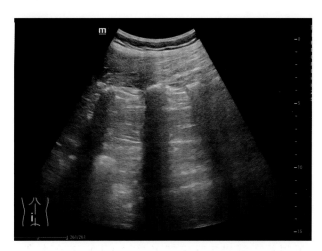

图 2-3-9　腰椎横突短轴切面声像图。横突横断面呈短棒样强回声后方伴声影，相邻横突及其声影构成"三叉戟"征象

肌及腰大肌。此切面可引导进行腰椎旁阻滞，在超声引导下，针尖穿过高回声横突间肌肌筋膜，抵达横突间肌与腰大肌之间进行注射。

5.腰神经后内侧支及腰神经根扫查与识别　获取上述横突短轴切面声像图后，探头旋转90°，显示横突长轴切面，横突根部即是腰神经后内侧支走行的位置，根据骨性结构辅助定位就可进行腰神经后内侧支的阻滞等相关介入操作（图2-3-10）。

探头沿横突长轴切面向足侧平行移动少许，当横突声像图刚刚消失后，即为椎间孔外侧缘及神经根自椎间孔发出的位置（图2-3-11）。此水平声像图中椎间孔及神经根受骨性声影遮挡，无法清晰显示椎间孔及神经根，因此进行超声引导神经根阻滞注射等介入治疗时，还需结合神经刺激器或C臂X线辅助共同定位。

6.竖脊肌、腰方肌、腰大肌的扫查与识别　探头横断面扫查，沿横突长轴切面平行向外侧移动，直至横突结构在声像图消失，此时声像图中可辨识三组肌肉横断面，由浅至深分别为竖脊肌、腰方肌、腰大肌（图2-3-12），其中腰方肌最薄，臀上皮神经走行于竖脊肌与腰方肌之间。此切面可用于超声引导下腰方肌阻滞。此外，急慢性损伤引起臀上皮神经卡压所致腰臀区疼痛时，也可在此平面引导进行臀上皮神经阻滞介入治疗。

7.腰丛的扫查与识别　第12胸神经及第1~3腰神经及部分第4腰神经前支共同构成腰丛，腰丛位于腰大肌深面走行。因此，识别和明确腰大肌是寻找腰丛的关键声像图标志。

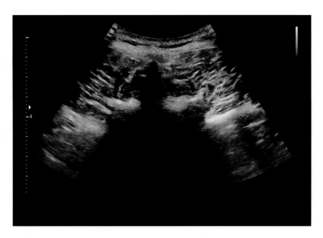

图2-3-10　腰椎横突长轴切面声像图。横突为线状强回声，位于深方，横突根部为腰神经后内侧支走行的位置（箭头）

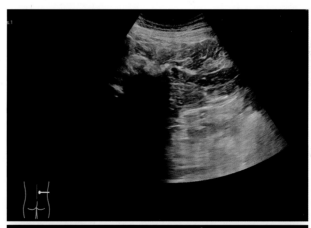

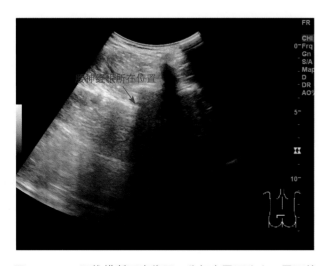

图2-3-11　腰椎横断面声像图。此扫查平面为上一平面的足侧，恰好横突消失的位置。箭头所示为腰椎间孔神经根发出位置

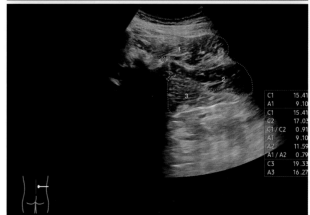

图2-3-12　腰椎旁肌肉横断面声像图。1.竖脊肌；2.腰方肌；3.腰大肌

患者取俯卧位时，探头移至侧方扫查。为方便同时引导介入操作，临床实践中更常采用侧卧位。采用横断面扫查，探头置于腰部腋中线水平，声束朝向横突，当横突及深方的椎体同时清晰显像时，二者构成的强回声结构类似"竖起大拇指的拳头"。此声像图中的"大拇指"样结构即横突，深方的椎体即"拳头"。横突背侧的肌肉为竖脊肌，腹侧深方为腰大肌，腰大肌浅方为腰方肌。这三块肌肉围绕横突，像三片树叶围绕叶柄，有文献称之为"三叶草征"（图 2-3-13）。明确横突与肌肉之后，在横突与腰大肌之间的条索状高回声，即腰丛。

8.椎间盘的扫查与识别　与经腹超声扫查相比，经背侧扫查虽然不受腹腔肠管气体干扰，但是自背侧扫查椎间盘受椎体骨质干扰。探头首先横断面扫查，获取横突长轴切面，随后探头向外侧、头侧适当平移，横突消失同时声束指向前内方，局部适当摆动扫查，即可显示上下椎体骨质之间的椎间盘，一般呈类圆形的低回声，外缘呈弧形（图 2-3-14）。

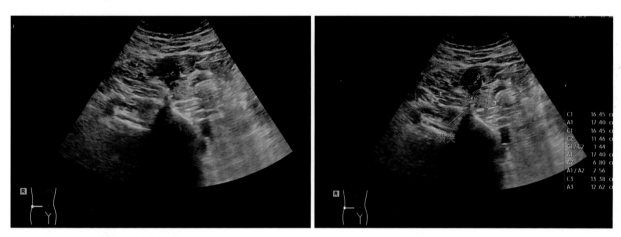

图 2-3-13　腰椎横断面声像图，显示"三叶草征"。1.竖脊肌；2.腰方肌；3.腰大肌。"大拇指"样结构即横突（红色箭头所示），蓝箭头示腰丛位置

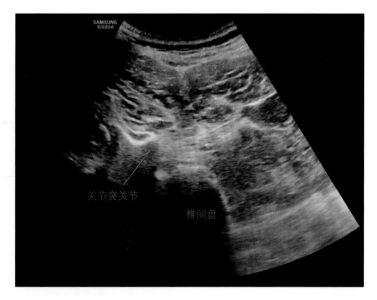

图 2-3-14　椎间盘声像图。深方弧形强回声为椎间盘，其浅方骨性结构为关节突关节

第四节　骶椎超声解剖

一、骶椎解剖概述

骶骨由 5 块骶椎融合而成，呈三角形，构成盆腔后壁。骶骨前面凹陷，背面隆凸，形成脊柱的骶曲。骶骨底朝向上方，即第 1 骶椎上表面，椎体宽大，前缘突出形成骶岬。骶骨尖朝向下方，即第 5 骶椎下表面，有关节面与尾骨相关节。

骶骨后面粗糙而隆凸。正中线上有骶正中嵴，此嵴的下端缺损，为骶管裂孔。骶嵴两侧方有 4 对骶后孔，骶后孔与骶管相交通，有骶神经后支通过。骶后孔外侧可见骶外侧嵴（图 2-4-1）。

骶骨的外侧面上宽下窄，宽阔的上份前部有耳状面，与髂骨耳状面构成骶髂关节。骶髂关节由骶骨和髂骨的盆侧组成，将脊柱、骨盆和下肢连接起来，是重要的承重结构。骶髂关节主要是致密的纤维软骨性连接，真性的滑膜关节腔仅局限于骶髂连接的前面部分，且向足侧延伸至后下方的范围也很小。

骶管由骶椎的椎孔相连而成，它上通椎管，下端开口为骶管裂孔。骶管裂孔是骶 4 椎体下段与骶 5 椎体椎板未完全融合而形成的生理缺陷。骶管裂孔两侧的结节为骶角，下方为尾骨，骶骨与尾骨背侧覆盖着骶尾韧带。

奇神经节为交感干下端合并处，恰位于骶尾关节前方。奇神经节又称 Walther 神经节、Impar 神经节或尾神经节，属于腹膜后结构，与直肠关系密切。

二、骶椎超声扫查

患者采取俯卧位，下肢自然摆放，放松臀部肌肉。根据患者体型选用低频凸阵探头或中高频线阵探头，临床多采用二者联合应用的方式。

1.腰 5～ 骶 1 关节突关节的扫查与识别　探头沿骶正中嵴纵断面扫查，向上移动探头至腰 5～ 骶 1 间隙位置，随后探头保持矢状切面并缓慢向外平行移动，当声像图中出现前述"驼峰征"时，表明探头位于关节突关节水平（图 2-4-2）。相较于腰椎关节突关节，腰 5～ 骶 1 关节突关节窄小。邻近腰 5 下关节突的头侧，垂直对应的位置即为腰 5 神经根出椎间孔位置。可利用该切面进行平面外入路神经根阻滞相关介入治疗。

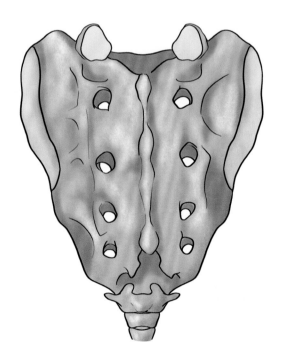

图 2-4-1　骶骨后面观

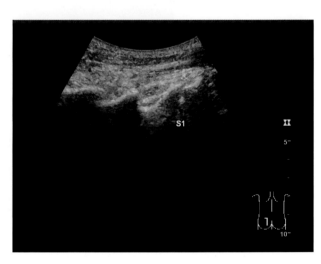

图 2-4-2　腰 5 骶 1 关节突关节矢状位声像图。自腰椎向骶椎，关节突关节呈叠瓦样交错排列，第 1 骶后孔（箭头，S1）头侧的叠瓦样结构，即腰 5～ 骶 1 关节突关节

2.骶后孔的扫查与识别　根据胚胎发育及解剖学研究，骶后孔与腰椎关节突关节位于同一矢状面长轴水平。探头沿上述腰5～骶1关节突关节位置，向足侧适当移动，当声像图显示骶骨表面的强回声线出现第一个中断缺损，即为第1骶后孔，依次向足侧滑动探头可逐一定位第2、第3、第4骶后孔（图2-4-3）。骶后孔的超声显示受孔径大小、性别、年龄及扫查声束角度影响，因此扫查过程中，应随时调整声束垂直骨表面，探头平缓小幅度移动，避免遗漏。

除矢状面长轴扫查寻找骶后孔外，采用横断面扫查寻找骶后孔同样简单易行。探头置于腰骶区域正中横断面扫查，从头侧向足侧平行缓慢移动探头，注意观察骶正中嵴两侧骨质表面强回声的连续性，一旦出现强回声中断，即为骶后孔位置（图2-4-4），通过探头往复连续扫查即可判数定位第1至第4骶后孔。

3.骶管裂孔的扫查与识别　探头沿骶正中嵴长轴扫查，向足侧移动探头，抵达骶正中嵴末端时，声像图显示骶正中嵴骨质线状强回声中断，其远端深方出现的骨质高回声为骶骨尖背侧面，再远端可见骶尾关节。骶正中嵴回声消失处即骶管裂孔位置，裂口表面覆盖骶尾韧带，自骶骨连于尾骨之间，呈条带样中高回声（图2-4-5）。此处，可进行超声引导下的骶管穿刺注射操作。

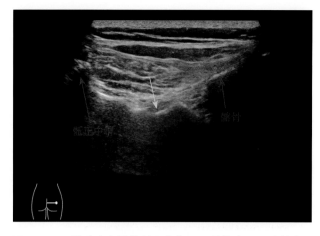

图 2-4-4　骶后孔水平横断面声像图。骶骨表面呈连续的强回声，中央凸起为骶正中嵴，骶骨外侧与髂骨形成骶髂关节。骶骨表面强回声中断处，即骶后孔（黄色箭头）

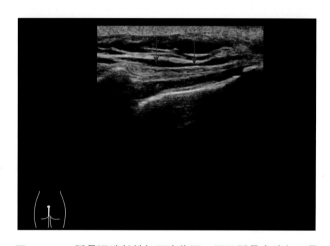

图 2-4-5　骶骨远端长轴切面声像图。显示骶骨末端与尾骨之间的骶尾韧带（箭头）

探头在骶正中嵴末端旋转90°，进行横断面扫查。此时骶管裂孔两侧的骶角在声像图中呈结节样凸起。两个骶角之间可见覆盖其表面的骶尾韧带，其深方即为骶管裂孔（图2-4-6）。

4.骶尾关节的扫查与识别　探头自上述骶管裂孔长轴切面继续向足侧滑动，将骶骨尖背侧的骨质强回声置于声像图中央，此时骶骨尖远端显示与尾骨之间的骶尾关节（图2-4-7）。奇神经节位于骶尾关节腹侧面、直肠后方。因此可经背侧穿刺骶尾关节进行超声引导下奇神经阻滞和疼痛相关治疗。

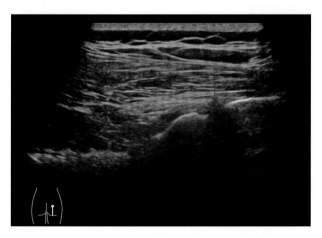

图 2-4-3　骶骨长轴矢状切面声像图。显示骶骨骨面呈弧形强回声，局部强回声中断缺损区即骶后孔（箭头所示）

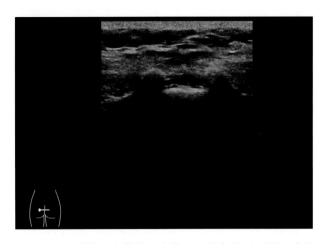

图 2-4-6 骶管裂孔横断面声像图。骶角呈弧形强回声凸起，二者之间为骶管裂孔位置

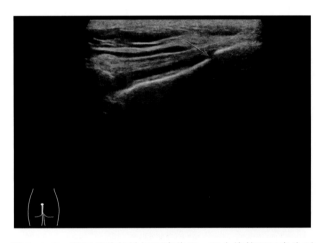

图 2-4-7 骶尾关节长轴切面声像图。两个线状强回声分别为骶骨尖远端和尾骨，连接处为骶尾关节（箭头）

关节区域在深方，可依此切面进行骶髂关节注射等介入操作。

骶髂关节腔距离体表相对最近的位置大约在第3骶后孔水平。探头横断面扫查，获取第3骶后孔声像图后，同样将探头向外侧移动，一旦出现外侧的髂后下棘骨质强回声后，探头适当旋转，调整声束角度与骶髂关节走行接近一致，此时声像图中的两条弧形强回声分别为内侧的骶骨与外侧的髂后下棘，两者之间的间隙即为骶髂关节（图2-4-9）。

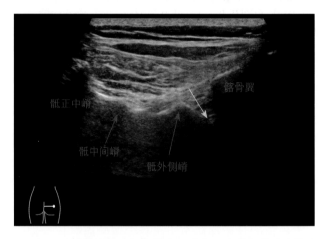

图 2-4-8 骶髂关节上部声像图。声像图中黄色箭头所指为骶髂关节，由两条弧形强回声构成，分别为内侧的骶外侧嵴与外侧的髂骨翼

5. 骶髂关节的扫查与识别　骶髂关节由骶骨和髂骨的耳状面构成，彼此对合紧密，关节面呈斜矢状方向，从后内向前外，自上而下分布。关节背侧有骶髂后韧带、骶髂骨间韧带加强。

骶髂关节头侧部分扫查时，探头应避开髂后上棘。首先将探头置于第1骶后孔横断面扫查位置，将探头向外侧平行移动，直至髂骨翼出现。然后将探头内侧缘略向头侧旋转，使探头扫查平面角度与骶髂关节平面走行接近。此时，声像图中出现的两条弧形强回声分别为内侧的骶外侧嵴与外侧的髂骨翼，两者之间的间隙即为骶髂关节所在位置（图2-4-8）。此处的骶髂关节呈纤维连接，真正的滑膜

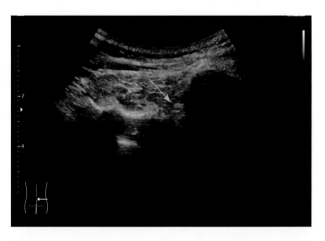

图 2-4-9 骶髂关节下部声像图。声像图中黄色箭头所指为骶髂关节，由两条弧形强回声构成，分别为内侧的骶骨与外侧的髂后下棘

（江　凌　崔立刚）

参考文献

[1] Mates, Melissa. Atlas of anatomy: general anatomy and musculoskeletal system[M]. Thieme, 2015.

[2] Susan Standring. 格氏解剖学: 临床实践的解剖学基础(第39版)[M]. 徐群渊, 译. 北京: 北京大学医学出版社, 2008.

[3] Greher M, Moriggl B, Curatolo M, et al. Sonographic visualization and ultrasound-guided blockade of the greater occipital nerve: a comparison of two selective techniques confirmed by anatomical dissection[J]. Br J Anaesth, 2010, 104: 637-642 .

[4] Pingree MJ, Sole JS, O'Brien TG, et al. Clinical efficacy of an ultrasound-guided greater occipital nerve block at the level of C2[J]. Reg Anesth Pain Med, 2017, 42: 99-104 .

[5] Zipfel J, Kastler A, Tatu L, et al. Ultrasound-guided intermediate site greater occipital nerve infiltration: a technical feasibility study[J]. Pain Physician, 2016, 19: E1027-E1034 .

[6] Pal GP, Routal RV, Saggu SK. The orientation of the articular facets of the zygapophyseal joints at the cervical and upper thoracic region[J]. J Anat, 2001, 198: 431-441.

[7] Galiano K, Obwegeser AA, Bodner G, et al. Ultrasound-guided facet joint injections in the middle to lower cervical spine: a CT-controlled sonoanatomic study[J]. Clin J Pain, 2006, 22: 538-543.

[8] Galiano K, Obwegeser AA, Bodner G, et al. Ultrasound-guided periradicular injections in the middle to lower cervical spine: an imaging study of a new approach[J]. Reg Anesth Pain Med, 2005, 30: 391-396.

[9] Narouze S, Vydyanathan A, Kapural L, et al. Ultrasound-guided cervical selective nerve root block: a fluoroscopy-controlled feasibility study[J]. Reg Anesth Pain Med, 2009, 34: 343-348.

[10] Martinoli C, Bianchi S, Santacroce E, et al. Brachial plexus sonography: a technique for assessing the root level[J]. Am J Roentgenol, 2002, 179: 699-702.

[11] Matula C, Trattnig S, Tschabitscher M, et al. The course of the prevertebral segment of the vertebral artery: anatomy and clinical significance[J]. Surg Neurol, 1997, 48: 125-131.

[12] Karmakar MK. Thoracic paravertebral block[J]. Anesthesiology, 2001, 95: 771 -780 .

[13] Karmakar MK. Ultrasound-guided thoracic paravertebral block[J]. Tech Reg Anesth Pain Manag, 2009, 13: 142-149 .

[14] Karmakar MK, Kwok WH, Kew J . Thoracic paravertebral block: radiological evidence of contralateral spread anterior to the vertebral bodies[J]. Br J Anaesth. 2000, 84 (2): 263-265.

[15] Nunn JF, Slavin G . Posterior intercostal nerve block for pain relief after cholecystectomy. Anatomical basis and efficacy[J]. Br J Anaesth, 1980, 52: 253-260.

[16] Bogduk N, Long DM. The anatomy of the so-called "articular nerves" and their relationship to facet denervation in the treatment of low-back pain[J]. J Neurosurg, 1979, 51(2): 172-177.

[17] Shim JK, Moon JC, Yoon KB, et al. Ultrasound-guided lumbar medial-branch block: a clinical study with fluoroscopy control[J]. Reg Anesth Pain Med, 2006, 31(5): 451-454.

[18] Galiano K, Obwegeser AA, Bodner G, et al. Real-time sonographic imaging for periradicular injections in the lumbar spine: a sonographic anatomic study of a new technique[J]. J Ultrasound Med, 2005, 24(1): 33-38.

[19] Loizides A, Gruber H, Peer S, et al. A new simplified sonographic approach for pararadicular injections in the lumbar spine: a CT-controlled cadaver study[J]. Am J Neuroradiol, 2011, 32(5): 828-831.

[20] Blanco R, Ansari T, Riad W, et al. Quadratus lumborum block versus transversus abdominis plane block for postoperative pain after cesarean delivery, a randomized controlled trial[J]. Reg Anesth Pain Med, 2016, 41: 757-762.

第三章 常用超声引导技术

第一节 超声成像的基本原理与探头选择

慢性疼痛十分常见，伴随着人口老龄化的进程，颈肩痛、腰腿痛的发病率越来越高。颈肩及腰骶区域慢性疼痛的患者常常需要介入治疗，包括神经根、内侧支阻滞，甚至硬膜腔注射。自 1901 年首次采用硬膜外注射治疗腰痛和坐骨神经痛以来，介入治疗不断发展和改进，其中影像引导技术的应用显著提高了治疗操作的安全性和有效性。X 线是最先应用于引导脊柱注射治疗的影像技术，也是目前最常应用的引导技术，广泛应用于硬膜外和关节突关节注射。X 线的优点是可以清晰显示脊柱骨骼结构，从而便于精确识别目标解剖部位。但 X 线透视引导不能直接显示神经根及周围软组织结构，随着 CT 的发展及普及，近年来文献广泛报道在 CT 引导下进行选择性腰骶神经根阻滞等介入操作，但 CT 引导对设备及环境要求高，并且存在实时性差、放射性暴露多等缺点。

超声具有操作简便、实时显示、无辐射等优点，在肌肉、肌腱、神经等软组织成像方面具有优势。随着现代超声技术的发展，超声在引导脊柱慢性疼痛介入治疗中的应用越来越受到关注。超声引导下完成的介入操作过程统称为介入性超声（interventional ultrasound），应用范围涵盖全身各系统，诸如含液性病变的抽吸、关节腔药物注射、软组织肿物穿刺活检以及引导神经疼痛阻滞治疗等。介入操作过程中，穿刺针在超声实时监测下进入，声像图可以明确显示针尖所在位置以及其与周围重要解剖结构的位置关系，确保介入诊断与治疗过程中的安全性，同时保证穿刺针尖精准抵达靶区，确保治疗的有效性。

一、超声图像显示

超声图像显示的方式很多。从最开始的 A 型（A-mode）超声逐渐演变成现在高分辨率的实时二维灰阶图像，也就是常说的 B 型（B-mode）超声。临床工作中最常用的超声显示方式即实时动态 B 型超声。

B 型超声根据体内软组织反射强度不同，将不同的反射强度以亮度（brightness）方式显示。超声图像显示从黑色到白色按灰度分布，其中反射强度最明显的区域为白色，如骨骼表面，含气肺组织表面。如果体内组织局部未引起超声波反射，则该区域显示为黑色，如生理状态下充盈的膀胱腔、胆囊腔，大血管的管腔，脊髓中的脑脊液，病理状态下的胸腔积液、腹腔积液等。介于上述反射强度中间的组织，则根据强度变化显示为不同亮度的灰阶形式。

M 型（M-mode）超声描记声束扫描线上所有反射体随时间的运动轨迹变化，反射组织的回声强度以不同的亮度方式显示，反射组织的运动轨迹在时间轴上展开，根据临床需求可以调整时间轴的展开速度，从而能够分辨细微时间变化时组织的运动位置。M 型超声主要用于心脏超声检查，评估心脏瓣膜、心腔和血管壁的运动。

彩色多普勒血流成像（color Doppler flow imaging，CDFI），经常被俗称为"彩超"，这个俗称是因为超声图像上可见血管腔内填充红色和蓝色等彩色信息，这些信息往往被误认为红色代表动脉血流、蓝色代表静脉血流。实际上，彩色多普勒血流成像的基本原理是多普勒效应（Doppler effect），即在介质相对静止的情况下，当声源以一定速度靠近接收体时，接收体单位时间内接收到的频率高于声源的频率，出现频率增高的现象。反之，如果声源远离接收体，则接收体接收到的频率减低，这种因相对运动引起频率变化的现象称作多普勒效应，接收频率与声源频率之间的差异称为多普勒频移。频移的大小与二者之间的相对运动速度和方向有关，获取频移信息后就可以计算和判断出运动速度和相对方向。

人体血管内流动的红细胞在超声成像时，红细胞与探头之间存在相对运动，利用多普勒效应就能够计算出红细胞的移动速度和方向。一般而言，超声设备显示红细胞的运动信息时，将运动方向朝向探头的血流标记为红色，背向探头的血流标记为蓝色，血流速度以颜色的亮度来表示，这种"彩超"的成像方式即彩色多普勒血流成像。

彩色多普勒血流成像可以显示血管内血流以帮助识别血管结构，实现解剖断面和血流空间分布断面的实时二维直观显示。超声实时引导穿刺过程中可根据需要切换彩色血流模式来评估血管分布，帮助避免穿刺过程中伤及血管。

二、超声探头

超声探头（probe）也称作换能器，因为它可以作为发射器——将电能转化为声能入射进人体，同时也可以作为接收器——接收人体反射回来的声能，并将其转化为电能进而经过处理在显示器上形成图像。

超声探头利用压电效应和逆压电效应进行工作。用来制作探头的压电材料在交变电压的作用下，在施加电流的方向上产生压缩和膨胀，从而引起邻近介质形成疏密相间的压力波，即超声波。相应的，从人体反射回来的超声波能量作用于压电材料，压电材料内会发生极化产生电荷形成电信号，这些电信号是产生超声图像的信息来源。

探头压电材料压缩、膨胀的振动频率受多种因素影响，主要取决于材料性质与厚度，振动频率并非单一数值，而是一个频率范围，称为带宽（band width）。在某一频率时压电材料振动的形变最大，称为中心频率。现代超声诊断仪的探头多为宽频探头，临床上常用的诊断超声波频率通常在2~15 MHz。

超声扫查时，为了让探头产生的超声波更有效地传播入人体组织内，还需在探头与皮肤之间涂布耦合剂，以减少声能的损失，确保足够的声能入射进人体内部便于成像。

三、探头的选择

由于超声波的穿透力随着频率的增加而减小，探头的选择取决于临床的需求，需要考虑的因素包括空间分辨率以及目标解剖部位到体表的距离。一般而言，在满足穿透感兴趣区深度的情况下，尽可能选择频率高的超声探头。例如，对于浅表区域（距离体表1~3 cm内），如超声引导下颈神经根射频术，通常使用宽频线阵探头，频率范围为7~15 MHz（图3-1-1）；而深部结构（距离体表5~10 cm），如腰神经根射频术，则需要凸阵探头，频率为1~5 MHz（图3-1-2）。

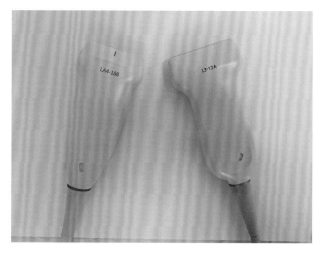

图3-1-1 两种宽频线阵探头，适合浅表区域超声检查和引导介入操作。频率范围分别为：4~18 MHz，3~12 MHz

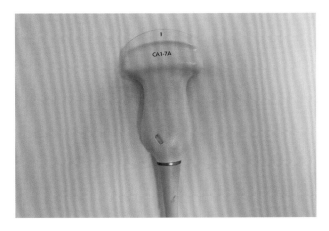

图 3-1-2　凸阵探头，适合较深部位的超声检查和引导介入操作。频率为 1~7 MHz

选择合适的探头后，实时监测过程中应调整超声束聚焦位置以便于更好地显示穿刺针路径。

进行介入操作前，超声探头需要无菌处理。方法有两种：一种是探头局部清洁，涂布耦合剂后在探头外面覆盖无菌塑料套。这种方法简便易行，缺点是塑料套在操作过程中有划破或被穿刺针刺破的风险，造成手术操作区污染；另一种更为彻底的方法是术前进行探头灭菌处置，可采用过氧化氢低温等离子灭菌或环氧乙烷气体灭菌，使用时探头表面仍覆盖无菌塑料套。每次手术结束后，应对超声探头进行彻底清洁、消毒处理，干燥保存。

第二节　超声引导下介入操作技术

超声影像是一种理想的介入操作引导技术，广泛应用于人体各部位。根据介入操作是否全程在超声图像监测下完成可以分为两种：间接引导法和实时引导法。①间接引导技术是指介入操作前，用超声定位穿刺部位进针点并进行标记，明确皮肤进针点距离靶目标的深度，在随后的穿刺介入操作过程中无需实时超声图像引导。这种方法适用于穿刺靶目标体积比较大的情况。介入操作前，超声探头需要从至少两个垂直交互扫查平面评估病变范围，在体表标记病变的轮廓范围，记录病变距离体表的深度。②实时引导技术是指介入操作过程中，探头放置于穿刺部位局部，穿刺针在超声图像实时监测引导下刺入皮肤并抵达靶目标。

实时引导法最为常用，可以在超声引导介入操作时选择穿刺引导辅助定位装置，俗称"穿刺架"，将定位装置按要求固定安装在探头侧方，选择超声设备内置的介入引导穿刺功能，穿刺针沿定位装置的导引通道刺入，就可以按计划沿屏幕显示的预设穿刺行进路径前进抵达靶区。这种辅助引导介入操作的方法简便、快捷，最大的优势是能够保证穿刺针进针路径和方向。缺点是安装辅助定位装置后，要求体表局部存在足够大的操作空间，进针方向和角度固定无法灵活调整。此外，穿刺引导辅助定位装置的消毒处理也增加了术中的不便。

超声引导下脊柱相关的介入穿刺操作大多选择不使用穿刺引导定位装置，直接利用超声图像引导，即无约束（free-hand）法引导穿刺进针。这种方法操作灵活，便于根据具体部位和目标选择进针位点和进针角度，甚至可以在进针过程中再次调整进针路径。无约束法的缺点是对操作者手、眼配合要求高，需要一定的经验。根据穿刺针进入声像图平面的位置不同，无约束法又可以进一步分为平面内技术（in plane）和平面外技术（out of plane）两种。

一、平面内技术

平面内技术是指穿刺针自探头一端（左或右）进入皮肤，进针平面与探头扫查平面保持一致，穿刺过程中可以实时显示针干全长。

操作方法：探头放置于靶目标体表局部，根据临床需要选择靶目标的最佳穿刺切面（穿刺路径需避开大血管和重要器官），并将靶目标放置于超声视野的中间位置。穿刺针自探头一侧以一定角度进针，具体角度需要根据穿刺靶目标与探头之间的距离及操作习惯而定（图 3-2-1）。

平面内引导时，声像图内应清晰显示穿刺进针全过程及整个穿刺针干。穿刺针呈线状强回声，带有后方混响或彗星尾征伪像（图 3-2-2）。针干显示的清晰度受穿刺针粗细、超声束与穿刺针干之间的

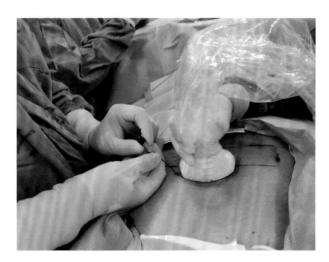

图 3-2-1　腰神经根射频术中超声引导下平面内进针，穿刺针位于探头一侧，进针平面与超声扫查平面平行

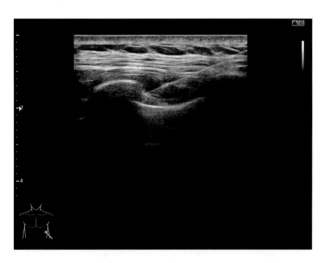

图 3-2-2　左侧肋间神经阻滞术中超声引导下采用平面内进针，可以显示穿刺进针全程，呈线状强回声

角度、穿刺针是否有特殊回声增强处理等多种因素影响。其中，技术层面上需要尽量让超声束与穿刺针干保持垂直或接近 90° 入射。采用探头加压、声束偏转、进针点远离探头小角度进针等方法均有助于针干的显示（图 3-2-3）。

平面内技术的优点是可以实时监测进针的全过程，准确定位穿刺针针尖位置，安全性好。缺点在于：穿刺针自探头一侧进针，为使针干显示清晰，往往穿刺路径较长；穿刺针干显示清晰时，其后方伪像干扰深方结构的显示。

此外，平面内技术引导穿刺进针时，一旦声像图平面与穿刺针干未完全在同一平面内时，穿刺针干的一部分仍会显示在声像图内，呈线状强回声，使操作者误认为是针干全部，继续进针就会带来风险。这种情况下，应注意到继续进针时，声像图中显示部分的针干形态及长度不发生变化，提醒操作者存在平面不一致的情况。

避免上述情况发生的关键要点包括：进针时就保持穿刺针与探头平行；穿刺过程中，实时显示针尖位置，根据针尖位置微调声束平面使整个针干显示。必要时，应回退穿刺针到皮下重新进针，而不能强行在组织内改变穿刺针路径。

如果针尖受位置深度或周围组织干扰显示不满意，无法明确针尖位置时，可以快速微小幅度提插针干，此时针尖局部的抖动增加回声反射有利于显示。或者经穿刺针注射少量生理盐水，通过观察液体形成的无回声区有助于明确针尖位置。

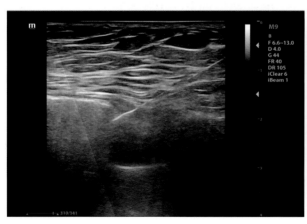
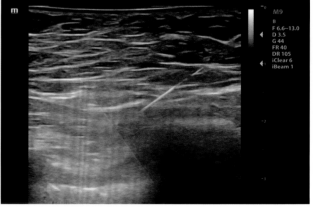

图 3-2-3　开启声束偏转功能，使偏转后的声束与针干之间的角度接近 90°，针干的显示清晰程度明显增加（右图）

二、平面外技术

相比于平面内技术，平面外技术引导操作时，探头放置于靶目标局部体表，穿刺针自探头侧方（前或后）进针，穿刺针在超声束扫查平面以外进针，进针点多选择探头侧方中心位置。

操作方法：超声探头放置于靶目标局部体表，选择最佳穿刺平面，将病变调整至超声视野中央，穿刺针自探头侧方（前或后）中心位置进针（图3-2-4）。平面外技术引导穿刺时，穿刺针进针路径平面与声像图平面垂直，因此超声图像上仅显示穿刺针的横断面图像，呈一点状强回声，仅凭点状强回声无法明确针尖还是针干。因此，平面外技术的关键点是穿刺进针后，一旦穿刺针尖出现在声像图平面内，就要同步调整声像图平面与针尖保持一致，扫查平面随着穿刺针的深入"步进"（图3-2-5）。

平面外技术的优点是穿刺路径较短，所需体表空间范围小，特别适用于颈部区域的引导介入治疗。缺点在于无法显示穿刺针进针路径，有时容易将穿刺针干横断面误认为是穿刺针针尖，不如平面内技术直观。

超声能够清晰显示脊柱周围软组织结构，辨别血管和神经，比X线透视更加直观和安全，在脊柱介入治疗引导中发挥着越来越重要的作用。但是，

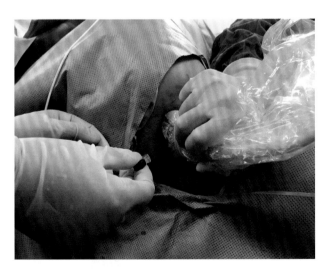

图3-2-4　超声实时引导下平面外进针，穿刺针自探头侧面刺入皮肤

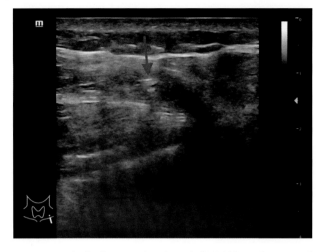

图3-2-5　超声引导下左肩颈部肌肉筋膜射频，使用平面外技术进针，可以见到针尖呈小"等号样"强回声（箭头）

一旦穿刺针尖进入到骨骼深方，如神经根阻滞穿刺针尖滑过横突根部进入深方时，骨骼强回声干扰超声对穿刺针尖的显示，此时应结合X线辅助定位，多种成像方法有机结合，使脊柱相关介入治疗更加精准、安全、高效。

（蒋　洁）

参考文献

[1] Macnab I. Negative disc exploration. An analysis of the causes of nerve-root involvement in sixty eight patients[J]. J Bone Joint Surg Am, 1971, 53(5): 891-903.

[2] Silbergleit R, Mehta BA, Sanders WP, et al. Imaging-guided injection techniques with fluoroscopy and CT for spinal pain management[J]. Radiographics, 2001, 21: 927-939.

[3] Aguirre DA, Bermudez S, Diaz OM. Spinal CT-guided interventional procedures for management of chronic back pain[J]. J Vasc Interv Radiol, 2005, 16(5): 689-697.

[4] Hangiandreou N. AAPM/RSNA physics tutorial for residents: topics in US. B-mode US: basic concepts and new technology[J]. Radiographics, 2003, 23: 1019-1033.

[5] Kossoff G. Basic physics and imaging characteristics of ultrasound[J]. World J Surg, 2000, 24: 134-142.

[6] Lawrence JP. Physics and instrumentation of ultrasound[J]. Crit Care Med, 2007, 35: S314-S322.

[7] Fredrickson M. "Oblique" needle-probe alignment to facilitate ultrasound-guided femoral catheter placement[J]. Reg Anesth Pain Med, 2008, 33(4): 383-384.

第四章　超声引导下脊柱及椎旁肿物组织学活检

脊柱及椎旁肿物包括炎性病变、原发及转移肿瘤等，通常经各种影像学检查发现，获得组织病理学诊断对治疗的选择非常必要。影像引导下经皮穿刺活检是获得脊柱及椎旁病变组织的一种安全、精确、广泛应用的技术。因为骨组织的特殊性，最常用的影像引导方式是 X 线透视或 CT。但在某些情况下，超声引导下脊柱及椎旁肿物经皮穿刺活检是一种更简便、安全、成功率高的诊断方法。对于以下的脊柱病变，更倾向选择超声引导而非 X 线或 CT：①破坏性溶骨性病变伴周围软组织病变；②溶骨性病变伴骨皮质破坏，透过骨皮质缺损可显示肿瘤组织；③病变位于骨膜下或骨皮质时，即使没有骨皮质破坏超声也可以显示。对于以上病变，超声引导下经皮穿刺活检具有独特的优势，超声不仅能显示骨皮质破坏、肿瘤骨形成、骨病变周围包绕的软组织肿物的大小、形态、内部回声及血流等情况，还能在各个切面观察肿瘤与周围脏器的关系，选择最佳的入路、深度及穿刺部位。

超声引导下穿刺活检可实时监测到针尖的位置，不仅可避免穿刺病变内的液化坏死区及钙化区，还可减少周围神经、血管损伤等并发症。超声引导下穿刺活检有两种方式：细针（22 G）抽吸细胞学检查和粗针（14~18 G）穿刺组织学检查，细针抽吸细胞学检查不如粗针穿刺组织学检查诊断效果好，但两者联合应用能取得更好的诊断效果。相对于原发性骨肿瘤，转移性骨肿瘤穿刺活检更容易获得满意的诊断标本。对于脊柱病变位置较深、骨化明显的肿瘤以及不引起骨皮质回声改变的肿瘤或病变，超声则无法引导穿刺活检，仍需要依赖 X 线或 CT。超声除了可引导脊柱及椎旁肿物的穿刺活检外，对于脊柱周围的囊性病变还可进行穿刺抽吸及置管引流，如椎旁脓肿或脊柱病变术后形成的积液等。超声引导实时、安全、无辐射，可多平面观察，是脊柱周围囊性病变穿刺抽吸或置管引流的首选影像学方法。

第一节　常用超声引导下组织学活检技术与方法

一、超声引导下穿刺的操作方法

（一）超声导向装置引导法

介入性超声之所以能达到高精确的程度，很少发生并发症，关键是具有超声系统和特殊导向装置。使用这些装置，可以较容易地选择到达"靶目标"的安全路径，并引导穿刺针准确穿刺"靶目标"，获得活体组织。通常根据不同的需要和探头选配适当的超声导向装置。应用超声导向装置引导穿刺，属于扫描平面内进针，原则是既能清楚显示靶目标，又能选择距离近而安全的路径。

（二）无约束法

使用超声导向装置有利于超声医师迅速掌握超声介入操作技术，准确刺中靶目标，但是其操作的灵活性较差。无约束（free hand）法的优点是在操作过程中可分别移动穿刺针或探头，有较大的灵活性。当探头扫描平面内进针受局部空间或穿刺部位周围重要结构阻碍时，可选择探头扫描平面外法进行操作。无约束法要求操作者具有较高的操作技巧和较丰富的经验，通常应使穿刺针与超声扫描声束保持在同一切面内。

(三)彩色多普勒超声引导法

彩色多普勒超声引导对提高超声引导穿刺活检和抽液引流的安全性具有重要意义,特别是对避开活检针取材射程内的大血管极有帮助。在超声引导穿刺过程中,彩色多普勒对判断针尖、针干或导管的位置也很有帮助,还能敏感地发现抽吸引流或注入药物后的动态过程。对彩色多普勒超声显示血流信号丰富的区域进行穿刺取材,可增加阳性检出率。

二、超声引导下穿刺点及穿刺路径的选择原则

1. 不论进针部位在探头边缘还是与探头有一定的距离,选择穿刺点时必须对解剖和重要结构进行仔细观察,特别是肋骨、血管、膈肌、肠管等。扫查过程中,从探头侧方用手指按压体表,观察组织振动对估计进针路径,选择合适的进针点很有帮助。

2. 选择穿刺路径时,要在能够避开血管、肠管等重要脏器和穿刺障碍物的前提下,尽量缩短穿刺距离,有利于提高穿刺的准确性,减少组织损伤,增加安全性,降低并发症发生率。

3. 穿刺路径与声束的夹角也直接影响介入性器械显示的清晰度,选择路径时应予以兼顾。

三、超声引导下穿刺针的监视

1. 尽可能加大穿刺针与声束之间的夹角。

2. 穿刺针开始向病灶方向刺入一定的距离后停止进针,若针尖显示欠清,应停止进针,检查并调整穿刺针,然后再次微调,逐渐进针,准确引导穿刺针进入目标。

3. 快速提插针芯,用针芯大幅度运动的回声反射,来确定穿刺针位置。

4. 改变穿刺针的反射特性也可改善监测效果,常用方法是把穿刺针表面打磨粗糙,或将针芯表面打磨粗糙,用增加表面漫反射的方法显示穿刺针。

5. 在允许的情况下,拔出针芯,注入少量生理盐水(内含肉眼不易见到的微气泡),有助于显示穿刺针尖位置。

6. 如果穿刺针已经发生偏移,应将穿刺针退出到皮下组织,重新调整方向,使穿刺针保持在探头扫查平面内。

四、影响超声引导下穿刺准确性的其他因素

(一)声束宽度/部分容积效应

声像图所显示的组织图像,是厚度与声束宽度相等的一厚层组织回声的重叠图像。这可能造成声束内的针尖与邻近组织在声像图上重叠显示,形成针尖在组织内的假象。避免的方法是对小目标穿刺时,要反复侧动探头,凭侧动的幅度判断声束与病灶的关系。探头处于侧动时病灶刚好消失的中间位置,即病灶显示最大、边界最清晰的位置,表明声束完全通过病灶。对细管状结构穿刺时,要尽量选择其短轴断面穿刺。

(二)穿刺针潜行

当进针路径遇到较硬组织时,一方面针体可因为避让偏离穿刺引导线,另一方面,由于针尖斜面受到的阻力产生使针尖向侧方偏移的推力,致使进针方向偏移。进针速度越快,这种推力越大。当使用斜面较大的切割针对较硬组织进行穿刺时,弹射的瞬间,可见造成针芯前端弯曲,非但切割不到组织,还可能引起断针事故,而骨组织病变的硬度较一般软组织硬度大,必须引起注意。当目标针道周围有大血管时,必须注意进针时不要使针芯斜面背向血管,以免穿刺针偏移造成损伤。改用小斜面针或把针尖磨成锥形后,即可避免。此外,穿刺针细软、穿刺距离较大也是导致穿刺针潜行的主要原因。当穿刺针发生潜行后,即离开声束平面,声像图不能监视到针尖回声,这样,穿刺针不仅不能达到靶目标,还可能损伤其他脏器,导致并发症发生。因此,在选择穿刺点和穿刺路径时,一定要考虑这些因素。

第二节 椎旁囊性肿物的引流及活检病例分析

病例1

患者女性，50岁，因腰部疼痛1个月就诊。6个月前因腹膜后巨大肿瘤行"左输尿管支架置入术+前路经腹L3椎体前方及腰大肌肿瘤切除术+L3椎体松解术+后路L3椎体全椎切除术+3D打印假体重建术"，病理诊断为腹膜后鳞状细胞癌。行CT检查发现右侧腰大肌及椎体周围囊性病变。超声检查显示：右侧腰背部椎体周围可见无回声区，边界尚清，形态不规则，内未见明显的血流信号。超声引导下对右侧腰背部椎体周围含液性病变行手动穿刺引流抽液术，抽出淡红色、黏稠液体90 ml（图4-2-1～图4-2-5）。

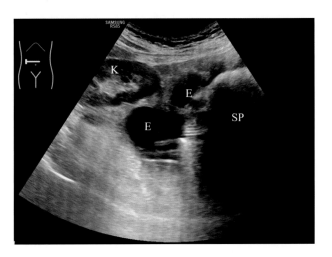

图4-2-1 右侧腹部横切面。脊柱（SP）右侧可见无回声积液（E），边界清晰，形态不规则，内见条索样强回声分隔。K：右肾

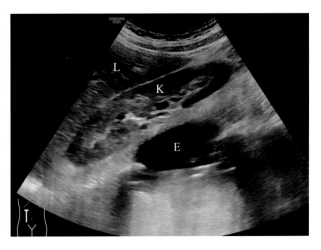

图4-2-2 右侧腹部纵切面。右肾（K）深方、椎体周围可见无回声积液（E），边界清晰。L：肝脏

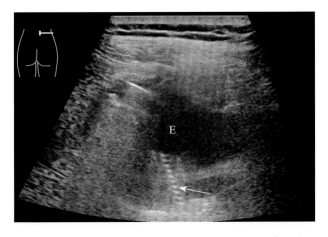

图4-2-3 右侧背部横切面。改用线阵探头经右侧背部脊柱旁可见低-无回声积液（E），边界尚清，形态不规则，积液深方可见内固定螺钉强回声（箭头）

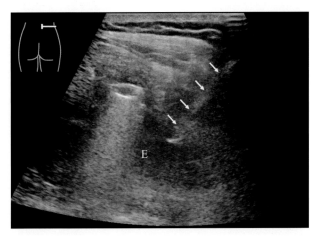

图4-2-4 超声引导下脊柱旁积液穿刺抽吸。高频线阵探头引导下脊柱旁积液（E）穿刺抽吸，穿刺针强回声（箭头）显示清晰

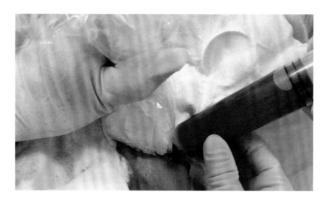

图 4-2-5　超声引导下穿刺抽出淡红色液体共 90 ml

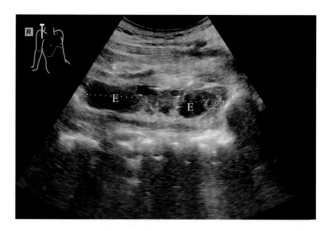

图 4-2-7　右侧颈部手术区域纵切面。探头在上图扫查位置旋转 90°，进行纵断面扫查，可见无回声积液（E）分布范围较广泛，边界清晰，其内回声不均，深方脊髓受压

病例2

　　患者男性，64 岁，颈椎后开窗术后 2 周突然出现右上肢肌力下降，不能上举。颈椎 MRI 显示颈椎术区软组织积液。超声检查显示：C2~C3 水平硬膜囊后方可见一混合回声包块，边界尚清，形态不规则，内未见明显血流信号。超声引导下对该囊性包块行手动穿刺引流抽液术，引流抽出暗红色液体 25 ml。抽吸后即刻，深方脊髓搏动恢复，患者右上肢能部分上举（图 4-2-6~ 图 4-2-9）。

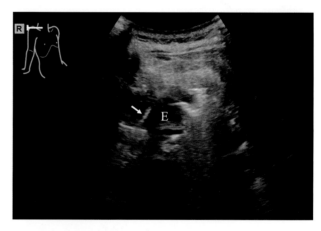

图 4-2-8　超声引导下颈椎旁积液（E）穿刺抽吸。因积液位置较深，采用凸阵探头行超声引导下积液（E）穿刺抽吸，可见穿刺针强回声（箭头）抵达积液中心

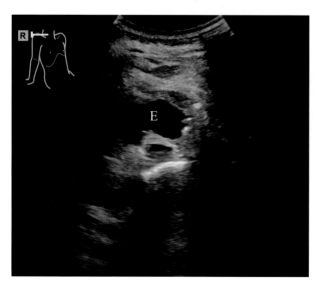

图 4-2-6　右侧颈部手术区域横切面。右侧颈椎局部椎板切除，硬脊膜外可见无回声积液（E），边界清晰。最深方线状强回声为椎体后缘

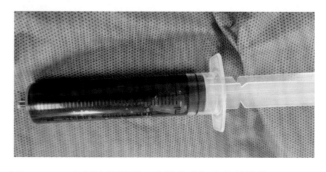

图 4-2-9　穿刺抽吸顺利，共抽出暗红色血性液体 25 ml

病例3

患者男性，71岁，颈椎后路减压固定术后11天伴四肢乏力4天。MRI显示颈部硬脊膜旁囊性病变。超声检查显示：后颈部颈椎硬脊膜外可见无回声区，边界尚清，形态不规则，内未见明显血流信号。深方脊髓受压，正常搏动消失。对后颈部颈椎硬脊膜外囊性病变行手动穿刺抽液术，抽出红褐色液体15ml。液体抽出后即刻，实时超声显示脊髓搏动恢复（图4-2-10~图4-2-12）。

液体抽吸后即刻，实时超声可见深方脊髓搏动恢复

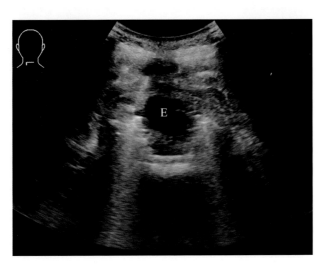

图4-2-10　后颈部横切面。后颈部颈椎浅方可见无回声积液（E），边界清晰

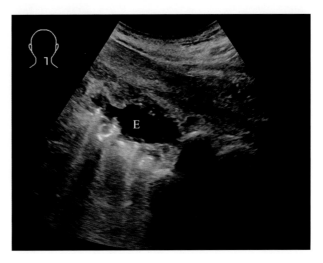

图4-2-11　后颈部纵切面。探头旋转90°，纵断面扫查可见积液范围尚局限（E），边界清晰

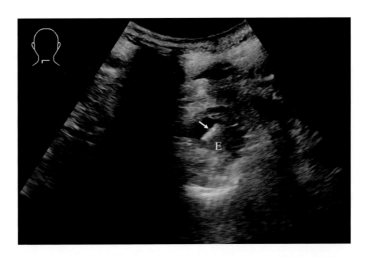

图4-2-12　超声引导下颈椎旁积液穿刺抽吸。凸阵探头引导下后颈部颈椎浅方积液（E）穿刺抽吸，可见穿刺针强回声（箭头）

病例4

患者男性，31岁，腰椎开窗减压术后3周，伤口红肿、发热2天。超声检查显示：背部腰椎浅方可见无回声区，边界清晰，形态不规则，内未见明显血流信号。超声引导下对背部腰椎浅方囊性病变行手动穿刺抽液术，抽出血性液体40 ml（图4-2-13~图4-2-15）。

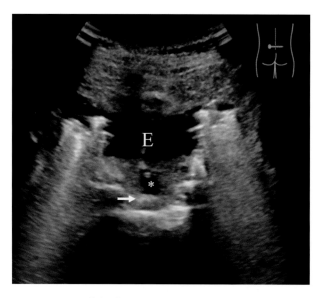

图4-2-13　腰背部横切面。腰椎椎板切除，软组织深方可见无回声积液（E），其深方可见脑脊液（＊）及马尾神经（箭头）

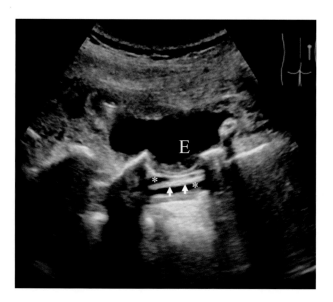

图4-2-14　腰背部纵切面。探头旋转90°纵断面扫查，局部椎板消失，椎管浅方可见无回声积液（E），其深方可见脑脊液（＊）及马尾神经（箭头）

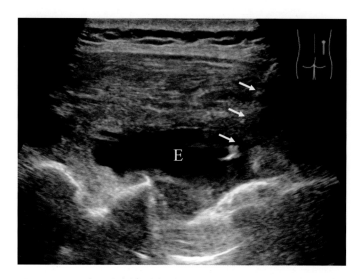

图4-2-15　改用高频线阵探头，行超声引导下腰椎浅方积液（E）穿刺抽吸，穿刺针强回声及针尖清晰可见（箭头）

病例5

患者男性，70岁，腰椎骨折术后局部疼痛4天，MRI显示右侧腰大肌旁异常信号。超声检查显示：右侧腰大肌旁可见一混合回声包块，边界欠清，形态欠规则，周围脂肪组织回声增强，内未见明显血流信号。针对无回声区，超声引导下穿刺抽出少许陈旧血性液体。针对周围实性部分，超声引导下穿刺活检取出3条白色组织。病理结果：送检纤维脂肪结缔组织，可见脂肪坏死伴多核巨细胞反应，并见成纤维细胞增生，含铁血黄素沉积。考虑为脂肪坏死伴吸收反应（图4-2-16～图4-2-18）。

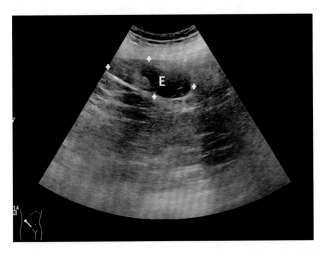

图4-2-16　右侧腰部纵切面（低频超声）。凸阵探头在右侧腹部扫查，可见腰大肌旁混合回声包块（＋），内可见无回声区（E），边界欠清

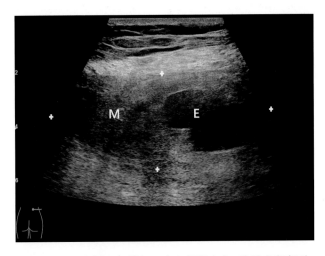

图4-2-17　右侧腰部横切面（高频超声）。改用高频探头，混合回声包块（M）（＋）显示更加清晰，内可见不规则的无回声区（E），边界欠清

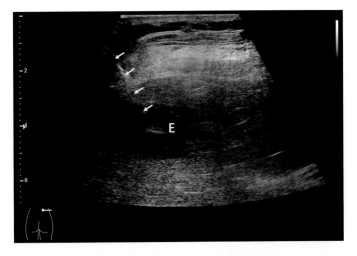

图4-2-18　高频超声引导下右侧腰大肌旁囊实性肿物穿刺介入操作，先行囊性成分抽吸引流，随后对实性成分穿刺活检。声像图显示穿刺针强回声（箭头）位于无回声区（E）内

第三节　颈椎实性肿物穿刺活检病例分析

病例1

患者男性，56 岁，右手麻木 7 个月，口服甲钴胺后症状无好转，颈椎 X 线片提示椎体破坏，颈椎 CT 提示 C5~C7 椎体骨质破坏伴软组织肿块。超声检查显示：C6 椎体骨质消失，局部可见一低回声肿物，边界不清，形态不规则，包绕神经根及椎动脉。超声造影显示肿物呈迅速整体高增强，未见灌注缺损区。超声引导下穿刺活检取出白色组织 3 条，病理结果：送检组织中可见呈巢状分布的透明细胞样的肿瘤细胞，结合形态及免疫组化，符合肾透明细胞癌转移（图 4-3-1~ 图 4-3-5）。

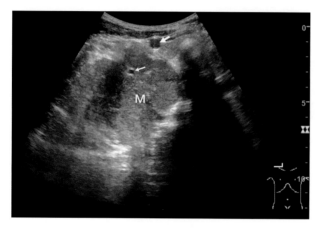

图 4-3-1　右侧颈部横切面。C6 骨质消失，局部可见一低回声肿物（M），包绕椎动脉（细箭头）。颈动脉（粗箭头）在肿物内侧

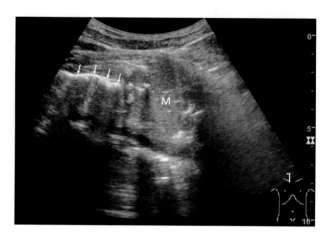

图 4-3-2　右侧颈部纵切面。C6 椎体骨质消失，其上方椎体可见（细箭头），局部可见一低回声肿物（M）

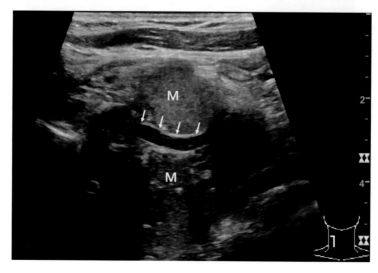

图 4-3-3　右侧颈部纵切面（高频超声）。椎动脉（箭头）在低回声肿物（M）内走行

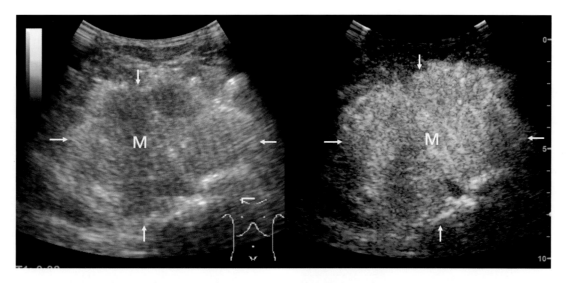

图 4-3-4　超声造影显示肿物（M）呈迅速整体高增强（箭头），未见灌注缺损区

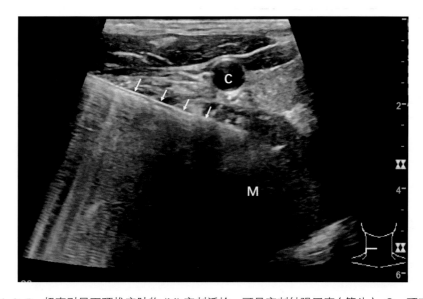

图 4-3-5　超声引导下颈椎旁肿物 (M) 穿刺活检，可见穿刺针强回声（箭头），C：颈动脉

病例2

患者女性，71岁，颈部疼痛伴左上肢疼痛、麻木半年，颈椎 MRI 显示 C6 椎体及椎旁占位。超声

检查显示：左侧颈部 C6 椎体骨质破坏，其旁可见低回声肿块，边界尚清，内可见少量血流信号。超声引导下穿刺活检取出白色组织 3 条，病理结果：脊索瘤（图 4-3-6～图 4-3-8）。

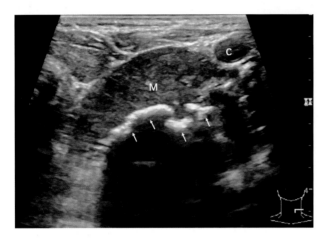

图4-3-6　左侧颈部横切面。左侧颈部 C6 椎体骨质破坏（箭头），其前方可见一低回声肿块（M），C：颈动脉

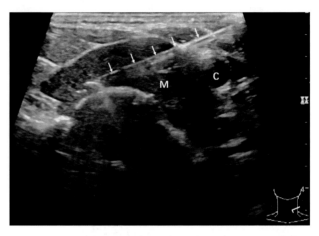

图4-3-8　超声引导下颈椎前方肿物（M）穿刺活检，可见穿刺针强回声（箭头），C：颈动脉

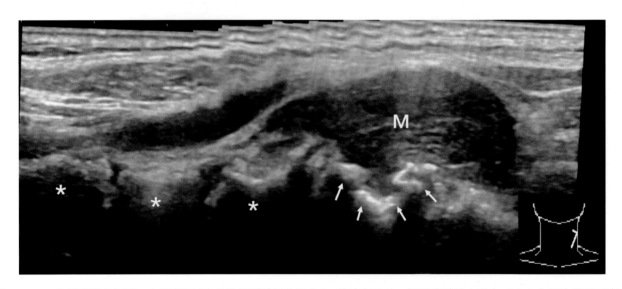

图4-3-7　左侧颈部纵切面。左侧颈部 C6 锥体骨质破坏（箭头），其前方可见一低回声肿块（M），C6 上方锥体骨质回声正常（＊）

病例3

患者男性，89岁，颈部伴双肩疼痛半月余。颈部 MRI 显示 C5、C6 椎体骨质破坏伴椎旁软组织肿胀。超声检查显示：C5~6 椎体前缘及横突表面骨质不规则，前方肌肉肿胀，回声减低，结构不清晰，内可见较丰富血流信号。超声造影显示右颈部颈椎前低回声组织呈均匀灌注，未见灌注缺损区。超声引导下穿刺活检取出白色组织 3 条，病理结果：送检纤维结缔组织中可见大量中性粒细胞浸润，局灶毛细血管增生伴淋巴浆细胞浸润，可见散在多核巨细胞（图 4-3-9~ 图 4-3-12）。

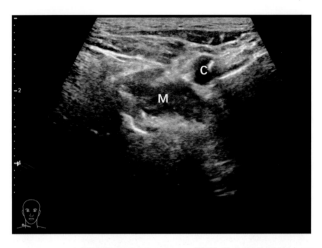

图 4-3-9　右侧颈部横切面。C5~6 椎体前方肌肉肿胀，回声减低（M），结构不清晰。C：颈动脉

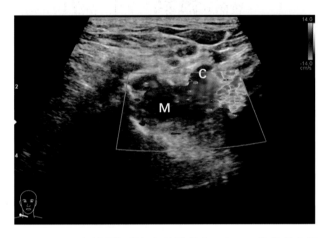

图 4-3-10　右侧颈部彩色多普勒超声。C5~6 椎体前方低回声病变（M）内可见较丰富血流信号。C：颈动脉

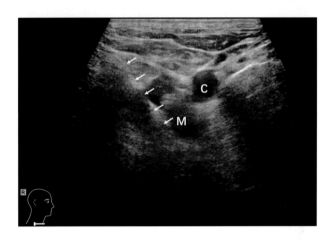

图 4-3-12　超声引导下颈椎前方低回声病变（M）穿刺活检，可见穿刺针强回声（箭头）。C：颈动脉

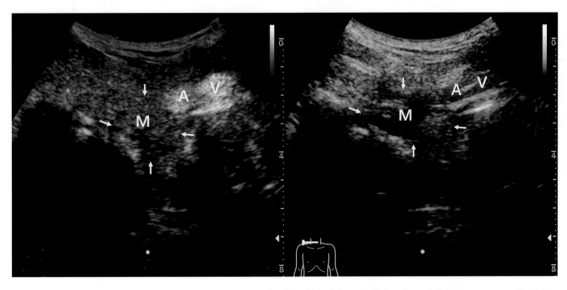

图 4-3-11　超声造影显示右颈椎前低回声病变（M）呈均匀灌注（箭头所示范围），未见灌注缺损区。A：颈动脉，V：颈内静脉

病例4

患者女性，33岁，右上肢麻木3年，颈椎CT显示椎体及附件骨质破坏伴周围软组织肿块。超声检查显示：颈椎骨质不规则，双侧颈部颈椎前方均可见低回声包块，边界欠清，形态不规则，大部分

位于C6椎体及横突前方，内可见少量血流信号，右侧椎动脉受压向上抬高。超声造影显示病灶迅速高增强，内部可见少许未增强区。超声引导下穿刺活检取出白色组织3条，病理结果：符合骨巨细胞瘤（图4-3-13～图4-3-18）。

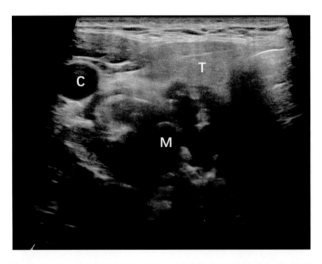

图4-3-13　右侧颈部横切面。右侧颈部颈椎前方可见低回声包块（M），边界不清，形态不规则，内回声不均匀。C：颈动脉，T：甲状腺

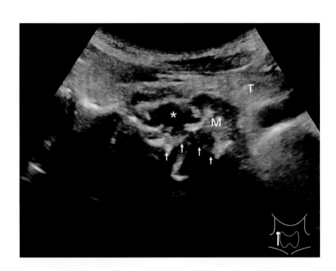

图4-3-14　右侧颈部纵切面。右侧C6颈椎骨质不规则（箭头），前方可见混合回声包块（M），边界不清，形态不规则，内可见液化无回声区（*）。T：甲状腺

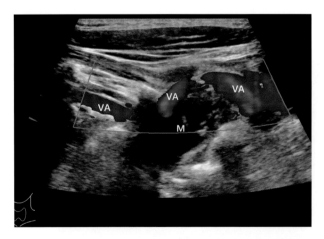

图4-3-15　右侧颈部纵切面彩色多普勒超声。右侧颈椎前低回声肿块（M），右侧椎动脉（VA）受压向上抬高

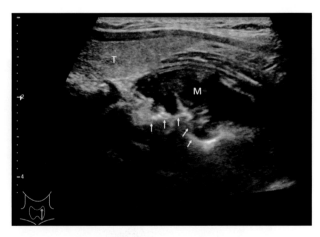

图4-3-16　左侧颈部纵切面。左侧C6颈椎骨质不规则（箭头），前方可见低回声包块（M），边界尚清。T：甲状腺

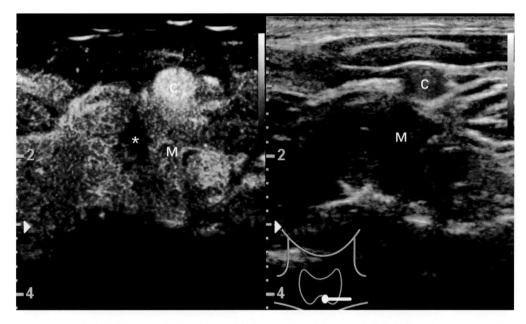

图 4-3-17　超声造影显示肿物（M）呈迅速整体高增强，内部可见少许未增强区（ * ）。C：颈动脉

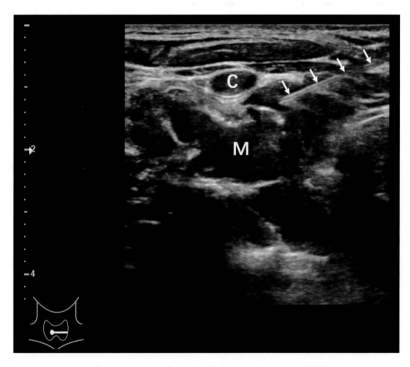

图 4-3-18　超声引导下颈椎前方低回声肿物（M）穿刺活检，可见穿刺针强回声（箭头）。C：颈动脉

病例5

患者男性，56岁，颈肩部疼痛3个月。颈椎CT显示C3~7椎后占位性病变伴C5附件骨质破坏，部分突入椎管。超声检查显示：C5棘突两旁均可见多发低回声区，右侧大者范围约4.0 cm×2.7 cm，左侧大者范围约5.3 cm×1.3 cm，边界尚清晰，形态欠规整，内可见少许血流信号。超声造影显示颈椎旁病灶于动脉期迅速均匀强化，未见灌注缺损区。超声引导下穿刺活检取出白色组织3条，病理结果：符合纤维瘤病（图4-3-19~图4-3-24）。

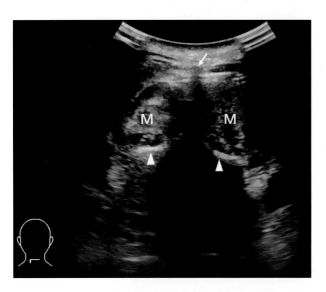

图4-3-19　颈后部横切面。颈后部棘突（箭头）两侧、椎弓板（▲）浅方均可见一低回声肿物（M），边界尚清

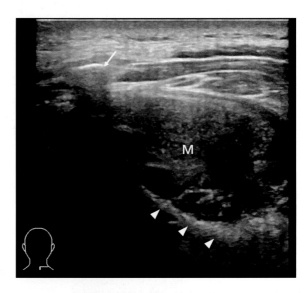

图4-3-20　右侧颈后部横切面。棘突（箭头）右侧、椎弓板（▲）浅方可见一低回声肿物（M），边界尚清

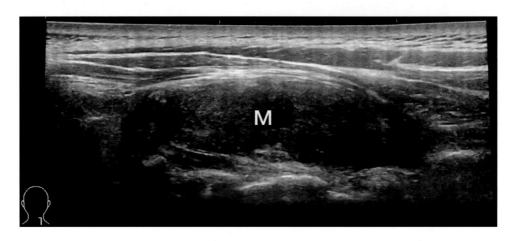

图4-3-21　右侧颈后部纵切面。颈椎浅方可见一低回声肿物（M），边界尚清

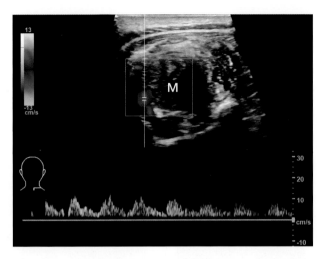

图 4-3-22　右侧颈后部横切面彩色及频谱多普勒超声。右侧颈后部肿物（M）内见少量血流信号，可探及动脉样频谱

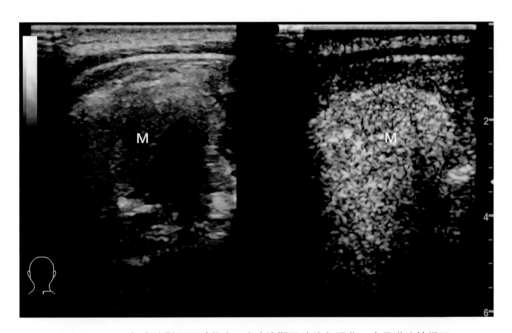

图 4-3-23　超声造影显示肿物（M）动脉期迅速均匀强化，未见灌注缺损区

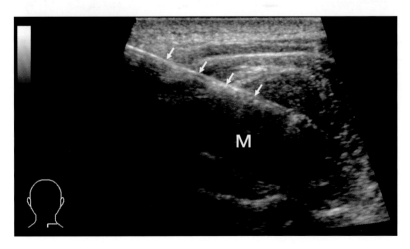

图 4-3-24　超声引导下右侧颈椎浅方低回声肿物（M）穿刺活检，可见穿刺针强回声（箭头）

病例6

患者男性，65岁，右肩及右上肢疼痛、无力4个月，颈椎 MRI 发现颈椎 C6 椎体及附件骨质破坏。超声检查显示：右侧 C6 椎体及横突浅方可见不规则低回声肿物，边界尚清，形态不规则，部分包绕椎动脉，周边可见较丰富血流信号。超声造影显示病变整体呈迅速弥漫性高增强，无灌注缺损区。超声引导下穿刺活检取出白色组织3条，病理结果：符合浆细胞瘤（图 4-3-25~ 图 4-3-29）。

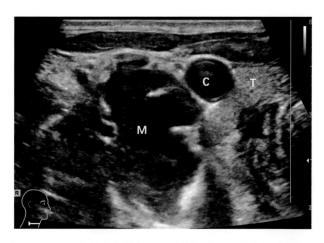

图 4-3-25 右侧颈部横切面。右侧颈部 C6 椎体骨质破坏，其旁可见低回声肿块（M），边界尚清，形态不规则。C: 颈动脉，T：甲状腺

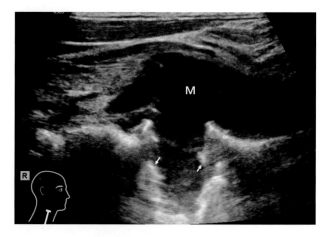

图 4-3-26 右侧颈部纵切面。右侧颈部 C6 椎体骨质破坏（箭头），其前方可见低回声肿块（M）

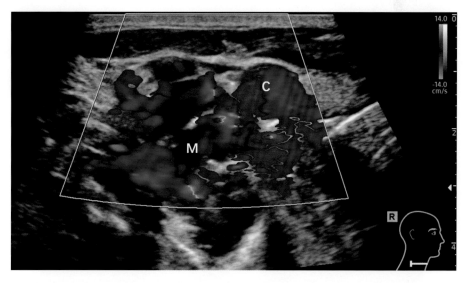

图 4-3-27 右侧颈部彩色多普勒超声。右侧颈椎前方低回声肿块（M）内可见丰富血流信号。C：颈动脉

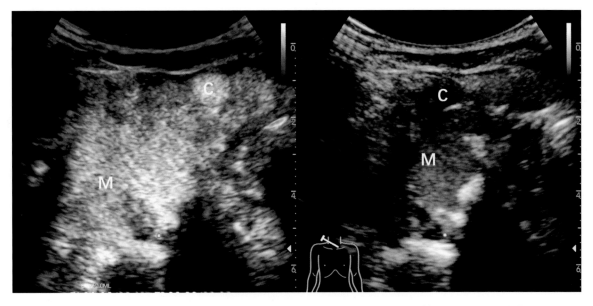

图 4-3-28　超声造影。肿物（M）整体呈迅速弥漫性高增强，无灌注缺损区。C：颈动脉

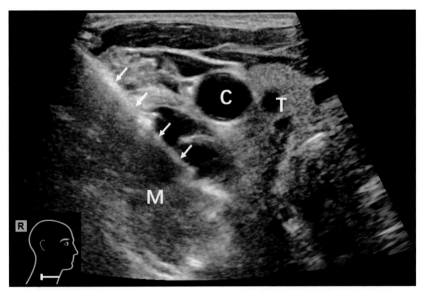

图 4-3-29　超声引导下右侧颈椎前方低回声肿物（M）穿刺活检，可见穿刺针强回声（箭头）。C：颈动脉，T：甲状腺

第四节　胸椎实性肿物穿刺活检病例分析

病例

患者女性，17岁，左侧肩胛下角区、脊柱旁肿物2个月，大小便失禁、不能行走2周。胸椎MRI检查显示左侧胸椎旁及左背部巨大软组织肿块影。

超声检查显示：左侧胸椎旁可见巨大低回声肿块，边界不清，形态不规则，内可探及少许血流信号。超声造影显示病灶动脉期迅速高增强，部分区域无造影剂灌注。超声引导下穿刺活检取出白色组织4条，病理结果：符合尤因肉瘤（图4-4-1～图4-4-4）。

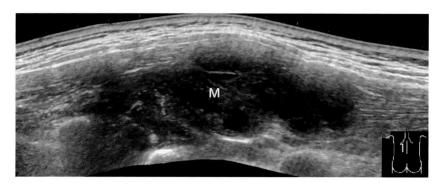

图4-4-1　左侧背部纵切面。左侧背部脊柱旁可见巨大低回声包块（M），边界欠清，形态欠规则

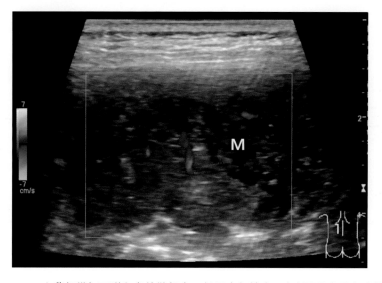

图4-4-2　左背部纵切面彩色多普勒超声。低回声包块（M）内可见少量血流信号

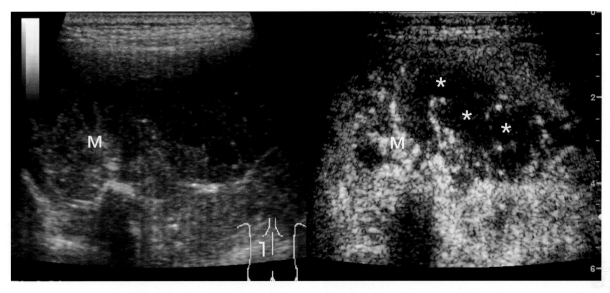

图 4-4-3　超声造影。低回声肿物（M）呈动脉期迅速高增强，部分区域无造影剂灌注（﹡）

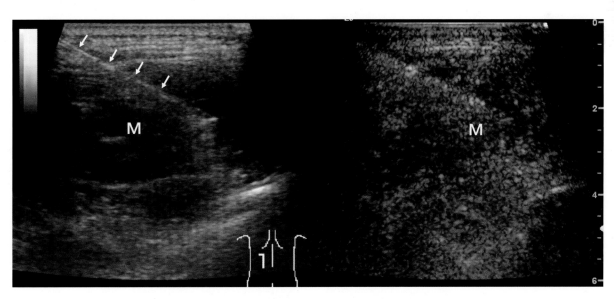

图 4-4-4　超声造影引导下左侧背部低回声肿物（M）穿刺活检，可见穿刺针强回声（箭头）

第五节　腰骶椎实性肿物穿刺活检病例分析

病例

患者女性，11 岁，发现脊柱侧弯半年，CT 显示 T10~L3 椎旁及椎管内肿瘤。超声检查显示：椎体右侧与肝脏之间可见低回声肿块，边界清晰，形态不规则，周围结构受压移位，边缘可见丰富血流信号。超声造影显示肿物于动脉期迅速高增强，未见灌注缺损区。超声引导下穿刺活检取出白色组织 3 条，病理结果：神经母细胞源性肿瘤。目前送检穿刺组织表现为低度恶性的节细胞神经母细胞瘤（混合型）（图 4-5-1~ 图 4-5-6）。

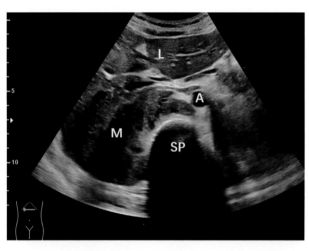

图 4-5-1　右侧腹部横切面。脊柱（SP）右侧、肝脏（L）深方可见低回声肿块（M），边界尚清。A：腹主动脉

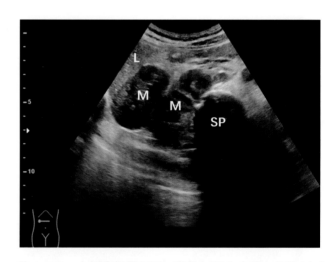

图 4-5-2　右侧腹部横切面。脊柱（SP）右侧、肝脏（L）深方可见低回声肿块（M），形态不规则

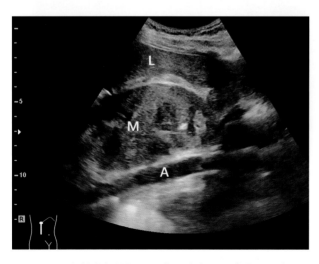

图 4-5-3　右侧腹部纵切面。腹主动脉（A）浅方、肝脏（L）深方可见低回声肿块（M）

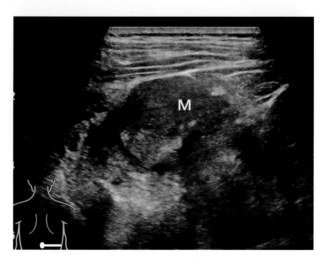

图 4-5-4　右侧腰背部横切面。右侧腰背部椎体旁可见低回声肿物（M）

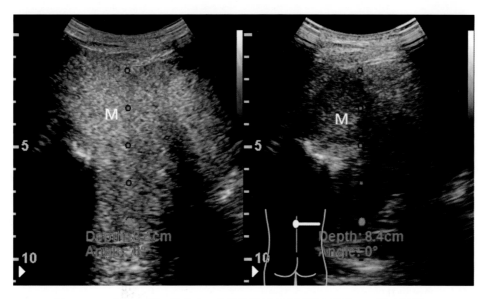

图4-5-5　超声造影。肿物（M）整体呈迅速弥漫性高增强，无灌注缺损区

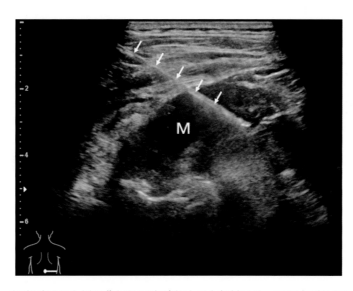

图4-5-6　超声引导下右侧腰背部低回声肿物（M）穿刺活检，可见穿刺针强回声（箭头）

　　本章以具体病例的形式介绍了超声引导下脊柱及椎旁肿物组织学活检的临床应用。从以上病例可以看出，超声引导脊柱及椎旁软组织病变的活检或液体抽吸时，应根据病变的位置、深度、大小选择凸阵探头或者线阵探头。即使是同一病例，凸阵低频探头整体评估后，在介入穿刺时，为了更好地显示穿刺针道，规避周围重要结构，也可更换高频探头引导。另外，肿物体积较大时，往往会发生内部坏死，如果穿刺取材不当，很难得出明确的病理结果。超声造影能够实时评价组织微循环血流灌注，方便快捷。超声造影能够清晰地显示病变内无血流灌注的坏死区，引导穿刺活检选择更好的靶点。此外，超声引导脊柱及椎旁软组织穿刺活检要特别注意无菌操作，局部皮肤消毒范围应适当扩大，探头在消毒隔离保护后使用无菌耦合剂或聚维酮碘替代。

（付　帅　崔立刚）

参考文献

[1] Mubarak WM, Pastor C, Gnannt R, et al. Technique, safety, and yield of bone biopsies for histomorphometry in children[J]. J Vasc Interv Radiol, 2017, 28(11): 1577-1583.

[2] Tomasian A, Hillen TJ, Jennings JW. Bone biopsies: What radiologists need to know[J]. AJR Am J Roentgenol, 2020, 215(3): 523-533.

[3] Filippiadis D, Moschovaki-Zeiger O, Kelekis A. Percutaneous bone and soft tissue biopsies: An illustrative approach[J]. Tech Vasc Interv Radiol, 2021, 24(3): 100772.

[4] Gil-Sanchez S, Marco-Domenech SF, Irurzun-Lopez J, et al. Ultrasound-guided skeletal biopsies[J]. Skeletal Radiol, 2001, 30(11): 615-619.

[5] Ahrar K, Himmerich JU, Herzog CE, et al. Percutaneous ultrasound-guided biopsy in the definitive diagnosis of osteosarcoma[J]. J Vasc Interv Radiol, 2004, 15(11): 1329-1333.

[6] Saifuddin A, Burnett SJ, Mitchell R. Pictorial review: ultrasonography of primary bone tumours[J]. Clin Radiol, 1998, 53(4): 239-246.

[7] Chira RI, Chira A, Calauz A, et al. Ultrasound-guided biopsy of osteolytic metastasis-could be less than three cores enough[J]. Med Ultrason, 2018, 1(1): 50-56.

[8] Chira RI, Chira A, Manzat-Saplacan RM, et al. Ultrasound-guided bone lesions biopsies-a systematic review[J]. Med Ultrason, 2017, 19(3): 302-309.

[9] Schweitzer ME, Gannon FH, Deely DM, et al. Percutaneous skeletal aspiration and core biopsy: complementary techniques[J]. AJR Am J Roentgenol, 1996, 166(2): 415-418.

[10] Tikkakoski T, Lahde S, Puranen J, et al. Combined CT-guided biopsy and cytology in diagnosis of bony lesions[J]. Acta Radiol, 1992, 33(3): 225-229.

[11] White LM, Schweitzer ME, Deely DM. Coaxial percutaneous needle biopsy of osteolytic lesions with intact cortical bone[J]. AJR Am J Roentgenol, 1996, 166(1): 143-144.

[12] Civardi G, Livraghi T, Colombo P, et al. Lytic bone lesions suspected for metastasis: ultrasonically guided fine-needle aspiration biopsy[J]. J Clin Ultrasound, 1994, 22(5): 307-311.

[13] Gogna A, Peh WC, Munk PL. Image-guided musculoskeletal biopsy[J]. Radiol Clin North Am, 2008, 46(3): 455-473.

第五章　超声引导下脊柱介入治疗

第一节　颈神经根阻滞、射频及病例分析

超声引导下颈神经根阻滞（cervical nerve root block）是指在声像图引导下对颈神经根（C3~7）进行药物注射及脉冲射频治疗，部分患者如 C8 神经根能够被超声显示，也可进行同样的操作。

随着高频超声探头的普及和肌骨超声的不断发展，以及对颈部的超声解剖结构的掌握，相对位置较表浅的颈神经能够被超声明确显示。同时，颈神经疼痛阻滞位点通常无明显骨性结构遮挡，这为超声引导选择性颈神经根阻滞及射频提供了解剖基础。本节将介绍选择性颈神经根阻滞的解剖、适应证与禁忌证、超声操作步骤、技术要点等。

一、颈椎及颈神经相关解剖

颈椎共 7 个椎体，分为上颈椎及下颈椎，上颈椎包括 C1~2，下颈椎包括 C3~7。在第 3~7 颈椎体之间，由椎体上面两侧缘的椎体钩与上位椎体侧缘构成钩椎关节，又称 Luschka 关节，构成椎间孔的前壁，邻接颈神经，当其出现骨质增生肥大时，可压迫颈神经引起神经根型颈椎病。

颈神经由前根和后根在椎间孔合成，在相应的椎间孔穿出椎管。C1~C7 颈神经在相应椎体的上方，C8 颈神经在 C7 椎体下方。颈神经出椎间孔后主要分为前支及后支，后支分出后绕过颈椎关节突向后走行，分布于颈项枕部的皮肤、肌肉等。而颈神经前支是颈神经的主干，吻合形成神经丛，C1~C4 形成颈丛，位于胸锁乳突肌上部的深方、中斜角肌和肩胛提肌起始部的前方；C5~T1 形成臂丛，经斜角肌间隙行于锁骨下动脉后上方，经锁骨后方进入腋窝。本节重点介绍 C5~C7 颈神经前支近端阻滞，习惯上称为神经根阻滞。

颈神经根周围的血管主要包括椎动脉、颈升动脉、颈深动脉及其属支。神经根阻滞的易损血管，通常定义为颈神经根周围直径 ≥ 4 mm，或者假定进针路线周围直径 ≥ 2 mm 的血管，需要超声医师在阻滞前结合局部解剖结构，常规灰阶及彩色多普勒超声进行详细的评估。

二、颈神经根阻滞适应证、禁忌证及并发症

（一）适应证

主要根据典型的神经根分布区域的疼痛症状进行治疗，如：①颈椎病：包括颈椎间盘突出、神经根型颈椎病、外伤性颈椎病、胸廓出口综合征；②带状疱疹后遗神经痛；③上肢的复杂性区域疼痛综合征；④颈肩区域的癌症疼痛等。

（二）禁忌证

选择性颈神经根阻滞的禁忌证如下：①正在口服抗凝药或者存在凝血功能异常者；②合并严重的心、脑、肝、肾功能障碍者；③穿刺部位皮肤破溃或全身性感染者；④曾行颈椎开放手术，颈部解剖结构无法使用超声评估者；⑤患有精神性疾病，或有心理障碍不能配合等。对患者实行选择性颈神经根阻滞前，需要对患者整体状况进行详尽的评估。

（三）并发症

超声引导选择性颈神经根阻滞的并发症，除局麻药造成的不良反应外，其他并发症主要是由于定位不准确、不能对颈神经根周围组织结构进行清晰分辨造成。高频超声引导可以有效地减少由于定位

不准确及血管等结构损伤造成的并发症，但需要操作者掌握局部的超声解剖知识及具有一定的操作经验并谨慎进行操作。

三、超声引导选择性颈神经根阻滞及脉冲射频操作过程与技术要点

Galiano 于 2005 年首次在尸体上验证了超声引导下颈神经根阻滞的可行性，通过以颈椎横突作为超声定位标志，前结节发育不良的颈 7 椎体横突作为参考点。Narouze 于 2009 年以 X 线透视为对照确认了超声引导的准确性，现在超声引导已经发展成为一种成熟的定位方法。

射频针自外向内平面内进针

患者常规取侧卧位，需要阻滞的一侧朝向上方；或取平卧位，头偏向健侧。在实际操作中，我们应根据患者疼痛症状分布区域，以及颈部的实际情况和阻滞前超声评估颈神经根周围解剖结构及穿刺路线进行体位的选择，以能达到最佳阻滞效果、操作简便、风险小为原则。

超声引导颈神经根阻滞时，高频超声探头横向放置在颈部侧方，首先定位颈 7 椎体横突为参考点：颈 7 椎体横突只有后结节，其前结节发育不良或缺失；定位明确以后探头保持横断面水平向上移动，依次显示颈 6 横突前后结节呈 "U" 形，颈 5 横突前后结节呈 "V" 形，一直向上可以扫查到颈 4 椎体，前后结节之间的间隙逐渐变窄变浅，颈 3 椎体前后结节只有部分可显示，而颈 1、2 椎体前后结节不明显。位于颈椎横突前后结节之间的圆形或椭圆形低回声结构就是相应的颈神经根。还有另一种以椎动脉定位颈椎椎体节段的方法，因为 90% 的椎动脉穿颈 6 椎体横突孔向上走行，因此通过追踪椎动脉就可以直接定位颈 6 椎体，然后再依次定位其他颈椎椎体。两种定位方法相互印证，有助于初学者迅速掌握这一定位方法。二维超声定位颈神经根后，还需进行彩色多普勒超声扫查，对其周围可能存在的血管进行判断，避免穿刺时血管损伤，如可能存在其周围的颈深动脉、颈横动脉属支等。

结合彩色多普勒血流显像确认进针路径上的血管并及时调整针尖位置

正确定位颈椎节段及颈神经根后，射频针入路多采用横断面扫查引导、从外向内的平面内进针法，要全程显示射频针，特别是保持针尖实时可视状态，结合彩色多普勒超声避开穿刺路径上的血管结构。大部分情况下选择斜角肌为射频针进针路径，横突

后结节与神经根断面之间的间隙为针尖靶点。

实际操作过程中，可首先以横突后结节骨质强回声为靶目标，针尖抵达骨质表面后，适当减轻超声探头在体表处的压力，此时局部软组织松弛，针尖位置随软组织松弛变形可抬高少许。然后射频针尾略下压使针尖进一步适度抬高，轻轻推进射频针，针尖即可沿横突表面滑入颈神经根的深方。一旦针尖抵达颈神经根周围，应反复回抽确定无脑脊液或血液。在注入药物前，可先注入 0.5~1.0 ml 生理盐水，观察其扩散情况，利用液体无回声与针尖强回声的对比，再一次明确针尖与神经根及其周围结构的关系并辅助精准微调针尖位置。有时，针尖前方的筋膜组织未被刺穿而是伴行针尖前行被顶起，尽管超声图像显示针尖已经抵达靶点，但去除进针推力或注射生理盐水，就能发现针尖后移或者生理盐水弥散在横突外侧软组织内。

确认针尖位置合适后，局部注射 0.2% 罗哌卡因（或 0.5% 利多卡因）+ 0.5 mg 倍他米松 + 生理盐水混合液，每节段注射 2~3 ml，实时观察药物扩散方向，以确保无神经内及血管内误入。随后，进行序贯脉冲射频治疗，脉冲射频设定条件为 42°，时间为 120 s。

熟练掌握颈神经根周围的解剖结构，是超声引导选择性颈神经根阻滞的基础。根据颈神经根的分布及支配范围选择不同节段颈神经根阻滞后，还需根据相应节段阻滞的效果在术中随时和患者沟通，进一步判断和明确所选节段是否为受累的神经根。多数情况下，患者颈肩区及上肢的症状会在治疗后即刻缓解。根据病因及病情，部分患者可能需要在随访过程中追加治疗。

须注意，射频针尖必须位于椎间孔外与靶神经根相邻，不能刺入过深或刺入神经内，严格避免将局麻药及激素类药物注入椎动脉、椎间孔内、硬膜下或蛛网膜下腔。如发生以上情况，阻滞的范围将明显扩大而非特定的神经节段，并可能带来严重并发症。

超声引导下选择性颈神经根阻滞时，如果出现明显的疼痛或注射阻力突然增加，则提示穿刺针针尖位置可能不正确，应立即停止注射并重新评估穿刺路线及针尖位置。药物注射及脉冲射频过程中，患者如有不适应立刻终止操作，观察生命体

征并实行相应对症处理。注射结束后在观察室观察 30~60 mim，患者无明显不适后再行离开。

四、超声引导选择性颈神经根阻滞病例分析

患者男性，50 岁，右前臂持续疼痛就诊，VAS 评分为 7 分。既往行保守治疗及口服止痛药物效果欠佳，颈椎磁共振检查无明显椎管狭窄。超声双侧对比检查可见右侧颈 6 神经根较对侧肿胀，颈 6 神经在横突前、后结节处横截面积约 0.29 cm²（对侧横截面积约 0.14 cm²）（图 5-1-1）。斜角肌间隙内的右侧颈 6 神经比同侧颈 5、颈 7 神经也明显肿胀（图 5-1-2），考虑颈 6 神经是引起右前臂疼痛症状的责任神经，行超声引导下颈 6 神经根药物阻滞及脉冲射频治疗（图 5-1-3）。依前述序贯治疗后即刻，患者右前臂疼痛症状明显缓解，VAS 评分为 3 分。

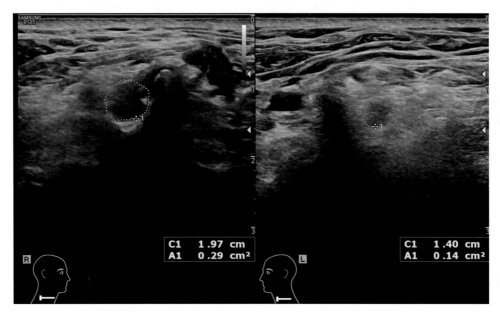

图 5-1-1　双侧对比扫查，右侧（左图）颈 6 神经（黄色描记线）在横突前、后结节处较左侧（右图）明显肿胀

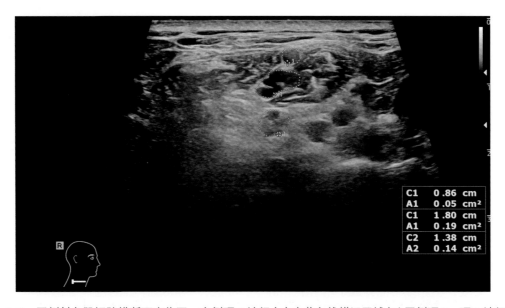

图 5-1-2　同侧斜角肌间隙横断面声像图，右侧颈 6 神经（中央黄色线描记区域）比同侧颈 5、颈 7 神经肿胀

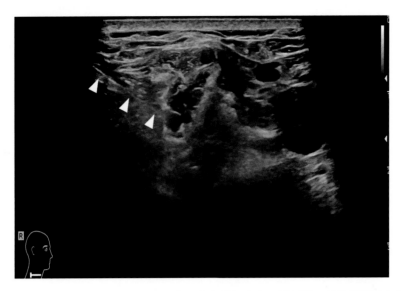

图 5-1-3 超声引导下颈 6 神经根阻滞及脉冲射频治疗，射频针干呈线状强回声（▲）

第二节　颈前路颈椎间盘内介入治疗及病例分析

颈前路颈椎间盘介入治疗是指在超声引导下对颈椎间盘进行穿刺进针造影并进行一系列减压治疗，如低温等离子射频消融术、臭氧髓核溶解术等，临床上多与颈神经根阻滞、星状神经节阻滞联合应用。本节将介绍颈前路椎间盘介入治疗的解剖、适应证与禁忌证、超声操作步骤与技术要点等。

一、颈椎间盘相关解剖

颈椎间盘是相邻颈椎间的纤维软骨连结，起着承受压力、吸收震荡的作用。由于颈椎间盘的退行性改变或过度劳损，可发生纤维环破裂、髓核突出，压迫颈神经根甚至压迫脊髓。

颈椎间盘周围的重要结构包括前方的颈动脉及其属支、食管、气管及甲状腺，侧前方的颈神经等。钩椎关节位于椎体的后外侧缘，前入路椎间盘介入操作时进针点多能避开之。

二、超声引导颈椎间盘介入操作适应证、禁忌证及并发症

（一）适应证

颈椎间盘突出造成邻近颈神经根受压的疾病，并且保守治疗无效，不愿或不能开放手术者；颈源性头痛；部分交感型颈椎病。

（二）禁忌证

超声引导颈椎间盘介入操作的禁忌证如下：①正在口服抗凝药或者存在凝血功能异常者；②合并严重的心、脑、肝、肾功能障碍者；③穿刺部位皮肤破溃或全身性感染者；④曾行颈椎开放手术，颈部解剖结构无法使用超声评估者；⑤患有精神性疾病，或有心理障碍不能配合等。对患者实行选择性颈神经根阻滞前，需要对患者整体状况进行详尽的评估。

（三）并发症

颈椎椎间盘介入治疗的并发症几乎均与操作进针和无菌消毒有关。造影可能会出现椎间盘炎、脊髓损伤、血管损伤、椎前脓肿和硬膜下脓胸。食管穿孔是椎间盘炎最主要的原因，硬膜外或硬膜下脓肿可能是暴发性间盘感染或穿透食管后的原发性感染引起。

三、超声引导颈椎间盘介入治疗操作过程与技术要点

由于食管通常位于左侧，为减少误穿刺食管的可能，一般选择右侧进针，患者取仰卧位、头偏向对侧。根据患者症状分布区域及术前颈椎 CT 和

（或）MRI 图像确定责任间盘水平及穿刺路径。

探头于颈侧方横断面扫查，首先利用椎体横突特征定位相应椎体，探头适当向内侧移动，将椎体骨质弧形强回声显示清晰（图 5-2-1），然后探头从椎体向靶层面间盘方向平行移动，显示圆形低回声的椎间盘后（图 5-2-2），将超声平面固定在间盘中央水平。

采用平面内法从右侧进针，入路与神经根阻滞相似，只不过路径相对更长，避开颈动脉及甲状腺。针尖抵达间盘边缘后，纤维环阻力明显，需要适当用力刺入，一旦刺破纤维环进入髓核区域会伴随明显的突破感。在间盘造影之前，还应利用 C 臂正侧位再次确定针尖的位置并根据需要调整，确认穿刺针尖位于靶向椎间盘内合适位置后，进行后续低温等离子射频消融术或臭氧髓核溶解术等操作。

椎间盘穿刺及介入治疗过程中，患者如有不适应立刻终止，并实行相应治疗措施。注射结束后在观察室观察 30~60 mim，患者无明显不适后再行离开。

四、超声引导椎间盘介入治疗病例分析

患者女性，58 岁。主因颈椎病，眩晕及左侧上肢疼痛就诊。根据颈部 CT、MRI 检查结果，结合术前充分评估，决定行 C5~6 间盘等离子低温消融术。

常规消毒铺巾，超声引导下采用平面内法从右侧进针，避开颈动脉及甲状腺，穿刺针刺破纤维环进入髓核区域，在明显低回声髓核对比下，穿刺针尖显示更加清晰（图 5-2-3）；利用 C 臂再次确定针尖的位置，确认针尖位置合适后进行后续低温等离子射频消融操作（图 5-2-4）。术后随访患者症状明显好转。

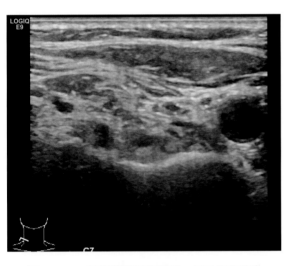

图 5-2-1　颈部横断面声像图，显示椎体前缘

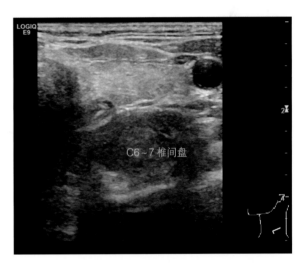

图 5-2-2　颈 6~7 椎间盘声像图，间盘整体呈低回声

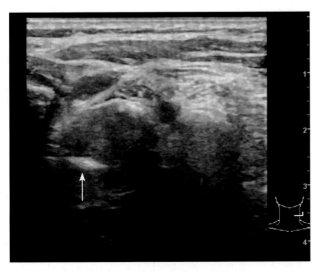

图 5-2-3　髓核内的穿刺针（箭头）

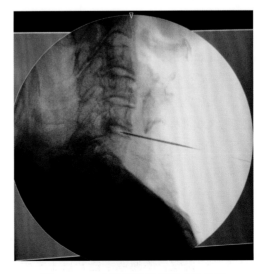

图 5-2-4　C 臂确认穿刺针尖的位置

第三节　星状神经节（颈下交感神经节）阻滞及病例分析

颈交感神经节（cervical sympathetic ganglia，CSG）属于交感神经周围部中的椎旁节，借由节间支连成两条颈交感神经干，分布于颈椎旁。其可通过对下丘脑内环境稳态的调理及其节前、节后纤维对分布区域的支配作用，实现对自主神经系统、内分泌系统、免疫系统功能的调节。

颈交感神经节阻滞术自从20世纪30年代首次应用于临床治疗交感神经介导的头部、颈部及上肢疼痛以来，已成为治疗这类临床症状的常规选择。严格而言，目前临床实施的大部分星状神经节阻滞（stellate ganglion block）多为颈下交感神经节阻滞或颈交感干阻滞。本节将介绍颈交感神经节阻滞的解剖、适应证与禁忌证、超声操作流程与技术要点等。

一、颈交感神经节及颈交感干相关解剖

颈交感神经干（cervical sympathetic trunk，CST）由主神经干和神经节构成。构成CST的神经节数目不同，个体间存在变异，通常由2~4个构成。颈交感神经节（CSG）包括颈上神经节（superior cervical ganglion，SGG）、颈中神经节（middle cervical ganglion，MCG）、颈中间神经节或椎神经节（intermediate cervical ganglion，IMCG /vertebral ganglion，VG）和颈下神经节（inferior cervical ganglion，ICG）或星状神经节（stellate ganglion，SG）。

尸检研究表明，颈交感神经干多跨过颈长肌（longus colli muscle，LCM），走行于颈动脉鞘的后内侧，位置较迷走神经干稍偏内侧。Chan P等研究发现，部分颈交感神经干（颈中神经节）可位于颈长肌表面，C6椎体横突前方。而Kiray A等的研究中还发现一例CST黏附于颈动脉鞘，走行于颈动脉鞘后壁内。

（一）颈上神经节

颈上神经节（SCG）最常见，尸检的发现率为100%，主要为梭形及椭圆形。SCG位于胸锁乳突肌区，C2/C3横突水平（部分可位于C1/C2横突水平），紧邻头长肌外侧。其前侧有食管及气管颈段，后侧常为颈部淋巴结。

SCG的体表定位：需先触及舌骨大角，将胸锁乳突肌前缘与舌骨大角进行连线，其连线中点即为SCG体表定位点。

（二）颈中神经节

颈中神经节（MCG）的出现率不稳定，从30%到90%不等。MCG的形态与SCG类似，为梭形或椭圆形。MCG通常位于C6横突水平或C6/7椎间盘水平，颈动脉鞘的后方，颈长肌的前方，其后方为椎动静脉，内侧有喉返神经穿过，甲状腺下动脉多在其前方或者内侧穿过。

（三）颈下神经节或星状神经节

颈下神经节（ICG）与颈上神经节（SCG）类似，目前的尸体解剖发现率为100%，但单独存在者少见，约80%与第一胸神经节融合成星状神经节/颈胸神经节（cervicothoracic ganglion，CTG）。SG主要接收来自C6、C7、T1神经根的节前纤维，偶尔接收T2、T3、T4发出的神经纤维。节后纤维可通过灰色交通支进入胸神经，随后汇入臂丛分布于神经走行区的靶器官。ICG或SG主要位于颈根部胸廓入口处，C7至第一肋颈水平，头长肌外侧。有研究报道称星状神经节表面覆有一层脂肪组织，外侧是壁层胸膜，这一特征性脂肪层可用于确定星状神经节位置。

高频超声在上述颈交感神经节走行区域扫查时，常能显示神经节及其相连的神经干，表现为梭形的低回声结节，其两端有线状低回声与之相延续，类似鼠尾征（图5-3-1）。根据颈椎节段位置结合超声连续扫查，能够定位SCG、MCG与ICG。ICG的位置低，超声扫查时多数时候受肺尖气体干扰，不能明确显示。所以超声引导下星状神经节阻滞时，通常首选颈6水平进行操作，此位置所见的神经节多数为MCG，所进行的星状神经节阻滞本质上是

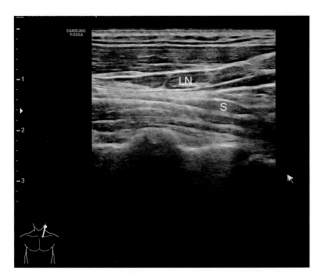

图 5-3-1　左侧颈部纵断面图像，显示颈中交感神经节（S）呈梭形低回声，其两端可见低回声神经干与之相连，呈鼠尾表现。浅方可见正常淋巴结（LN）

MCG 及颈交感神经链的阻滞。颈 6 水平扫查，即使不能辨识颈交感干及神经节，同样可以依据神经干走行的解剖间隙进行阻滞注射治疗。

二、颈交感神经节阻滞的作用机制、适应证、禁忌证及并发症

（一）作用机制

将药物直接注射到颈部交感神经节周围或包绕其所在的疏松结缔组织内，通过药物的局部浸润，即可实现颈交感神经节阻滞（CSG block，CSGB）。局部麻醉药通过阻断神经细胞膜上的电压门控通道（钠离子通道），使钠离子不能通过电压门控通道而产生电位差，从而可逆性地阻滞颈交感神经节的节前、节后纤维，阻滞其支配区域（如头、颜面、颈、上胸、上肢等）的神经冲动和传导效应，以实现对自主神经系统、内分泌系统、免疫系统功能的调节。

1. 对自主神经的影响　CSG 在功能上属于交感神经，交感神经在机体活动处于清醒状态时起主导作用。当交感神经系统兴奋时，可调节心血管系统的活动，如引起皮肤末梢血管收缩，腹腔内脏血管收缩，心跳加强、加速。除上述作用外，交感神经兴奋还可引起消化腺分泌减少、瞳孔扩大等效应。CSG 阻滞的作用主要分为中枢和外周两个方面，其

中枢作用是调理下丘脑维护内环境稳定而使机体的自主神经功能保持正常；其周围作用通过阻滞节前和节后纤维的功能，使神经支配区域的心血管运动、腺体分泌、肌肉紧张、支气管收缩及痛觉传导受到抑制。因胃肠道同时受中枢神经系统、自主神经系统的双重支配，CSG 阻滞通过下丘脑调节自主神经功能，从而兴奋胃部迷走神经而抑制交感神经，不仅可以增加胃部血流，还可以增加胃部蠕动。

2. 对心血管系统的影响　CSG 中星状神经节与心血管系统联系紧密，有文献报道，若同时阻滞双侧星状神经节，可对心率以及血压产生明显影响，使心率及血压明显下降。可见阻滞星状神经节不仅可以调节心率、心脏房室传导、心肌收缩力、窦性节律、冠状动脉血流供应、心血管系统激素的效应，还对血压以及外周组织血供等产生一定的影响。应注意，临床上应用颈交感神经节阻滞治疗疾病时，一般应该避免同时行双侧星状神经节阻滞，以降低对心血管系统的过度调节。

3. 对免疫系统的影响　研究表明 CSG 阻滞对免疫系统具有调节作用。其调节免疫功能的可能机制包括：①通过阻断交感神经节与下丘脑的神经联系，使机体的交感 - 副交感神经系统由失衡态重新达到平衡态；②调节淋巴细胞各亚群的分布、免疫细胞亚群以及杀伤细胞的活性，调节各类细胞因子的释放，从而增强免疫功能。

4. 对疼痛的影响　在某些疾病引起交感神经兴奋时，影响感觉神经元的敏感和兴奋性，引起血管收缩，导致局部器官缺血缺氧，并释放去甲肾上腺素、P 物质等介质，而去甲肾上腺素等介质可以使血管进一步收缩，加重局部器官缺血缺氧，这种缺血、缺氧又可使去甲肾上腺素、P 物质等释放增加，造成炎症和疼痛的恶性循环。颈交感神经节阻滞可以阻断脊髓的反射通路，降低交感神经兴奋性和敏感性，使局部血管收缩消失，增加局部区域血流，改善局部缺血、缺氧，并带走去甲肾上腺素、P 物质等介质，改善这种恶性循环。

（二）适应证

颈交感神经节阻滞临床中应用广泛，但在不同的疾病中疗效各异。临床中广泛认可的适应证包括：①颈交感神经相关的头颈部及上肢疼痛：如偏

头痛、带状疱疹或带状疱疹后遗神经痛、幻肢痛等；②急性血管功能不全：如急性冻伤、创伤后血管功能不全、雷诺病、Burger 病、糖尿病血管病变、动脉栓塞等；③心肌交感神经介导的疾病，多作为辅助性治疗手段：如儿茶酚胺依赖性多形性室性心动过速、窦性心动过速、缺血性心肌病等。④全身自主神经系统相关性疾病：如多汗症等。

（三）禁忌证

颈交感神经节阻滞的禁忌证同许多临床有创操作一样，如：①正在口服抗凝药或者存在凝血功能异常者；②近期发生过急性心肌梗死者等。此外，针对颈交感神经节阻滞穿刺技术而言，如颈部重要血管（例如颈动脉、甲状腺下动脉）位于穿刺路线上，为避免颈部不可控血肿的形成，不宜穿刺。

颈交感神经节阻滞，局部药液播散常造成短暂的膈神经阻滞、膈肌瘫痪，因此严重的 COPD 患者，对侧肺切除及膈肌功能障碍者也是阻滞的禁忌证。

超声引导颈交感神经节阻滞虽然是一个相对不复杂的临床操作，但因颈交感神经所介导的生理功能的广泛性及复杂性，需在术前对患者的整体情况进行详细的评估，综合判断操作的可行性。

（四）并发症

1995 年 Kapral 等在超声引导下首次成功实施了颈交感神经节的区域阻滞。与盲探法颈交感神经节阻滞和 X 线、CT 引导下颈交感神经节阻滞相比，超声引导下颈交感神经节阻滞技术定位更为精准，极大地减少了并发症，迅速得以推广。Siegenthaler A 等在超声引导下模拟颈 6 水平的穿刺，发现传统盲穿不能有效避开穿刺路径上的软组织（肌肉、筋膜、血管、神经、食管、甲状腺等），但在超声引导下均能有效地避开。

传统盲穿并发症较多，如：①感染；②出血和血肿：多因穿刺针损伤血管造成，易损伤的血管有甲状腺下动脉、椎动脉、颈升动脉等；③气胸：多因穿刺水平较低，损伤胸膜所致；④喉返神经阻滞或损伤：可由局麻药剂量过大或注入颈动脉鞘引起，可表现为声音嘶哑、咽喉部异物感等，持续时间较短，持续的声音嘶哑提示喉返神经损伤可能；⑤臂丛神经阻滞：因局麻药液体的扩散性，可造成部分

或者完全阻滞臂丛神经，出现上肢麻木、无力等。

超声引导下的颈交感神经节阻滞，因其可直观地观察穿刺路线上的解剖结构，能有效地避开颈部的血管及器官，可有效减少并发症，如气管、食管损伤等。但需要熟练掌握相关的超声解剖知识及穿刺操作手法，此外还应叮嘱患者如 24 小时内出现不适，应及时就诊。

三、超声引导颈交感神经节阻滞操作流程

患者通常采取去枕平卧位。将患者肩部垫高，增加颈部的舒展度，嘴微张以使颈前肌群放松。同时头可转向穿刺对侧以增大穿刺侧的操作空间。

超声引导交感神经节阻滞的穿刺路径选择较多，根据穿刺进针区域的不同可分为前入路和外侧入路两大类。前入路包括气管旁入路、经甲状腺入路，外侧入路包括经颈静脉、经前斜角肌入路。根据临床实际情况，采取平面内或平面外穿刺法。无论哪种穿刺方式，通常首选颈 6 水平进行穿刺阻滞，此处超声显示局部解剖关系清晰且操作空间较大。以下将主要介绍颈 6 水平经前斜角肌外侧入路的方法。

采用高频线阵探头，对颈外侧区进行横断面扫查。选取颈 6 椎体水平，结合二维以及多普勒超声观察颈部重要解剖结构，如气管、食管、颈动静脉、椎动静脉、甲状腺下动脉等，判别其与颈长肌的解剖位置关系。患者头部可做适当体位调整，配合穿刺路径的选取。在线阵探头的外侧选取进针点，模拟穿刺路径，选取可规避上述重要解剖结构的路线，通常经前斜角肌穿刺达椎前筋膜深方的阻滞位点。可通过探头适当加压来减少穿刺距离及对周围组织可能造成的损伤。

操作医师常规消毒、铺巾，探头套无菌设施（如无菌手套）。探头置于标记位置，穿刺前再次评估穿刺路径有无重要组织结构，由标记点进针，穿过皮肤、前斜角肌、椎前筋膜等软组织，达颈长肌浅方。回抽无血液后，可注入 1 ml 生理盐水，观察椎前筋膜与颈长肌间是否出现无回声液体聚集，确保针尖位置准确。抽取注射 3~5 ml 药液，可见椎前筋膜与颈长肌间出现无回声区。

目前颈交感神经节阻滞的经典药物为局部麻醉剂，如 0.5%~1% 利多卡因或 0.2%~0.5% 罗哌卡因，不推荐使用糖皮质激素、非甾体类抗炎药物等。阻

滞过程中需观察患者是否出现不适，可依据实际情况选择终止穿刺。阻滞完成后，可嘱咐患者对穿刺位置进行加压 5～10 钟，于观察室观察 60 分钟。观察有无不适表现，同时观察有无 Horner 综合征（应在 5 分钟内出现），来判定阻滞是否成功。患者离去前，应复查颈部超声，评估穿刺部位有无血肿形成。

国内通常以出现 Horner 综合征作为阻滞成功的标准。Horner 综合征是由颈交感神经损害引起颈交感神经麻痹产生的症候群，表现为眼睑下垂、瞳孔缩小和面部潮红无汗。Malmqvist 等界定了一个更为严格的阻滞成功标准，包括：①5 分钟内出现 Horner 综合征（同侧瞳孔缩小、上睑下垂、眼球内陷和同侧面部少汗），为最常用的标志；②掌侧皮温阻滞后升高至 ≥34℃，皮温升高 1~3℃（假定皮肤初始温度 ≤32℃）；③皮肤阻滞后血流量比初始状态测定 ≥50%；④尺侧和桡侧皮肤阻抗反应消失；⑤尺侧和桡侧皮肤阻抗水平提高 ≥13%。此外还有血流灌注指数、皮肤交感电活动等着指标。

四、病例分析

患者女性，59 岁，持续左侧头痛、颈部疼痛就诊，VAS 评分 8 分。行保守治疗及口服止痛药物效果欠佳，头部及颈椎 MRI 检查无明显异常。行超声引导下左侧星状神经节阻滞治疗，左侧颈外侧入针，注入 0.5% 利多卡因 2 ml（图 5-3-2），注射后约 2 分钟患者左侧面部出现 Horner 综合征表现（图 5-3-3）。治疗后电话随访，患者头痛及颈部疼痛症状缓解，VAS 评分为 3 分，后续可根据患者恢复情况追加治疗。

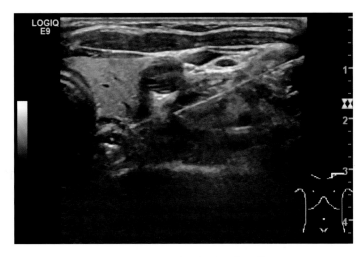

图 5-3-2　左侧星状神经节阻滞

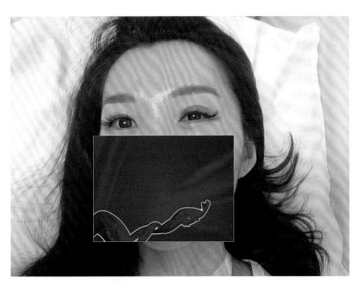

图 5-3-3　左侧星状神经节阻滞后出现 Horner 综合征

第四节　腰神经根阻滞、射频及病例分析

腰神经根阻滞（lumbar nerve root block）是指在超声引导下对腰神经根（L1~5）进行药物注射＋脉冲射频治疗。本节将介绍选择性腰神经根阻滞的解剖、适应证与禁忌证、超声操作流程等。

一、腰椎及腰神经相关解剖

腰椎共5块，相邻椎体借椎间盘、前纵韧带和后纵韧带相连。成年人由于腰椎间盘退行性变，在过度劳损、体位骤变或暴力撞击下使椎间盘纤维环破裂，导致髓核突出向后外侧压迫脊髓或腰神经根，从而引起一系列腰腿痛症状。

腰神经由前根和后根在椎间孔合成，在相应的椎间孔穿出椎管，腰神经位于同一腰椎横突下方，可作为超声定位标志。

二、腰神经根阻滞适应证及禁忌证

（一）适应证

腰神经根阻滞主要适用于腰腿痛患者，根据患者临床症状、引起疼痛的神经根分布区域和MRI显示病变所累及椎间隙节段情况，综合评定其治疗节段。患者纳入标准：①主要表现为下肢放射性神经痛；②保守治疗无效且无外科开放手术治疗指征；③无明显微创手术禁忌证。

（二）禁忌证

患者排除标准：①凝血功能异常或重要脏器功能衰竭；②曾行腰椎开放手术，腰部解剖结构无法使用超声评估；③脊柱肿瘤史；④穿刺部位皮肤破溃或全身性感染者；⑤患有精神性疾病，或有心理障碍不能配合等。对患者实行选择性腰神经根阻滞前，需要对患者整体状况进行详尽的评估。

（三）并发症

超声引导选择性腰神经根阻滞并发症的发生除局麻药造成的不良反应外，其他主要是由于定位不准确、不能对腰神经根周围组织结构进行清晰分辨造成的。腰部区域相对比较安全，主要是要避免腹盆腔脏器及脊髓损伤。

三、超声引导选择性腰神经根阻滞及脉冲射频操作流程

传统的选择性腰神经根阻滞主要在X线或CT的引导下进行，但随着超声成像的发展，利用超声可以实时成像的优点，目前已有很多文献从不同角度对超声引导下选择性腰骶神经根阻滞进行介绍。

Galiano等首次报道超声引导下腰神经根周围注射。该研究选用5具尸体，操作时使用超声扫查显示腰椎骨质结构，测量腰椎标志性骨质结构之间的距离，与CT测量结果相验证；再使用超声引导将穿刺针置于腰神经根周围，然后使用CT验证并证实穿刺针的位置，证明超声引导是一种安全、有效的腰神经根注射技术。Loizides等在Galiano的实验基础上更进一步，经尸体解剖证实两个相邻横突之间存在一条纤细的高回声带，称为横突间韧带。超声引导穿刺时采用平面内进针法，穿过横突间韧带，即达目标位置，本方法经CT证实准确有效，且明显缩短了操作时间。这些报道充分证实了超声引导下腰骶神经根注射的安全性及有效性，也在目前临床实践中得到一定的应用。

患者常规取俯卧位，使用低频凸阵超声探头在腰椎正中矢状断面及中线旁矢状断面反复扫查识别腰椎棘突、关节突关节及横突骨质结构确定腰椎节段（图5-4-1）。确定腰椎节段后，将探头旋转90°由纵断面改为横断面依次识别棘突、关节突和横突结构（图5-4-2）。横突根部下方偏腹侧就是椎间孔位置，即腰神经根走行区。

正确定位腰椎节段及腰神经根位置后，射频针从外向内位于探头长轴中央以平面内法进针，穿刺角度约45°，在超声监视下缓慢进针至针尖在超声图像上不能显示为止。然后经C臂X线正侧位透视确定针尖位置，确认针尖位置合适后，进行后续药物注射及脉冲射频治疗。

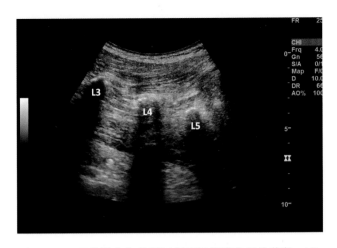

图 5-4-1 腰椎横突矢状断面超声图像确定腰椎节段。L3、L4、L5 代表 3、4、5 腰椎横突

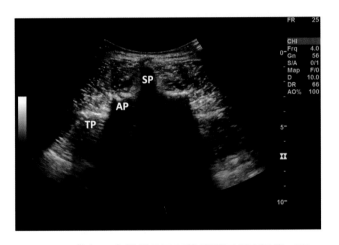

图 5-4-2 背部正中横断显示腰椎横断面超声图像。TP：横突，AP：关节突，SP：棘突

药物注射及脉冲射频过程中，患者如有不适应立刻终止，并实行相应治疗措施。注射结束后在观察室观察 30~60 分钟，不适随诊。

四、超声引导选择性腰神经根阻滞病例分析

患者男性，50 岁，左下肢持续疼痛就诊，VAS 评分为 7 分。行保守治疗及口服止痛药物效果欠佳，腰椎 MRI 检查无明显椎管狭窄。经术前讨论确定行超声引导下左侧腰 4、腰 5 及骶 1 神经根药物注射及脉冲射频治疗。

患者取俯卧位，常规消毒铺巾，通过超声定位腰椎横突确认腰椎节段。成功识别腰 4、腰 5 椎体横突及骶 1 后孔，行超声引导下平面内法穿刺，在超声监视下缓慢进针至针尖在超声图像上不能显示为止。然后经 C 臂 X 线正侧位透视确认针尖位置，在 X 线透视辅助下可再次调整穿刺针尖准确位于左侧腰 4、腰 5 椎间孔和骶 1 后孔神经根走行的合适位置（图 5-4-3）。确认针尖位置到位后，注射 0.2% 罗哌卡因（或 0.5% 利多卡因）+ 0.5 mg 倍他米松 + 生理盐水混合液，每节段注射约 2 ml；再进行脉冲射频治疗，脉冲射频设定条件为 42°，时间为 120 s。术后随访患者左下肢症状消失，VAS 评分为 0 分。

超声引导下腰神经根药物注射进针

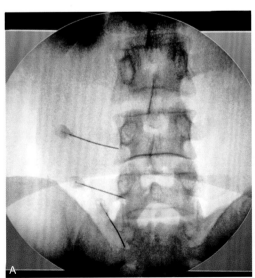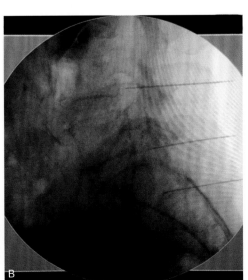

图 5-4-3 X 线透视下穿刺针置入位置。A. 正位；B. 侧位

第五节 腰椎间盘介入治疗及病例分析

腰椎间盘突出症现在已成为一种常见病和多发病，是导致腰腿痛的最常见原因，严重影响患者的生活质量。保守治疗无效的患者需要手术干预，但开放手术创伤大、破坏脊柱结构，术后可出现脊柱不稳定、神经粘连等并发症。近年来腰椎间盘微创介入治疗取得巨大进展，包括胶原酶注射术、经皮激光汽化减压术、等离子射频消融术、臭氧髓核消融术、射频靶点热凝治疗术及经皮椎间孔镜椎间盘切除术等。以上腰椎间盘介入治疗的核心就是建立从体表到腰椎间盘的工作通道，本节就以此项技术为例介绍超声的引导作用。

经皮椎间孔镜腰椎间盘切除术（percutaneous endoscopic lumbar discectomy）具有创伤小、安全性高、并发症少等优势。常规椎间孔镜是应用 C 臂 X 线引导，具有辐射性，尤其对于初学者需要反复照射。随着肌骨超声的不断发展，超声可引导椎间孔镜工作通道的建立，减少手术过程中的辐射。

一、腰椎间盘相关解剖

腰椎间盘是腰椎之间的纤维连接结构，具有承受压力、吸收震荡以保护脊髓的作用。虽然腰椎间盘相对最厚，但脊柱腰段活动性也最大，在过度劳损或暴力撞击下，腰椎间盘后外侧薄弱处就会发生纤维环破裂、髓核突出，可压迫脊髓或腰神经。

二、腰椎间盘介入治疗适应证、禁忌证及并发症

（一）适应证

患者均具有典型下肢神经根性疼痛，MRI 检查提示与症状一致的单节段腰椎间盘突出，经正规保守治疗 3 个月以上无效者；部分间盘源性下腰痛。椎间盘介入治疗多与神经根阻滞治疗同时应用。

（二）禁忌证

腰椎间盘介入治疗禁忌证如下：①正在口服抗凝药或者存在凝血功能异常者；②合并严重的心、脑、肝、肾功能障碍者；③穿刺部位皮肤破溃或全身性感染者；④椎间盘钙化或椎体后缘离断者，腰椎滑脱或不稳、腰椎管狭窄、脊柱畸形者；⑤既往有腰椎间盘手术者。对患者实行腰椎间盘介入治疗前，需要对患者整体状况进行详尽的评估。

（三）并发症

与腰神经根阻滞类似。定位不准确，未能充分识别局部解剖结构，可能带来操作风险。

三、超声引导腰椎间盘介入治疗操作流程

患者常规取侧卧位，使用 C1~5 低频超声探头在腰椎正中矢状断面及中线旁矢状断面反复扫查识别腰椎棘突、关节突关节及横突骨质结构确定腰椎节段。确定腰椎节段后，将探头旋转 90° 由纵断面改为横断面依次识别棘突、关节突和横突结构。对于体型较瘦的患者可换用中频超声探头以提高分辨率。

准确定位腰椎节段位置后，穿刺针从外向内位于探头长轴中央以平面内法进针，穿刺角度约 45°，在超声监视下缓慢进针至上关节突尖部，经穿刺针置入导丝，在超声引导下沿导丝逐级插入扩张导管，并逐次用环钻磨除部分上关节突、扩大椎间孔，工作套管置于椎间孔下 1/3 间隙，最后置入椎间孔镜，并用生理盐水持续冲洗。

超声引导椎间孔镜置入过程中，患者如有不适应立刻终止，并实行相应治疗措施。治疗结束后在观察室观察 30~60 分钟，不适随诊。

四、病例分析

患者男性，79 岁，腰部及右下肢持续疼痛、麻木就诊。行保守治疗及口服止痛药物效果欠佳，腰椎 MRI 检查显示腰 4~5 椎间盘退变、突出。经术前讨论确定行超声引导下腰 4~5 椎间盘等离子消融治疗，并联合进行右侧腰 3、腰 4、腰 5 神经根药物

注射及脉冲射频治疗。

患者取俯卧位，常规消毒铺巾，通过超声定位腰椎横突确认腰椎节段。腰4~5椎间盘消融治疗从右侧进针，超声引导下平面内法引导进入椎间盘内，直至针尖在超声图像上不能显示为止。然后经C臂

X线正、侧位透视确认针尖位置并注射造影剂，在X线透视辅助下可再次调整穿刺针尖（图5-5-1）。确认针尖位置到位后，进行后续等离子消融治疗及神经根射频消融，神经根治疗同前。术后随访患者左下肢症状好转。

超声引导腰椎间盘穿刺进针

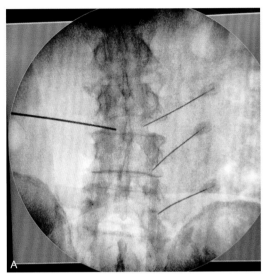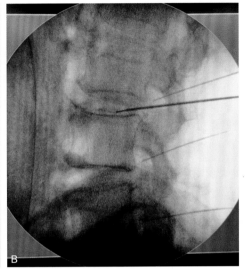

图5-5-1　X线透视椎间盘造影确认等离子消融针位置。A. 正位；B. 侧位

第六节　脊柱小关节阻滞、介入治疗及病例分析

颈、腰椎小关节综合征是一种颈椎、腰椎小关节退变、外伤和神经卡压等因素使支配小关节及其周围组织的感觉神经受到炎性刺激，从而导致严重的头颈部、肩部及腰背部放射性疼痛。本病发病率高，严重影响患者的生活质量。颈、腰椎小关节阻滞已成为治疗和鉴别小关节综合征的主要手段，而超声具有方便快捷、无辐射等优势，因此超声引导脊柱小关节阻滞及介入治疗已成为一种临床首选治疗方式。本节将介绍颈、腰椎小关节阻滞及介入治疗的解剖、适应证与禁忌证、超声操作流程等。

一、颈椎及腰椎小关节相关解剖

第1颈椎无椎体及椎弓的形态结构，由前弓、后弓及两侧的侧块构成，整体呈环形。第1颈椎前弓后面正中有齿突凹，与第2颈椎的齿突相关节；侧块上面有关节面与枕骨髁相关节，侧块下面有下关节面与第2颈椎的上关节面相关节。第3~7颈椎

通过椎体上的上、下关节突形成典型的关节突关节，侧面观关节突关节呈后下至前上的斜行45°，这样的关节有利于颈椎进行屈伸、侧弯和旋转。通常下位颈椎关节突关节所受的压力更大，退变更严重。

腰1~5上关节突内侧有关节面，下关节突外侧有关节面，腰椎上、下关节突形成腰椎关节突关节，腰椎关节突关节呈矢状位。

二、颈椎、腰椎小关节阻滞适应证、禁忌证及并发症

（一）适应证

颈椎及腰椎小关节（关节突关节）阻滞主要用于小关节源性亚急性和慢性颈部及腰部疼痛。

（二）禁忌证

超声引导选择性脊柱小关节阻滞的禁忌证：

①正在口服抗凝药或者存在凝血功能异常者；②合并严重的心、脑、肝、肾功能障碍者；③穿刺部位皮肤破溃或全身性感染者；④曾行颈椎、腰椎开放手术，颈部及腰部解剖结构无法使用超声评估者；⑤患有精神性疾病，或有心理障碍不能配合等。对患者实行超声引导选择性小关节阻滞，需要对患者整体状况进行详尽的评估。

（三）并发症

超声引导选择性小关节阻滞并发症除局麻药造成的不良反应外，在颈部主要是防止损伤颈部血管及颈神经，腰部主要是防止损伤腰神经。在颈部高频超声引导可以有效地减少由于定位不准及血管等结构损伤造成的并发症，但需要操作者具有丰富的超声解剖知识及丰富的操作经验。

三、超声引导颈、腰椎小关节阻滞及脉冲射频操作流程

颈椎小关节是由颈椎的上、下关节突连接构成的真性关节。退变颈椎小关节内含有 P 物质以及降钙素基因相关活性肽，因此直接将药物注射入小关节腔内可以达到缓解疼痛的目的。既往颈椎关节突小关节药物注射多在 C 臂或 CT 引导下进行，但研究发现超声引导下颈椎小关节注射准确率达到了100%，结合超声无电离辐射且方便快捷的优势，现在已成为一种常规的引导注射方式。

使用超声引导颈椎小关节药物注射时，我们首先根据患者疼痛症状分布区域确定阻滞节段。患者取侧卧位或俯卧位，可以从上方通过识别乳突依次向下确定颈椎节段，也可以通过识别颈 7 椎体横突后结节（识别颈 7 椎体横突更实用）依次向上确定椎体节段，然后向后外纵向移动显示关节突关节，颈 2～7 关节突关节超声显示为典型的"波峰波谷征"，其中波峰就是相应的颈椎关节突关节。清晰显示关节突关节后，穿刺针垂直探头行平面外穿刺，确认针尖位置合适后，在超声监视下注射 0.2% 罗哌卡因（或 0.5% 利多卡因）+ 0.5 mg 倍他米松 + 生理盐水混合液，每节段注射 1～2 ml。实时观察药物扩散，

超声引导腰
4～5 小关节
药物注射进
针

以确保无神经内及血管内注射；再进行脉冲射频治疗，脉冲射频设定条件为 42℃，时间为 120 s。

腰椎小关节是指由腰椎上、下关节突构成的关节，该关节囊具有较丰富的神经支配。Ghomly 于1933 年使用"小关节综合征"（facet syndrome）来描述这种腰椎小关节退变所引起的慢性腰痛，研究证实腰椎小关节的损伤或退变是引起慢性腰痛的一个主要病因。超声引导下腰椎小关节药物注射的前期研究主要是在尸体上进行了验证，并进行了前瞻性临床随机试验证实了超声引导的安全性及有效性。临床上目前常使用腰椎关节突关节药物注射对慢性顽固性腰痛做诊断性治疗。

在使用超声引导下腰椎小关节药物注射时，首先通过超声正中矢状切面扫查棘突或正中旁矢状切面扫查横突确定腰椎节段，然后向外或向内纵向移动显示关节突关节，再将探头由纵切面调整成横断轴位图像，清晰显示关节突关节后，进行超声引导下平面内穿刺，在超声监视下注射 0.2% 罗哌卡因（或 0.5% 利多卡因）+ 0.5 mg 倍他米松 + 生理盐水混合液，每节段注射约 2 ml。实时观察药物扩散，以确保无神经内注射；再进行脉冲射频治疗，脉冲射频设定条件为 42℃，时间为 120 s。

药物注射及脉冲射频过程中，患者如有不适应立刻终止，并实行相应治疗措施。注射结束后在观察室观察 30～60 分钟，患者无明显不适后再行离开，不适随诊。

四、超声引导腰椎小关节阻滞病例分析

患者女性，45 岁，左侧局部腰痛多年就诊，无明显下肢放射痛。腰椎 MRI 未见明显椎管狭窄。术前结合患者症状及疼痛部位，决定给予左侧腰 4～5、腰 5～骶 1 小关节药物注射及脉冲射频治疗。

患者取俯卧位，常规消毒铺巾，通过超声定位腰椎横突确认腰椎节段。超声引导下平面内法引导进入关节突关节。确认针尖位置到位后，进行后续药物注射及脉冲射频治疗。术后随访，患者腰部症状消失。

第七节　脊神经后内侧支阻滞及介入治疗病例分析

脊神经后内侧支阻滞是指在超声引导下对脊神经后内侧支进行药物注射＋射频治疗，其中颈神经及腰神经后内侧支阻滞应用最为广泛和成熟。本节将介绍颈、腰神经后内侧支阻滞及介入治疗的解剖、适应证与禁忌证、超声操作流程等。

一、脊神经后内侧支相关解剖

脊神经干很短，出椎间孔后立即分为4支：前支、后支、脊膜支和交通支。其中后支多数较为短小，其分布具有明显的节段性，发出后向后穿椎骨横突间隙，分布于项、背、腰骶部的深层肌和皮肤层。

颈3~7关节突关节呈典型的"波峰"和"波谷"结构，颈神经后内侧支分布于"波谷"处，即颈3~7椎体关节柱的腰部，可作为超声定位标志。颈3以下每个典型的颈椎关节突关节都有双重的颈神经后内侧支支配。颈2下关节突和颈3上关节突构成的"波峰"上可见一线状低回声结构，就是颈3脊神经后内侧支的浅支（第3枕神经）。

腰脊神经（L1~4）从椎间孔发出后，其后支以直角发出在腰椎横突与上关节突的交界处分为内侧支和外侧支，内侧支继续沿着上关节突后缘的外侧向后、向下走行，进入一骨纤维管结构，该骨纤维管的前壁为横突后表面、内壁为乳突、外侧壁为副突、后壁为副乳韧带。因腰神经后内侧支细小，超声不能直接显示，可使用腰椎横突根部作为定位标志。

二、颈神经、腰神经后内侧支阻滞适应证、禁忌证及并发症

(一) 适应证

主要根据颈神经、腰神经后内侧支分布区域的症状进行治疗，包括头颈痛、腰背疼痛等。

(二) 禁忌证

颈神经、腰神经后内侧支阻滞的禁忌证如下：

①正在口服抗凝药或者存在凝血功能异常者；②合并严重的心、脑、肝、肾功能障碍者；③穿刺部位皮肤破溃或全身性感染者；④曾行颈椎、腰椎开放手术，颈、腰部解剖结构无法使用超声评估者；⑤患有精神性疾病，或有心理障碍不能配合等。对患者实行脊神经后内侧支阻滞前，需要对患者整体状况进行详尽的评估。

(三) 并发症

高频超声引导可以有效地减少由于定位不准及血管等结构损伤造成的并发症，但需要操作者具有丰富的超声解剖知识及丰富的操作经验。

三、超声引导脊神经后内侧支阻滞及射频操作流程

颈3~7关节突关节由来自邻近上下两个颈神经后内侧支发出的关节支支配，因此治疗过程中需要阻滞相应疼痛部位的上下两支颈神经后内侧支。颈3神经后内侧支比较特殊，发出第3枕神经单独支配颈2~3关节。

超声引导下颈椎后内侧支药物注射时，患者取侧卧位，可以从上方通过识别乳突依次向下确定颈椎节段，也可以通过识别颈7椎体横突（识别颈7椎体横突更实用）依次向上确定椎体节段，然后向后外纵向移动显示关节突关节，超声显示为典型的"波峰波谷征"，其中波峰是关节突关节，波谷是颈椎关节柱。颈3~7神经后内侧支恰走行于波谷区域，而第3枕神经向头侧跨过颈2~3关节。如患者体型偏瘦且探头分辨率足够高，可显示颈神经后内侧支神经结构，其中第3枕神经最粗大，直径约2 mm。清晰显示椎体关节柱"波谷"甚至直接显示颈神经后内侧支后，穿刺针垂直于探头行平面外穿刺，在超声监视下至椎体关节柱区域。

早期尸体及临床试验证实了超声引导下腰神经后内侧支阻滞的安全性及有效性。超声引导下腰神经后内侧支阻滞时，也是首先通过超声扫查识别棘

突或横突确认腰椎节段，横断面显示相应横突根部上缘与关节突交界处作为疼痛治疗的靶点，即为穿刺靶点。采用平面内法，超声监视穿刺针到横突根部。

脊神经后内侧支阻滞时，在注入药物前，可注入 0.5~1 ml 生理盐水，观察其扩散情况，进一步判断针尖与神经根及其与周围结构的关系。确认针尖位置合适后，注射 0.2% 罗哌卡因（或 0.5% 利多卡因）+ 0.5 mg 倍他米松 + 生理盐水混合液，每节段注射 1~2 ml，实时观察药物扩散方向，以确保无神经内及血管内注射；脊神经后内侧支是单纯的感觉支，还可在阻滞基础上进行神经射频毁损治疗。脉冲射频设定条件为 70 ℃，时间为 120 s。

药物注射及射频消融过程中，患者如有不适应立刻终止，并实行相应治疗措施。注射结束后在观察室观察 30~60 分钟，患者无明显不适后再行离开，不适随诊。

超声引导腰神经后内侧支阻滞进针

四、超声引导脊神经后内侧支阻滞病例分析

患者男性，70 岁，左侧腰痛多年就诊，无明显下肢放射痛，腰椎 MRI 未见明显椎管狭窄。术前结合患者症状及疼痛部位，决定给予左侧腰 3、腰 4 神经后内侧支药物注射及脉冲射频治疗，后续结合患者恢复情况可追加后内侧支射频毁损治疗。

患者取俯卧位，常规消毒铺巾，因患者体型消瘦，可使用中频线阵探头以提高分辨率。通过超声定位腰椎横突确认腰椎节段并确认左侧第 4、第 5 腰椎横突，横断面显示相应横突根部上缘与关节突交界处作为疼痛治疗的靶点，超声引导下平面内法引导针尖至穿刺靶点。然后经 C 臂 X 线透视确认针尖位置，在 X 线透视辅助下可再次调整穿刺针尖（图 5-7-1）。确认针尖位置到位后，进行后续药物注射及射频消融治疗。术后即刻患者腰痛症状好转。

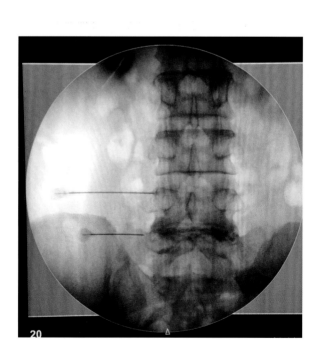

图 5-7-1　X 线透视确认射频针位置

第八节 骶髂关节介入治疗及病例分析

骶髂关节介入治疗是指在超声引导下对骶髂关节进行药物注射。本节将介绍骶髂关节介入治疗的解剖、适应证与禁忌证、超声操作流程等。

一、骶髂关节相关解剖

骶髂关节（sacroiliac joint）是由骶骨和双侧髂骨耳状面构成，属滑膜关节。骶髂关节炎是强直性脊柱炎的一个早期表现及病理学标志，且骶髂关节周围分布着较为丰富的神经末梢，一旦组织受到病变影响会产生疼痛。

二、骶髂关节介入治疗的适应证、禁忌证及并发症

（一）适应证

骶髂关节内注射皮质类固醇激素能明显提高临床疗效，因此骶髂关节介入治疗适用于保守治疗和口服抗炎药物无效的骶髂关节炎患者。

（二）禁忌证

骶髂关节介入治疗禁忌证如下：①正在口服抗凝药或者存在凝血功能异常者；②合并严重的心、脑、肝、肾功能障碍者；③穿刺部位皮肤破溃或全身性感染者；④患有精神性疾病，或有心理障碍不能配合等。对患者实行骶髂关节介入治疗前，需要对患者整体状况进行详尽的评估。

（三）并发症

超声引导骶髂关节介入治疗的并发症主要是由于定位不准及血管等结构损伤造成的并发症，需要操作者具有丰富的超声解剖知识及操作经验。

三、超声引导骶髂关节介入操作流程

Pekkafahli 等研究了超声引导下注射的可行性，并报道了 76.7% 的总体成功率（n=60），该操作学习曲线陡峭，成功率从前 30 次注射的 60% 可提高到后 30 次注射的 93.5%。

患者常规取俯卧位，腹部下垫毛巾以减少腰椎前凸。肥胖患者使用低频探头，消瘦患者可使用中频探头。探头横向放置在骶骨下部并确定骶骨外侧边缘，然后将探头向外侧移动以显示髂骨，髂骨内侧与骶骨外侧之间的裂隙就是骶髂关节。要从骶髂关节下端注射，因为此处是关节的滑膜部分，而关节上部是韧带纤维。穿刺针从探头内侧缘从内向外以平面内法进针，刺入关节间隙内。确认针尖位置合适后，注射 0.2% 罗哌卡因（或 0.5% 利多卡因）+ 0.5 mg 倍他米松 + 生理盐水混合液，注射约 5 ml，实时观察药物扩散情况。如果出现明显的疼痛或注射阻力突然增加，则提示穿刺针针尖位置可能不正确，应立即停止注射并重新评估穿刺路线及针尖位置。

骶髂关节药物注射过程中，患者如有不适应立刻终止，并实行相应治疗措施。注射结束后在观察室观察 30~60 分钟，患者无明显不适后再行离开。不适随诊。

四、超声引导骶髂关节注射病例分析

患者男性，31 岁，右侧臀区不适就诊。体检右侧骶髂关节处压痛明显，超声提示右侧骶髂关节处血流信号较左侧明显增多（图 5-8-1），诊断为右侧骶髂关节炎，行超声引导右侧骶髂关节注射，平面内法自内侧向外侧进针（图 5-8-2）。治疗后随访，患者不适症状消失。

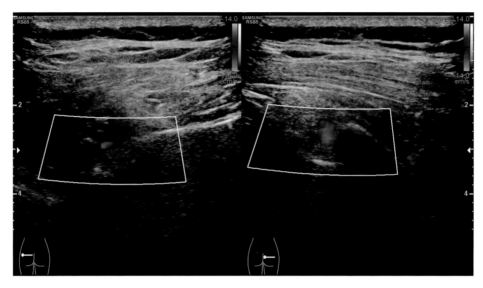

图 5-8-1 双侧对比扫查，右侧骶髂关节血流较左侧增多

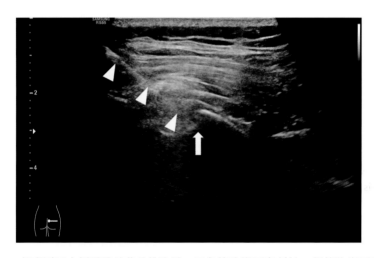

图 5-8-2 超声引导右侧骶髂关节药物注射，三角箭头指示穿刺针，长箭头指示骶髂关节

（李志强　崔立刚）

参考文献

[1] Mates, Melissa. Atlas of anatomy: general anatomy and musculoskeletal system[J]. Thieme, 2015.

[2] Susan Standring. 格氏解剖学: 临床实践的解剖学基础(第39版). 徐群渊 译. 北京: 北京大学医学出版社, 2008.

[3] Galiano K, Obwegeser AA, Bodner G, et al. Ultrasound-guided periradicular injections in the middle to lower cervical spine: an imaging study of a new approach[J]. Reg Anesth Pain Med, 2005, 30: 391-396.

[4] Narouze S, Vydyanathan A, Kapural L, et al. Ultrasound-guided cervical selective nerve root block: a fluoroscopy-controlled feasibility study[J]. Reg Anesth Pain Med, 2009, 34: 343-348.

[5] Martinoli C, Bianchi S, Santacroce E, et al. Brachial plexus sonography: a technique for assessing the root level[J]. AJR Am J Roentgenol, 2002, 179: 699-702.

[6] Matula C, Trattnig S, Tschabitscher M, et al. The course of the prevertebral segment of the vertebral artery: anatomy and clinical significance[J]. Surg Neurol, 1997, 48: 125-131.

[7] Gofeld M, Bhatia A, Abbas S, et al. Development and-

validation of a new technique for ultrasound-guided stellate ganglion block[J]. Reg Anesth Pain Med. 2009, 34(5): 475-479.

[8] 刘彦国, 石献忠, 梁海鹏, 等. 星状神经节的应用解剖及其与Horner 综合征关系的探讨[J]. 中国临床解剖学杂志, 2006, 24(1): 67-69.

[9] Kapral S, Krafft P, Gosch M, et al. Ultrasound imaging forstellate ganglion block: direct visualization of puncture siteand local anesthetic spread. A pilot study[J]. Reg Anesth, 1995, 20(4): 323-328.

[10] Malmqvist EL, Bengtsson M, Sörensen J. Efficacy of stellate ganglion block: a clinical study with bupivacaine[J]. Reg Anesth, 1993, 17(6): 340-347.

[11] Galiano K, Obwegeser AA, Bodner G, et al. Real-time sonographic imaging for periradicular injections in the lumbar spine: a sonographic anatomic study of a new technique[J]. J Ultrasound Med, 2005, 24(1): 33-38.

[12] Loizides A, Gruber H, Peer S, et al. A new simplified sonographic approach for pararadicular injections in the lumbar spine: a CT-controlled cadaver study[J]. AJNR Am J Neuroradiol, 2011, 32(5): 828-831.

[13] Kallakuri S, Singh A, Chen C, et al. Demonstration of substance P, calcitonin gene-related peptide, and protein gene product 9.5 containing nerve fibers in human cervical facet joint capsules[J]. Spine, 2004, 29(11): 1182-1186.

[14] Galiano K, Obwegeser AA, Bodner G, et al. Ultrasound-guided facet joint injections in the middle to lower cervical spine[J]. Clin J Pain, 2006, 22(6): 538-543.

[15] Kalichman L, Hunter DJ. Lumbar facet joint osteoarthritis: a review[J]. Semin Arthritis Rheum, 2007, 37(2): 69-80.

[16] Galiano K, Obwegeser AA, Bodner G, et al. Ultrasound guidance for facet joint injections in the lumbar spine: a computed tomography-controlled feasibility study[J]. Anesth Analg, 2005, 101(2): 579-583.

[17] Galiano K, Obwegeser AA, Walch C, et al. Ultrasound-guided versus computed tomography-controlled facet joint injections in the lumbar spine: a prospective randomized clinical trial[J]. Reg Anesth Pain Med, 2007, 32(4): 317-322.

[18] Gofeld M, Bristow SJ, Chiu S. Ultrasound-guided injection of lumbar zygapophyseal joints: an anatomic study with fluoroscopy validation[J]. Reg Anesth Pain Med, 2012, 37(2): 228-231.

[19] 潘曦东, 刘文彪, 张玉和, 等. 腰神经后内侧支与骨纤维管的解剖学研究[J]. 颈腰痛杂志, 2000, 21(3): 195-197.

[20] Manchikanti L, Singh V, Falco FJ, et al. Cervical medial branch blocks for chronic cervical facet joint pain: a randomized, double-blind, controlled trial with one-year follow-up[J]. Spine, 2008, 33(17): 1813-1820.

[21] Siegenthaler A, Narouze S, Eichenberger U. Ultrasound-guided third occipital nerve and cervical medial branch nerve blocks[J]. Tech Reg Anesth Pain Manag, 2009, 13: 128-132.

[22] Eichenberger U, Greher M, Kapral S, et al. Sonographic visualization and ultrasound-guided block of the third occipital nerve: prospective for a new method to diagnose C2-C3 zygapophysialjoint pain[J]. Anesthesiology, 2006, 104(2): 303-308.

[23] Bogduk N, Long DM. The anatomy of the so-called "articular nerves" and their relationship to facet denervation in the treatment of low-back pain[J]. J Neurosurg, 1979, 51(2): 172-177.

[24] Shim JK, Moon JC, Yoon KB, et al. Ultrasound-guided lumbar medial-branch block: a clinical study with fluoroscopy control[J]. Reg Anesth Pain Med, 2006, 31(5): 451-454.

[25] Pekkafahli MZ, Kiralp MZ, Baekim CC, et al. Sacroiliac joint injections performed with sonographic guidance[J]. J Ultrasound Med, 2003, 22: 553-559.

第六章　脊柱超声引导新技术

第一节　超声/CT融合成像技术

一、融合成像技术简介

医学影像融合技术的研究开始于20世纪90年代。这一技术将不同成像设备所获取的同一组织或器官的影像学数据相结合，利用计算机技术进行准确的叠加和配准等变换处理，使不同的影像数据在空间上达到匹配，生成一种新的融合信息影像，用以补充单一成像方式的某些不足。

早期的医学影像融合主要是将功能图像与解剖图像匹配在一起，最成功的范例即PET/CT，现在其已成为临床诊断中一种常规应用的成像工具。随着影像融合技术的发展，多种影像的融合能够结合不同成像模式的最大优势，发挥影像工具在诊断、引导介入治疗等多个方面的重要作用。

图像的精确配准是医学影像融合的重要条件与基础，如果不能达到很高的匹配度将直接影响后续诊断与引导介入治疗的质量。1992年，Brown将图像融合配准技术归纳为特征空间（feature space）、搜索空间（search space）、相似性测量（similarity measure）和优化策略（search strategy）4个组成部分。尽管医学影像融合配准方法种类繁多，各种新方法层出不穷，但都是在以上4个部分的基础上发展而来的，具体内部机制不再赘述。

超声融合成像系统是近些年来才发展起来的一种图像融合技术。该技术以图像重建和磁定位系统为中心，将超声与CT或MRI图像进行实时融合匹配，很好地将超声的实时成像与CT或MRI图像的空间分辨力结合起来，进行优势互补，克服各自的不足，从而可以更好地显示靶向治疗区域，目前其已经成为超声介入治疗领域的一个研究热点。

超声融合成像系统的工作原理是将提前获取的CT或MRI等图像信息进行空间重建，利用仪器内置的融合软件将超声实时扫描的图像与CT或MRI图像进行融合，叠加后获取互补信息，即可利用CT或MRI图像空间分辨率较高的优势来帮助确定超声图像上某一解剖结构或病变区域的位置。因为CT薄层扫描层厚可达1 mm，可提高融合匹配的精确度，因此本章重点讨论超声/CT融合成像技术。

超声融合成像的硬件系统主要包括一台超声诊断仪器（内置融合成像软件）和一套磁定位系统（磁定位系统的配件包括磁场发射器和磁场接收器）。磁定位系统可以对超声探头的扫查过程进行描记并追踪记录，从而将实时超声图像与提前获取的CT三维图像进行融合匹配。超声融合成像系统目前已在很多高档超声诊断仪器内配置，如GE Logiq E9的容积导航技术，使融合成像的操作简单易行，从而在临床诊断和介入治疗中得到广泛使用。

2007年Galiano等将融合成像技术首次引入颈、腰椎神经根注射治疗领域。研究者使用了3具新鲜尸体，获取颈腰椎区域的CT图像，使用一种导航和重建系统将获取的CT图像与超声图像融合，通过CT图像识别骨性解剖结构的优势，使用超声对颈腰椎小关节面进行实时成像并进行超声引导下神经根注射，研究取得了较好的结果。此研究使用的虽然只是一个比较简陋的图像重建系统，但却具有重要的意义——首次将超声图像与其他成像方式结合应用于疼痛治疗领域。在此基础上，现在成熟的商业化产品使融合成像的操作更加简洁和实用。

基于Galiano的研究，使用成熟的融合成像软件，2010年Klauser和Zacchino分别报道了超声融合成像引导骶髂关节和阴部神经注射的病例研究。Klauser 研究团队利用 5 具尸体和 7 名患者各 10 个骶髂关节，使用人体骨性解剖标志进行了图像融合引导下的骶髂关节注射技术，使用 CT 验证尸体穿刺针的置入位置，并使用疼痛评分对患者进行随访，证实融合成像是一种安全、有效的方法。Zacchino 研究团队验证了利用超声图像融合技术进行阴部神经阻滞的可行性。单独依靠 X 线、超声或 CT 对于阴部神经阻滞都具有一定的局限性，而超声融合图像能够清晰显示阴部神经周围的解剖关系，使阴部神经阻滞的有效性与安全性得到了大幅提高。

国内学者近年来也开展了融合成像在腰腿痛治疗方面的研究。付强等报道使用容积导航技术引导经皮后外侧入路内镜下椎间孔穿刺的研究，并与 X 线透视引导进行对照，结果表明融合导航可明显减少穿刺过程消耗时间及 X 线投照次数。李志强等将超声 /CT 融合成像技术应用于腰腿痛患者的腰、骶神经根药物注射治疗，同样发现融合成像引导可显著减少穿刺时间及 X 线照射次数，并且融合成像有利于初学者理解局部空间解剖关系，降低初学者的学习曲线，充分证明了超声融合成像技术的优势及其发展潜力。

二、目前的影像引导腰骶部药物注射技术

目前局麻药混合激素类药物注射已成为国内外治疗神经根痛的经典方法，腰骶部药物注射也成为治疗腰腿痛的重要手段。腰骶部药物注射技术主要包括腰骶部神经阻滞及腰骶部小关节注射两大类，其中神经阻滞的应用最广泛。神经阻滞是指将局麻药和糖皮质激素注射到靶向神经附近，从而达到消炎、镇痛的作用。一般认为局麻药主要是阻断神经冲动的传导从而消除或缓解疼痛；进一步的研究发现在局麻药中混合加入糖皮质激素类药物可以达到更好的消炎、镇痛效果，其发生机制可能是由于激素类药物可以抑制前列腺素的生成从而有抗炎作用，不但可以减少炎性物质的生成，还可以减轻病变神经根的充血水肿。腰骶部小关节注射是指将局麻药和糖皮质激素类药物注射到相应的引起疼痛的小关节腔内，通过抑制小关节腔内的滑膜炎症，从而达到治疗的目的。

在不需要或不能外科手术治疗的情况下，怎样把抗炎、镇痛药物准确注射至病变神经根周围成为影响疗效的关键因素，而影像技术的迅猛发展解决了这一难题，并可实现有选择性的神经根阻滞。选择性神经根阻滞就是指在各种影像工具导引下，对靶向神经根进行准确药物注射的微创治疗方法。它同时具有诊断和治疗的双重作用，对于腰骶部药物注射技术的发展起了巨大的推动作用。

传统的选择性腰骶部神经根阻滞多在 X 线透视引导下进行，通过结合正侧位图像以腰椎椎弓根及椎间孔为参照靶点，同时可进行 C 臂 X 线造影验证并确认穿刺针的最终位置以除外硬脊膜损伤和神经根内注射等，在临床中已长期广泛应用并取得很大的进展。但 X 线透视引导下神经根阻滞也具有很大的不足，如不能直接显示神经根及周围重要结构，具有辐射性。

随着 CT 的发展和普及，近年来许多文献报道倡导在 CT 引导下进行选择性腰骶神经根阻滞。在 CT 引导下能提前设计穿刺针的进针角度和路径，从而可以使穿刺针尖能够相对准确地到达病变神经根的周围，并避开周围的重要结构，降低手术风险，同时可减少局麻药和糖皮质激素类药物的使用量，从而大大降低并发症的发生率。但 CT 引导腰骶神经根阻滞也具有价格昂贵、辐射性大等缺点，同时 CT 引导治疗目前一般只能在 CT 室进行，无菌级别较低使感染的风险倍增。

2005 年 Galiano 首次报道使用实时超声引导腰神经根周围注射。该研究选用 5 具尸体，首先使用超声测量腰椎标志性骨质结构之间的距离，与 CT 测量结果相验证；再使用超声引导将穿刺针置于腰神经根周围，然后使用 CT 验证并证实穿刺针的位置，证明超声引导是一种安全、有效的腰神经根注射技术，正式将超声引导药物注射技术引入腰腿痛治疗领域。超声引导的优势在于软组织分辨力高，图像实时。

三、超声/CT融合成像引导腰骶部药物注射及操作详解

超声 /CT 融合成像引导将 CT 显示局部骨骼空间结构的优势与超声显示软组织的优势相结合，同时发挥超声实时成像的优势。

术中实时超声 /CT 融合成像前，再次进行超声

检查，确认腰椎节段，并将超声容积导航系统的磁场发射器放置于患者即将进行介入操作的腰骶部附近，注意调整磁场发射器的合适高度和位置，以获取充足的磁场信号并且不干扰后续的介入操作。将位置感应器（磁信号接收器）通过连接装置固定于探头表面（图 6-1-1），考虑到穿透力，一般选择凸阵探头，在手术区域移动探头，观察超声设备上磁场信号的强度指示条。当磁场信号强度指示条满格时，意味着导航定位系统区域信号稳定，定位操作将真实可信。否则，应调整磁场发生器的位置，并注意避免周围环境金属的干扰。

将术前获取的患者俯卧位 CT 图像（注意，为了精准配比融合图像，减少体位不同带来的误差，融合成像前的 CT 检查最好采用与术中一致的俯卧位），以 DICOM 格式导入超声诊断仪，资料的导入可以采用光盘或 U 盘形式。启动超声设备内置容积导航系统，按操作说明导入 CT 数据，即可在超声显示器上双幅同时显示患者的超声图像和 CT 图像。

实时超声扫查图像与已有的 CT 图像数据融合配比的方式很多，不同公司的软件有所不同。以 GE 公司的容积导航系统为例，可采用"一面一点"的方法进行三维空间融合匹配对位。"一面"指调节超声扫查平面与 CT 数据的投照平面一致，首先调取患者已导入的腰骶部横断面 CT 图像（层厚 1 mm），在患者相应腰骶部体表移动超声探头，探头位置保持与 CT 图像一致的横断面扫查方向。再次检查磁场信号强度指示条是否满格后，点击确认。此时，

即通过容积导航系统记录确认超声扫查切面与 CT 横断面为同一容积区域的同一方向切面。

确定图像获取平面一致后，"一点"的操作则需要根据同步显示的 CT 横断面图像进行。先在 CT 图像上选取某一特定点，称为匹配点或内标记点。该点多选择明显且容易被超声识别的解剖结构，如横突尖端、棘突尖端。确定 CT 图像匹配点后，实时超声扫查腰骶部区域，寻找并确定声像图中与 CT 图片匹配点一致的结构，并标定确认，即告知系统 CT 和超声标定的两个点是同一解剖位置，匹配过程完成。此时，容积导航系统通过局部磁场和计算匹配，利用平面与平面外一点建立了局部容积的一一对应。超声探头在局部进行实时扫查时，对应的 CT 图像也会实时调整匹配显示。这两种图像的显示方式可以采用双幅并列一一对应，也可以采用彼此重叠，将 CT 图像的骨骼结构与超声显示的软组织结构有机地叠加到一起。

横断面匹配完成后，由于存在"面、点"选择误差，需要确认误差范围。临床实际操作过程中，我们多选取一侧腰 4 横突的最外缘为匹配点（结构相对比较尖锐）。完成图像匹配后，探头平移扫查患者对侧的腰 4 横突，此时 CT 图像上另一侧腰 4 横突的图像也相应显示，如果超声与 CT 图像中的对侧腰椎横突外缘完全重叠一致，则配准误差为零。如果二者之间未完全重叠一致，则存在配准误差，测量 CT 图像与实时超声图像上腰 4 横突最外缘点的距离差异，如差异小于 5 mm，即认为配准误差可以接受，记为图像融合配准成功（图 6-1-2）；如果配准误差大于 5 mm，则应重复前述步骤。

图像融合配比成功以后，使用容积导航系统的 GPS 定位功能在同屏显示的 CT 图像上标记相应 L4、L5 椎间孔或第 1 骶后孔处的神经根为目标靶点，超声图像上出现相应标记点（图 6-1-3），也可将超声和 CT 图像叠加显示确定穿刺平面（图 6-1-4）。

图像融合引导的穿刺方式与单独应用超声引导时一致，采用平面内法穿刺进针（图 6-1-5），穿刺角度约 45°，在超声监视下缓慢进针直至针尖抵达骨质深方。常规超声引导时，针尖已经无法经声像图显示，下一步需通过术中 C 臂进行针尖位置的确定和再调整。融合成像引导下，CT 显示的椎间孔确切位置已经标定在声像图中（见图 6-1-4），所以可

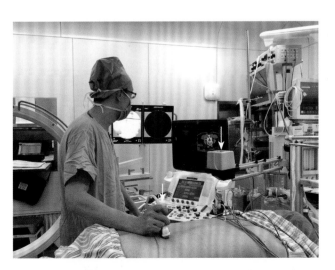

图 6-1-1 容积导航系统的配件。长箭头指示磁场发生器，短箭头指示位置感应器

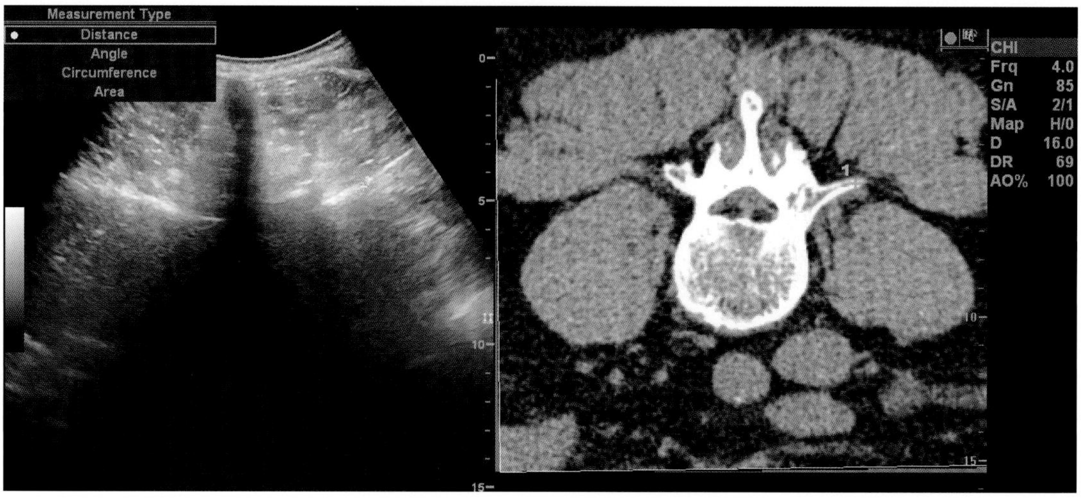

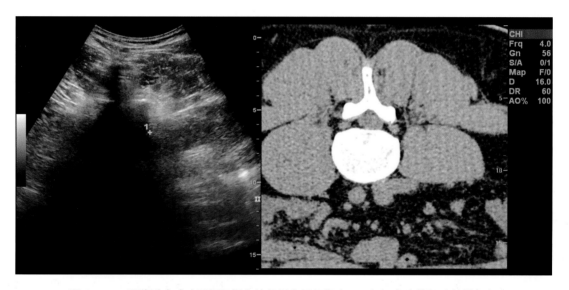

图 6-1-2　图像配准完成后测量配准误差

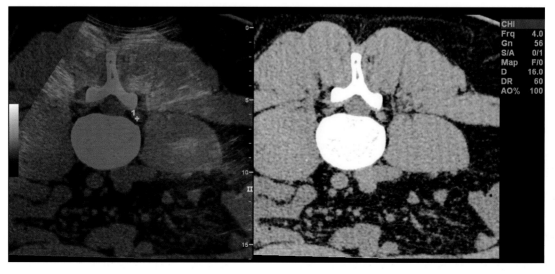

图 6-1-3　图像融合成功后标记相应神经根为目标靶点。+ 标记点为椎间孔处神经根

图 6-1-4　图像融合成功后将超声和 CT 图像叠加。+ 标记点为椎间孔处神经根

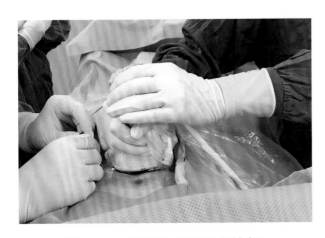

图 6-1-5　超声融合成像引导穿刺过程

沿进针路径继续向标定点进针，进针的长度范围即标定点与超声最后所能显示针尖位置间的距离。

超声 /CT 融合引导，多数患者穿刺针尖能够准确抵达椎间孔神经根附近。受体位、配比误差等因素干扰，部分患者仍需 C 臂正侧位检查进一步确认针尖位置。

第二节　超声造影增强技术在脊柱介入治疗中的应用

一、超声造影增强的基本原理与成像技术

与增强放射影像学比较，经静脉注射的超声造影增强技术临床应用较晚，直到 21 世纪初才真正用于超声临床并逐渐被广泛接受。超声造影增强技术的成功应用取决于两个主要方面，即超声造影剂及超声造影成像技术。

超声造影剂由含气微泡构成，早期的含气微泡为空气、CO_2 等自由微气泡，这些造影剂微泡的直径较大且分布不均一，同时在血循环内维持时间短。20 世纪 90 年代，利用特殊外壳包裹惰性气体制备的超声造影剂微泡获得成功，属于第二代超声造影剂，包括 SonoVue（声诺维）、Optison、Sonazoid（示卓安）等。第二代新型造影剂微泡径线与红细胞相似，平均直径 3~5 μm。由于采用低溶解度和低弥散性的高分子量含氟惰性气体，如 SF_6、C_3F_8 等，显著增加了微泡的稳定性，延长了微泡造影剂在人体血液中的存留时间。通过外周静脉注射后，超声造影剂微泡可以顺利通过肺循环，进而灌注至全身器官组织，实现造影增强效果。

含气微泡超声造影剂经外周静脉注射进入血循环后，血液中悬浮的大量造影剂微气泡显著增加了背向散射强度，使血管腔显影成像。更为重要的是，灰阶超声造影成像技术采用低机械指数的谐波成像模式。其突出特点有：

（1）几乎不破坏造影剂微泡，借助于微泡与声波的谐振并抑制组织信号，获得高度选择性的血流成像，真正实现血流灌注成像。

（2）灰阶谐波超声造影图像类似数字减影血管造影，能够长时间实时观察和记录组织的血流变化。

（3）灰阶谐波超声造影显著提高组织分辨率。

与放射影像使用的造影增强剂不同，超声造影剂单次注射剂量从 0.4 ml 到 4.0 ml 不等，如此少的剂量，几乎对心脏功能无影响。超声微泡造影剂进入血循环后，不会经毛细血管内皮间隙弥散至周围组织，为纯血池造影剂。同时，也不会经过肾小球基底膜滤过，因此也不会影响肾功能。

二、脊柱术中超声造影应用与病例分析

一般而言，由于骨质的遮挡，超声很难应用于脊柱的检查。一旦手术中将骨质去除，超声就成为一种极好的定位方法。应用盐水池作介导，探头无须与脑和脊髓接触即可充分显示硬膜囊、脊髓等结构。

椎管狭窄症属于慢性脊髓压迫症，椎管狭窄在刺激或压迫脊神经根同时，最终导致脊髓血液供应障碍从而引起脊髓功能异常。多数学者认为，脊髓血流灌注状态与患者的症状、体征密切相关，并且与术后脊髓功能恢复也息息相关。

常规应用彩色多普勒血流成像（color Doppler flow imaging，CDFI）观察脊髓的血流灌注情况时，

几乎无法得到有效的多普勒血流信息。其可能的原因有：脊髓的供应动脉为细小终末支，多普勒信号微弱，无法被常规 CDFI 显示。另外，脊髓的长期受压也可能造成脊髓血供破坏，供应减少。超声造影剂可以显示微循环的血流灌注情况，因此，可以采用实时灰阶超声造影技术进行术中脊髓的血流灌注研究。

病例分析

患者男性，50 岁，胸椎管狭窄患者。主因双下肢无力伴踩棉花感 2 年。术前症状、体征及 CT 和 MRI 诊断明确。拟行 360° 脊髓环形减压术，即从患者后入路一次手术，同时去除胸、脊髓腹背侧压迫。

患者全身麻醉满意后，翻身俯卧于胸后路专用手术台，腹部垫空，沿胸背部正中线行正中切口，暴露减压胸椎节段及上下各两个节段的棘突、椎板，采用揭盖法去除椎管的后壁，其内注入生理盐水形成声窗进行超声检查。于病变部位直接接触生理盐水扫查，扫查过程中注意采用横切及纵切交替观察的方法，观察正常及受压硬膜囊、脊髓形态，以及腹侧致压物与其周围组织的关系（图 6-2-1）。在环形减压后再次按照上述方法扫查（图 6-2-2）。

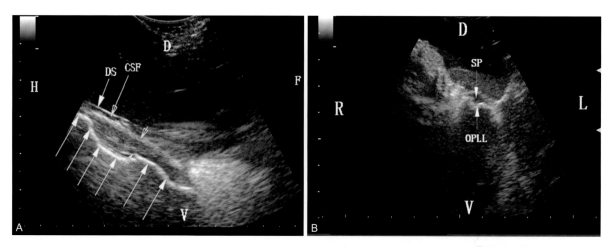

图 6-2-1　A. 去除椎管的后壁，利用生理盐水为声窗进行纵断面长轴检查，可以清晰显示 DS（短实心箭头）、CSF（长空心箭头）、脊髓（短空心箭头）和 OPLL（长实心箭头）；B. 同一患者横切面显示 T5~6 间脊髓腹侧减压前，后纵韧带骨化明显压迫脊髓呈半圆形。D：背侧；V：腹侧；H：头侧；F：足侧；DS：硬膜囊；CSF：脑脊液；SP：脊髓；OPLL：骨化后纵韧带；L：左侧；R：右侧

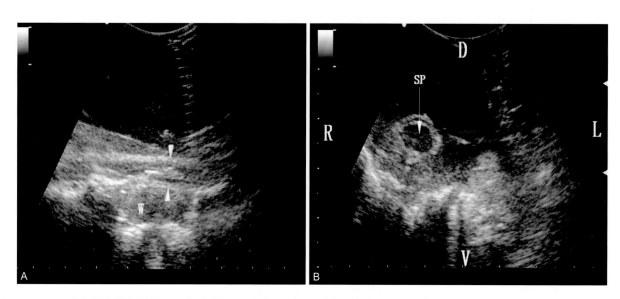

图 6-2-2　A. 术中超声纵行长轴切面扫查所见环形减压后的硬膜囊（箭头）形态恢复正常；B. 同一患者横切面显示：T5~6 间腹侧减压后脊髓恢复呈近似椭圆形。D：背侧；V：腹侧；H：头侧；F：足侧；DS：硬膜囊；CSF：脑脊液；SP：脊髓；OPLL：骨化后纵韧带；L：左侧；R：右侧

上述减压过程中，除常规超声扫查外，分别进行两次术中超声造影检查，观察减压前后脊髓血流灌注的变化。

经患者肘部静脉团注超声造影剂 2.5 ml，立即尾随 5 ml 生理盐水冲洗管道，采用中频线阵探头同步采集并存储造影剂注入后 3 分钟的连续动态声像。

在静脉注射造影剂后 20 s 左右可见微气泡到达脊髓，微气泡通过受压脊髓明显受阻，运动缓慢，呈现"通而不畅"；相应的造影剂灌注 TIC 曲线较为平直（图 6-2-3）。彻底减压后，再次的超声造影检查可见脊髓内微气泡自由通过，相应的 TIC 曲线斜率增大，较为陡直（图 6-2-4）。

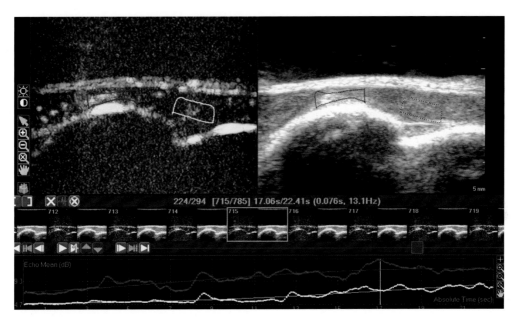

图 6-2-3 去除椎板后纵向长轴切面扫查脊髓，受压脊髓腹侧仍有强回声的后纵韧带挤压，红色勾画出受压脊髓感兴趣区，获得相应时间 – 强度曲线较平直（红色）。黄色勾画出正常脊髓感兴趣区，获得相应时间 – 强度曲线（黄色）

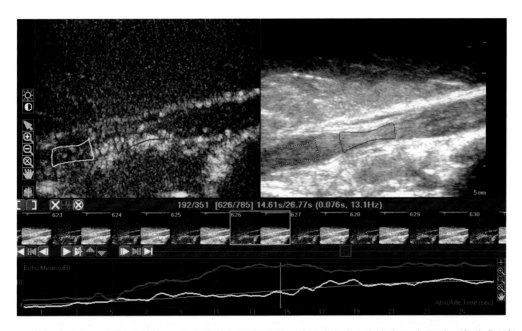

图 6-2-4 同一患者环形减压后纵行长轴切面扫查脊髓，原脊髓受压处形态细窄，红色勾画出原受压脊髓感兴趣区，获得相应时间 – 强度曲线（红色）斜率较前明显增大。黄色勾画出正常脊髓感兴趣区，获得相应时间 – 强度曲线（黄色）

除利用术中超声造影观察脊髓血流灌注外，通过超声造影可以评价脊髓表面腹侧前动脉或背侧后动脉闭塞与否。我们在术中超声造影发现脊髓的前动脉或后动脉均可出现造影剂微气泡流动，说明在慢性脊髓压迫中，脊髓表面大血管并无明显闭塞和血栓形成，血流灌注损伤主要发生在内部实质血管系统。

术中超声造影在胸椎管狭窄减压术中应用，实时动态地显示了受压、减压后以及正常的脊髓血流灌注，利用软件技术可以半定量分析不同状态下脊髓血流灌注特点。通过量化分析进一步表明环形减压手术的必要性，显示此手术可以明显改善脊髓血流灌注，同时还显示了在慢性脊髓压迫症减压后，受压脊髓再灌注时呈充血状态。

（李志强　江　凌）

参考文献

[1] 胡峻. PET/CT图像融合技术及其临床应用[J]. 医疗设备, 2005, 18(3): 26-27.

[2] Brown LG. A survey of image registration techniques[J]. ACM Computing Surveys, 1992, 24(4): 325-376.

[3] Galiano K, Obwegeser AA, Reto Bale. Ultrasound-guided and CT-navigation-assisted periradicular and facet joint injections in the lumbar and cervical spine: a new teaching tool to recognize the sonoanatomic pattern[J]. Reg Anesth Pain Med, 2007, 32(3): 254-257.

[4] Zacchino M., Allegri M., Canepari M., et al. Feasibility of pudendal nerve anesthetic block using fusion imaging technique in chronic pelvic pain[J]. Eur J Pain, 2010, 4(4): 329-333.

[5] Klauser AS, De Zordo T, Feuchtner GM, et al. Fusion of real time US with CT images to guide sacroiliac joint injection in vitro and in vivo[J]. Radiology, 2010, 256(2): 547-553.

[6] 付强, 刘彦斌, 李军, 等. 超声容积导航技术引导椎间孔镜穿刺技术的应用[J]. 中华骨科杂志, 2016, 36(1): 1-8.

[7] 李志强, 崔立刚, 李水清, 等. 实时超声-CT融合成像引导腰骶神经根阻滞治疗的临床研究[J], 中国超声医学杂志, 2017, 33(5): 456-458.

[8] Macnab I. Negative disc exploration: An analysis of the causes of nerve-root involvement in sixty eight patients[J]. J Bone Joint Surg Am, 1971, 53 (5): 891-903.

[9] Gangi A, Dietemann JL, Mortazavi R, et al. CT-guided interventional procedures for pain management in the lumbosacral spine[J]. Radiographics, 1998, 18(3): 621-633.

[10] Aguirre DA, Bermudez S, Diaz OM. Spinal CT-guided interventional procedures for management of chronic back pain[J]. J Vasc Interv Radiol, 2005, 16 (5): 689-697.

[11] Galiano K, Obwegeser AA, Bale R, et al. Real time sono-graphic imaging for periradicular injections in the lumbar spine: a sonographic anatomic study of a new technique[J]. J Ultrasound Med, 2005, 24(1): 33-38.

[12] Galiano K, Obwegeser AA, Bodner G, et al. Ultrasound guidance for facet joint injections in the lumbar spine: a computed tomography-controlled feasibility study[J]. Anesth Analg, 2005, 101(2): 579 -583.

[13] 孙其志, 任先军, 胡宏伟. 颈髓血流障碍与脊髓型颈椎病发病机制的实验研究[J]. 颈腰痛杂志, 2006, 27(4): 268-271.

[14] 吴嘉燕, 洪正华, 张晓明. 机械性脊髓损伤病理机制研究进展[J]. 国际骨科学杂志, 2008, 29(2): 113-116.

[15] 胥少汀, 郭世绂. 脊髓损伤基础与临床, 2版. 北京: 人民卫生出版社, 2002.

[16] Gharagozloo F, Neville RF Jr, Cox JL, et al. Spinal cord protection during surgical procedures on the descending thoracic and thoracoabdominal aorta: a critical overview[J]. Semin Thorac Cardiovasc Surg, 1998, 10(1): 73-86.

[17] 叶望云. 血液流变学与微循环[J]. 微循环学杂志, 2000, 10(4): 19-22.

[18] 庄华. 超声造影时间强度曲线在腹腔脏器功能及肿瘤灌注成像定量研究中的应用进展[J]. 生物医学工程学杂志, 2011, 28(3): 640-645.

[19] 刘吉斌, 王金锐. 超声造影显像. 北京: 科学技术文献出版社, 2010.

[20] 江凌, 王金锐, 蒋洁, 等. 灰阶超声造影对兔急性肾衰竭肾皮质血流灌注的评价[J]. 中华超声影像学杂志, 2007, 16(3): 265-268.

[21] Phillips AA, Ainslie PN, Krassioukov AV, et al. Regulation of cerebral blood flow after spinal cord injury[J]. J Neurotrauma, 2013, 30(18): 1551-1563.

[22] Montalbano MJ, Loukas M, Oskouian RJ, et al. Innervation of the blood vessels of the spinal cord: a com-prehensive review[J]. Neurosurg Rev, 2018, 41(3): 733-735.

[23] 陈仲强, 导致胸椎管狭窄的常见病因及诊疗中应注意的问题[J]. 中华骨科杂志, 2010, 30(11): 1019-1022.

[24] Arnaud Dubory, Elisabeth Laemmel, Anna Badner, et al. Contrast enhanced ultrasound imaging for assessment of spinal cord blood flow in experimental spinal cord injury[J]. J Vis Exp, 2015, 7(99): e52536.

第七章 CT引导下脊柱介入诊疗发展概述

一、引言

脊柱疾病最为常见的症状是脊柱疼痛，尤其是腰背痛很常见，并且是致残的重要原因之一。成年人腰背部疼痛和颈肩部疼痛的终身患病率分别为91%和66.7%。在美国，腰背痛是小于45岁人群中脊柱功能障碍的主要原因，而在世界范围内，腰背痛也位列脊柱功能障碍的第二大诱因。据估计，全世界约有1%的人口因腰背痛而导致残疾。相较于人口增长速度，腰背痛的发病率正在逐年上升。这一趋势给全世界人民带来了巨大的社会和经济负担。

临床工作中有症状性脊柱疼痛患者，其中80%以上都是非特异性的，此时需要详细的病史和体格检查来排除少部分具有潜在危险因素的患者，确定具体危险因素需要更为细致而深入的检查。提示脊柱疼痛可能为更为严重的病因所导致，需要进一步研究的各种因素列在表7-0-1内。排除其他严重的疾病因素，尤其是脊柱肿瘤病因后，下一步的重点是精确定位疼痛的来源。

脊柱常受到原发性或继发性肿瘤的影响，使得脊椎各部位发生进行性的骨质破坏，导致剧烈的局部疼痛，以及由于椎体病理性骨折所引起的运动神经损害。在过去的10年里，由于肿瘤患者的生存期延长，椎体转移瘤的发生率也随之增加，尤其是肺癌、乳腺癌、前列腺癌、肾癌患者。大约在70%的转移瘤患者中，至少可发现一个椎体的转移性病变（表7-0-2）。此外，由于可提高患者生存质量的相关治疗手段的改进，很多方法已经应用于终末期的姑息性治疗，并转变成为肿瘤综合性治疗的重要组成部分。

表 7-0-1　提示脊柱疼痛可能为更严重的病因所导致的因素

- 创伤史
- 肿瘤史
- 大小便潴留或失禁
- 不明原因消瘦
- 静脉药物应用史
- 全身性疾病或感染
- 不明原因发热
- 经常性夜间疼痛加重
- 长期全身性应用糖皮质激素
- 高龄
- 鞍区麻木

表 7-0-2　脊柱肿瘤的常见类型

良性	中间型	恶性
血管瘤	骨巨细胞瘤	单发性
骨样骨瘤	骨母细胞瘤	脊索瘤
动脉瘤样骨囊肿		软骨肉瘤
骨软骨瘤		Ewing 肉瘤
朗格汉斯细胞组织细胞增生症		浆细胞瘤
血管外皮细胞瘤		多发性
		多发性骨髓瘤
		淋巴瘤

疼痛是椎体肿瘤的主要症状，其不仅与骨质破坏有关，也与局部骨膜和椎旁软组织受侵有关。一般来说，疼痛是耐药的，与机械应力无关，而且在静息状态下也会出现。疼痛通常出现于肿瘤椎体外浸润与椎体压缩骨折所致的根性症状和脊髓症状出现之前。

二、CT引导下脊柱退行性疾病的介入治疗

对于脊柱退行性疾病的自然病史、流行病学特征以及相关影像表现已有众多研究所阐述。大约60%的患者的症状可经6周休息及正规保守治疗而消失，对于椎间盘脱出、移位及髓核游离，甚至出现马尾-圆锥综合征的患者，外科手术为一线治疗方案。这种治疗方法的成功率短期为85%~90%，在长期（>6个月）降到了80%。成功率的下降主要与腰椎术后综合征有关，其特点是术后20%的患者椎间盘疝出复发和（或）有严重症状的增生性瘢痕形成。其中约15%的手术失败患者为真性的腰椎手术失败综合征。研究随访发现手术后椎间盘疝出复发率为2%~6%。

目前，越来越多的脊柱外科医生采用创伤更小的治疗方法。在美国，据估计患有下腰痛、坐骨神经痛的患者中只有3%~4%通过外科开放手术治疗。那些轻微的或纤维环完整的椎间盘疝出患者，如果经正规的保守治疗无效，则可以首先选择通过经皮微创的方法进行治疗，这些治疗方法的疗效依赖于椎间盘疝出的特性及治疗方案的选择。

长期随访研究表明，保守治疗比手术有更好的效果。据报道，只有大约1/3的患者行正规保守治疗后需要进一步进行手术治疗。这一发现激发了旨在改善治疗效果的微创技术的研究。目前有多种可用的方法，具体如下：

- 自动经皮椎间盘切除术（automated percutaneous lumbar discectomy，APLD）；
- 经皮椎间盘激光减压术（percutaneous laser disk decompression，PLDD）；
- 椎间盘内电热疗法（intradiskal electrothermal therapy，IDET）；
- 经皮消融髓核成形术（percutaneous coblation nucleoplasty，PCN）；
- 经皮椎间盘切除减压术（decompressor percutaneous discectomy，DPD）；
- 应用O_2/O_3混合物的椎间盘化学消融术（chemiodiscolysis with O_2/O_3 mixture）。

经皮椎间盘治疗的基础是：

- 正确和完整的临床评价，鉴别关节突关节综合征或梨状肌综合征引起的根性疼痛，并从脊椎性疼痛识别椎间盘源性的部位。
- 高质量的影像图像评价（X线、CT、MRI）和肌电图。
- 最佳的治疗方案应由一个多学科的团队参与评估，包括脊柱外科专家、介入和神经诊断学专家、疼痛医学专家、康复医学专家、心理学专家等。

总的来说，这些治疗对于依从性好的患者有较好的预后和较低的花费，患者仅需要短期的住院治疗，即可获得满意的疗效。采用正确的治疗方法会减少感染、瘢痕增生等并发症的风险。这些并发症会导致疼痛复发。所有经皮治疗的目的是减少椎间盘产生的神经根压迫和降低椎间盘内压力，获取椎间盘还纳和吸收的效果。

三、CT引导下脊柱肿瘤的介入诊断和治疗

（一）CT引导下脊柱穿刺活检

脊柱疾病尤其肿瘤种类繁多，分型复杂，性质各异，影像学表现多样，而一些非肿瘤性病变的影像学改变，有时与脊柱肿瘤影像上难以鉴别，如不典型脊柱结核、脊柱感染、骨质疏松性脊柱压缩骨折等，临床难以做出明确的术前诊断。

20%以上的肿瘤性疾病患者以脊柱转移产生的症状为首发临床表现。对于怀疑肿瘤累及脊柱的患者，应该尽量仔细进行临床检查，诸如感觉运动功能、异常反射、疼痛部位等，但通常需要进行增强CT和MRI检查。脊柱原发性肿瘤相对少见（不足脊柱全部肿瘤的10%），可根据来源进行分类（即骨、软骨、血管），通常根据临床进展的整体评价、组织病理学的侵袭证据以及对治疗的反应，进一步分为良性、中间型和恶性肿瘤。某些原发性肿瘤经过严格的组织学评价归属为良性或中间型肿瘤，但仍然具有一定的"侵袭性"行为，表现为累及病变部位邻近的组织结构，以及治疗后的复发倾向（如动脉瘤样骨囊肿、骨巨细胞瘤、骨母细胞瘤等）。

通过详细的病史采集、体格检查、骨核素扫描和全身PET/CT检查，85%的患者能够发现原发病变。经过分析确定活检靶区，CT引导下的骨病变穿刺活检可使组织学的确诊率达到93%。普通X线仅能发现30%的脊椎病变，对于肿瘤的诊断价值不高。CT可以准确地发现骨质异常密度改变，具有中等

程度的敏感性（约66%），是制订椎体成形术手术方案的常规检查。溶骨性病变的范围和部位对于评价椎体塌陷的风险非常重要，因此通过CT检查，可以多角度仔细评估肿瘤侵及椎体的情况，对于聚甲基丙烯酸甲酯（polymethylmethacrylate，PMMA）骨水泥强化椎体是必要的。根据学者的经验，在胸椎椎体破坏超过60%的病例中，如果伴有肋椎关节侵及，椎体突然塌陷的危险性较高。在腰椎受侵的患者中，椎体破坏达到35%~40%，伴有椎板和（或）椎弓根侵及，椎体突然塌陷的危险性较高。MRI检查是发现肿瘤侵及脊柱的理想检查方法，敏感性和特异性分别可以达到98.5%和98.9%。因此，怀疑脊柱肿瘤，相应部位的脊柱MRI检查是必要的，其中T1WI自旋回波和T2WI短T1反转恢复（short T1 inversion recovery，STIR）是理想的检查序列；若怀疑肿瘤有椎体外的侵及，建议附加MRI的增强检查。

组织学病理结果结合患者临床病史、体格检查、实验室检查、影像学检查，可以得出比较正确的诊断结论，对患者治疗方案的制订具有决定性的指导意义。对于有明确肿瘤病史的患者，在影像学检查发现脊柱有性质不明的单发病变时，应实施脊椎病变的穿刺活检，通过病理学分析进行明确诊断。

脊柱病变的组织学活检可以通过切除活检、切开活检、经皮穿刺活检等方式进行，一般情况下临床上多采用经皮穿刺活检的方式，切除活检在制订切除范围时因不明确病变性质，从而不易完整切除病灶；切开活检易于获取足够多的组织做出诊断，但有较大的创伤，并且有可能导致医源性的肿瘤播散和转移。CT引导下脊柱穿刺活检术，通过CT图像选择正确的穿刺点和安全的穿刺路径，尽可能多地获取组织标本。对于合并周围软组织病变的可以采用骨穿刺针和软组织活检针进行双重活检，同时与病理学专家密切协作，这样可明显提高脊柱活检的阳性率和诊断的正确率。CT引导下脊柱穿刺活检术对于脊柱病变具有活检阳性率高、创伤小、并发症少等优点，且仅需在局部麻醉下即可完成操作，为确诊脊柱病变性质安全而有效的手段。

（二）脊柱肿瘤的微创介入治疗

脊柱肿瘤的症状包括疼痛、病理性骨折、脊髓及神经根压迫症状。对于原发脊柱恶性肿瘤的治疗应以尽可能完整切除为目的，而临床上脊柱转移瘤患者更为多见，此类患者的治疗应以缓解疼痛、保护或恢复（即使是部分恢复）神经功能为目的。能够达到此目的对患者有巨大的获益。一般情况下，保守治疗（包括药物或放射治疗）可延长患者生命并改善生活质量。然而，在多数患者中，脊柱肿瘤会引起不适合保守治疗的力学问题，从而需要手术治疗或微创介入治疗。最佳治疗方案应依据影像学诊断（X线、CT、MRI、放射性核素显像、PET/CT）、肿瘤组织学诊断以及整体临床评估，许多可行的分类方法可帮助评估。Paton等提出一个易于分类记忆的方法，称为LMNOP系统：其中L代表肿瘤累及的位置-节段-程度；M代表根据脊柱肿瘤不稳定评分（spine instability neoplastic score，SINS），评估脊柱稳定性；N代表神经结构的损害；O代表肿瘤的放射敏感性；P代表患者的临床症状和既往治疗。

在过去的几十年中，得益于各种技术的发展，介入放射学能发挥的作用越来越大。各种影像引导的经皮治疗手段应用于临床治疗或缓解原发性或继发性脊柱肿瘤患者的疼痛。射频消融技术可用于治疗特定的良性骨肿瘤或者部分病灶局限的恶性肿瘤。原发性或继发性脊柱肿瘤所导致的疼痛的姑息治疗可以通过安全、快速、有效、患者可耐受的经皮介入治疗技术来完成。不同的消融技术（化学、热、冷冻、机械）、射频电离、物理加固（PMMA椎体成形术）等技术可以单独使用或联合使用。每种技术都有其适应证、优点和缺点，需要介入放射学医生详细了解每种技术的原理、适应证和疗效（图7-0-1）。

- 根治性切除：治疗的目的是彻底地切除肿瘤。
- 姑息性治疗：治疗的目的是缓解疼痛，改善神经功能。
  - 加固技术：
    - ✓ 椎体成形术：经皮注入PMMA，从而增加局部承重强度，并缓解局部疼痛。椎体成形术是姑息性的对症治疗。
  - 消融技术：
    - ✓ 化学消融：注入无水乙醇消融溶骨性骨肿瘤，从而达到缓解疼痛的目的（通过破坏感觉神经进行治疗）。

√ 射频消融：通过改变电极尖端的电流，使得周围局部离子振动，从而产热，达到杀灭肿瘤细胞的目的。

√ 微波消融：电磁波引起离子、分子振动并摩擦生热，从而导致组织的凝固性坏死。

√ 冷冻消融：极端低温引起肿瘤细胞的直接损伤和血管损伤，从而破坏细胞。

√ 激光光凝：通过近红外波长激光进行热消融［钕钇铝石榴石激光发生器（Nd:YAG），激光二极管 800~1000 nm］。

√ 射频电离（减压技术）：利用低温双极技术在电极尖端产生的等离子场使分子间化学键断裂，从而在组织内部产生空腔，达到减压的目的。

√ 高强度聚焦超声（high intensity focused ultrasound, HIFU）：无创技术，能在体内精确聚焦定位产生凝固性坏死。在实时超声或 MRI 引导下，使用 HIFU 消融技术，能在不损伤周围组织的情况下对任何形状的病变准确消融。

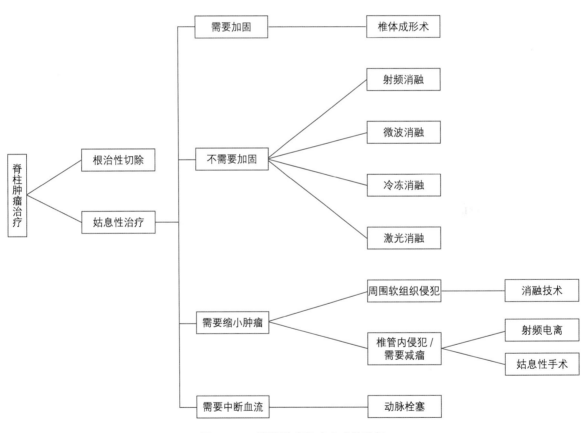

图 7-0-1　脊柱肿瘤治疗方式的选择

（田　帅）

参考文献

[1] 陈仲强, 刘忠军, 党耕町. 脊柱外科学[M]. 北京: 人民卫生出版社, 2013.

[2] Malfliet A, Kregel J, Coppieters I, et al. Effect of pain neuroscience education combined with cognition-targeted motor control training on chronic spinal pain: A randomized clinical trial[J]. JAMA Neurol, 2018, 75(7): 808-817.

[3] Manchikanti L, Kaye A D, Soin A, et al. Comprehensive evidence-based guidelines for facet joint interventions in the management of chronic spinal pain: American Society of Interventional Pain Physicians (ASIPP) Guidelines Facet Joint Interventions 2020 Guidelines[J]. Pain Physician, 2020, 23(3S): S1-S127.

[4] Machado G C, Maher C G, Ferreira P H, et al. Non-steroidal anti-inflammatory drugs for spinal pain: a systematic review and meta-analysis[J]. Ann Rheum Dis, 2017, 76(7): 1269-1278.

[5] Ahern M M, Dean L V, Stoddard C C, et al. The effectiveness of virtual reality in patients with spinal pain: A systematic review and meta-analysis[J]. Pain Pract, 2020, 20(6): 656-675.

[6] Hussain A K, Vig K S, Cheung Z B, et al. The impact of metastatic spinal tumor location on 30-day perioperative mortality and morbidity after surgical decompression[J]. Spine (Phila Pa 1976), 2018, 43(11): E648-E655.

[7] Hong CS, Kundishora AJ, Kahle KT, et al. Teaching neuroimages: unilateral focal segmental hyperhidrosis from spinal tumor progression[J]. Neurology, 2019, 93(7): e729-e730.

[8] He S, Ye C, Zhong N, et al. Customized anterior craniocervical reconstruction via a modified high-cervical retropharyngeal approach following resection of a spinal tumor involving C1-2/C1-3[J]. J Neurosurg Spine, 2019 Nov 22: 1-9.

[9] Widmer J, Fornaciari P, Senteler M, et al. Kinematics of the spine under healthy and degenerative conditions: A systematic review[J]. Ann Biomed Eng, 2019, 47(7): 1491-1522.

[10] Elsarrag M, Soldozy S, Patel P, et al. Enhanced recovery after spine surgery: a systematic review[J]. Neurosurg Focus, 2019, 46(4): E3.

[11] Canizares M, Gleenie R A, Perruccio A V, et al. Patients' expectations of spine surgery for degenerative conditions: results from the Canadian Spine Outcomes and Research Network (CSORN)[J]. Spine J, 2020, 20(3): 399-408.

[12] Macdowall A, Skeppholm M, Robinson Y, et al. Validation of the visual analog scale in the cervical spine[J]. J Neurosurg Spine, 2018, 28(3): 227-235.

[13] Galbusera F, Lovi A, Bassani T, et al. MR Imaging and radiographic imaging of degenerative spine disorders and spine alignment[J]. Magn Reson Imaging Clin N Am, 2016, 24(3): 515-522.

[14] 贾瑞平, 蔡然泽, 顾宇彤. PTES脊柱内镜技术治疗多节段腰椎退行性疾病的疗效研究[J]. 中国疼痛医学杂志, 2020, 26(12): 948-951, 954.

[15] 单小波. 脊柱微创通道镜下椎间孔腰椎椎体间融合术治疗腰椎退行性疾病的效果分析[J]. 中国医疗器械信息, 2020, 26(13): 137-138.

[16] Depreitere B, Ricciardi F, Arts M, et al. How good are the outcomes of instrumented debulking operations for symptomatic spinal metastases and how long do they stand? A subgroup analysis in the global spine tumor study group database[J]. Acta Neurochir (Wien), 2020, 162(4): 943-950.

[17] 格林斯潘. 唐光健, 译. 骨放射学(第3版)[M]. 北京: 中国医药科技出版社, 2003.

[18] Kumar N, G V, Ravikumar N, et al. Intraoperative Neuromonitoring (IONM): Is There a Role in Metastatic Spine Tumor Surgery?[J]. Spine (Phila Pa 1976), 2019, 44(4): E219-E224.

[19] Westbroek E M, Ahmed A K, Pennington Z, et al. Hypervascular metastatic spine tumor angiographic relationships with the artery of Adamkiewicz and other radiculomedullary arteries[J]. World Neurosurg, 2019, 126: e480-e485.

[20] Wright E, Ricciardi F, Arts M, et al. Metastatic Spine tumor epidemiology: comparison of trends in surgery across two decades and three continents[J]. World Neurosurg, 2018, 114: e809-e817.

[21] Kisilevsky A E, Stobart L, Roland K, et al. Spine tumor resection among patients who refuse blood product transfusion: a retrospective case series[J]. J Clin Anesth, 2016, 35: 434-440.

[22] Kumar N, Zaw A S, Reyes M R, et al. Versatility of percutaneous pedicular screw fixation in metastatic spine tumor surgery: a prospective analysis[J]. Ann Surg Oncol, 2015, 22(5): 1604-1611.

[23] Kumar N. ASO Author reflections: readmission-free survival: A novel clinical and quality outcome measure for metastatic spine tumor surgical patients[J]. Ann Surg Oncol, 2021, 28(5): 2483-2484.

[24] Paton G R, Frangou E, Fourney D R. Contemporary treatment strategy for spinal metastasis: the "LMNOP" system[J]. Can J Neurol Sci, 2011, 38(3): 396-403.

第八章 CT引导下脊柱肿瘤穿刺活检技术

第一节 CT引导下脊柱肿瘤穿刺活检术前准备

一、引言

脊椎活检的目的是获得脊椎病变区域的组织标本，为细胞学和组织学分析提供生物样本。脊椎活检多用于确定原发性和继发性脊柱肿瘤及非肿瘤性病变的诊断。

在过去的十余年间，随着脊柱微创手术的需求日益增加，包括超声、X线、CT、MRI等影像引导经皮穿刺活检的影像诊断方法的不断发展，以及活检工具的不断改进，经皮穿刺活检已经逐步取代传统的开放式活检。

二、脊椎活检的适应证与并发症

脊椎活检最常用于明确脊椎及椎旁肿瘤或者非肿瘤性病变的诊断，而对于一些需要鉴别的代谢性疾病进行组织活检也是有必要的。组织活检可以区分是脊椎或是椎旁占位，帮助评估不典型或偶发病变，判断不明原因而无影像学特征的孤立性溶骨性椎体病变。在少见情况下，组织活检可以为一些与其他病变相似的脊柱血管源性肿瘤提供鉴别诊断，从而帮助疾病治疗方案的制订及预后的判读。脊椎活检也经常用于脊髓炎、脊柱炎、椎间盘炎及其他一些感染性疾病的诊断。对这类病变进行经皮穿刺活检，不但被认为是诊断的金标准，甚至可以通过经皮穿刺活检径路进行治疗。组织活检的目的是为了进行细胞学和组织学的分析，有助于感染的病理学研究。比如临床上化脓性与结核性椎间盘炎的鉴别非常困难，此时经皮穿刺活检的价值就体现出来，它已经被证明是一种安全、准确、有效的微创手段，具有避免延误诊断的优势。经皮穿刺活检对脊柱肿瘤的诊断准确率为72%~95%。经皮脊椎穿刺活检术不但对于椎体转移瘤的诊断非常有价值，还可以帮助判断尚未明确的原发病灶。对于一些代谢性疾病的经皮穿刺活检，如骨质疏松症，还存在较大的争议，因为椎体的骨质丢失可以通过X线、CT、MRI进行明确诊断，因此这类患者一般不需要进行穿刺活检，但对于骨质疏松症的患者可能存在同时伴有其他病变的情况时，则需要考虑完善经皮脊椎穿刺活检。

穿刺活检首先在皮肤穿刺点做局部浸润麻醉，然后用尖刀片做一个5 mm左右的小切口，通过皮肤小切口植入穿刺套管针，通过手法顺时针或逆时针旋转确保穿刺的安全性及可重复性。操作过程中可能会出现一些并发症，比如经背部进行胸椎穿刺活检时可能发生气胸或血胸，神经根损伤时可能出现椎管内血肿或神经根炎。严重的凝血功能障碍，干预血小板功能的药物，肿瘤向硬膜外、硬膜内的扩展，压迫脊髓，严重的后凸和椎体不稳定被认为是经皮脊椎穿刺活检的相对禁忌证，需要进一步的评估和处理。尽管如此，CT引导下经皮穿刺活检仍然被认为是目前经皮脊椎活检最为安全有效、价格相对低廉的检查方法，并具有较高的诊断价值。穿刺活检完成后患者需要密切随访观察有无并发症的发生。

三、影像学方法与设备

影像学设备（包括超声、X线、CT、MRI）是影像引导脊椎活检的基础。超声可以进行快速实时的监测和多平面分析，但是骨骼引起的伪影和气体限制了声窗。MRI也能够实时监测（超声或MRI引导下实时活检），可以进行经皮穿刺路径的多平面分析（MRI引导需要开放型磁体和专用设备）。X线引导下对经椎弓根路径的穿刺活检，特别是腰椎，是比较安全有效的。而CT引导是进行脊椎穿刺活检的首选影像引导方式，因为CT凭借其更高的空间分辨率及轴向位的优势，可以有效精准引导至关键部位的经皮穿刺活检，减少并发症的发生。

CT引导下的脊椎活检通常在俯卧位下进行（少数情况下可选择斜位或侧位进行），首先进行初始的病变检测扫描，层厚推荐选择2.5 mm，然后采用小视野扫查病灶部位，以获得最佳的脊柱影像，并观察控制穿刺针的进针方向，最后确定患者体位。穿刺路径一般与病变底部垂直，从而更方便引导穿刺进针，垂直入路较适用于经椎弓根入路穿刺。颈椎穿刺活检通常还需要使用造影剂，以确定穿刺路径附近无大血管。

选择适当的穿刺活检器械同样十分关键，应根据骨病变类型（溶骨性还是成骨性）、部位（颈椎、胸椎、腰椎、骶椎、椎旁软组织）及检查分析方法（一般18 G以上用于病理组织活检，20 G以下用于细胞学检测）灵活选择。

由于CT分辨率高，对比度好，显示病灶及毗邻重要解剖结构清楚，已经成为经皮影像引导介入诊断治疗的重要影像引导手段，目前正广泛应用于临床，被公认为是一种安全、有效和值得推广的好办法。但是CT介入亦有其不足之处，其中射线对受检者的潜在辐射损伤可能是较受关注的问题，但是一直以来罕有学者报道CT介入中受检者的X线辐射损伤情况，我们认为在CT介入中采取改良的扫描技术可以显著减少患者的放射线暴露剂量，相关文献发表于国内外高水平杂志。

四、患者体位及穿刺路径

经皮脊椎穿刺路径的选择取决于靶病灶的位置及深度。为方便操作和保障安全性，应尽可能选取一条距离近又可避开重要解剖学结构的路径。了解卧位时的体表定位非常有助于CT引导下的经皮介入操作。俯卧位体位最为常用，几乎可以涵盖全脊柱部位的穿刺路径，于患者腹部下方放置垫子，可以减轻腰椎前凸，利于穿刺针进针入路和抵达关节

突关节滑膜区域。俯卧位时，皮肤进针点通常位于后外侧且旁开棘突正中线一定距离（在某些特殊病例中可以与中线重合）。侧卧位临床中也时常会用到，特别是在进行腰骶部的椎间盘操作时。在患者侧位情况下，在其腰肋下垫放枕头可使椎体于正中面排列整齐。在颈椎的操作中，有时也会用到仰卧位，保持头部轻度后仰。突出的胸锁乳突肌肌束可作为下方椎体的定位标志。

经口途径作为在第2颈椎的入路被外科医生应用多年，近年来该路径也经常被用于经皮寰枢椎椎体成形术，治疗骨质疏松性压缩骨折或椎体肿瘤造成的病理性骨折。C2椎体成形术在CT引导下可获得满意的成功率。

经皮穿刺风险较高的位置为高位颈椎和颈-胸椎结合部位，主要是这两个部位脊椎旁重要的大血管较多，而且距离很近，并且还存在肩胛骨的重叠效应。由于与椎管、胸膜腔、重要大血管关系十分紧密，椎体及椎旁软组织病变和重要解剖结构的清晰显影就显得尤为重要，为提高其显影清晰度，往往需要患者采取肘部前屈、上肢外展等措施。通过降低肩部高度而显著减少结构重叠，从而使得椎体显示更为清晰，使经皮穿刺更加安全准确。

此外，当应用CT引导经皮脊椎穿刺活检时，可让患者在俯卧位基础上，采用双上肢前伸的姿势，以减少因X射线束在颈-胸结合部产生的伪影（尤其是颈部短粗的情况下）。患者仰卧于CT机床，一只手枕于头部下方，该体位可减少伪影，使得颈胸部的病变组织显示更为清晰。

五、术前准备

介入医生必须重视术前准备工作，作为微创治疗的介入放射虽然比较安全、可靠，但依然可能发生相关并发症，而许多潜在的并发症可以在发生前认识并得到预防。术者应在术前认真观察并了解患者，从而做好预防工作。

手术医生必须亲自在术前了解病情，即使是急诊手术也应根据不同病情进行简单准备后再开始手术，以避免盲目武断，而又不会贻误最佳手术时机。限期手术的术前准备时机也应尽量缩短，以增加手术的治疗效果，择期手术则可以根据病情做好充分

的术前准备。

1. 术者穿刺前必须仔细询问病史、体查患者和阅读患者术前超声、X线、CT、MRI、PET/CT等影像资料，熟悉病灶的大小、形态、位置、造影强化情况以及病灶和邻近器官的关系，初步确定穿刺时患者的体位，进针点、进针的深度和角度，做到术前胸有成竹，必须避免术前没有穿刺计划，避免在进行穿刺前长时间多层面扫描然后才选定穿刺点的做法。

2. 术前对并发症的全面评估是防范术后并发症发生的关键。伴发病症的存在及其严重程度无疑会影响手术的实施。在术前完全有必要将伴发病的症状和化验指标控制在相对安全的范围内，如血糖、血压等。如果伴发病既复杂又并存多种情况时，术前一定要设法请相关科室会诊并控制病情，若实在无法等待，术中也要给予相关的纠正。

3. 临床工作中，常常根据查体及辅助检查结果，将患者对手术的耐受情况分为两类：①耐受力较好，即患者全身情况较好。其所患疾病对全身影响较小，重要脏器无明显器质性疾病或功能处于良好状态。只要进行一般性准备工作，即可对患者实施CT介入相关的手术操作。②耐受力较差，即患者全身一般情况较差，其所患疾病已对全身产生较大影响，重要脏器有明确的器质性疾病或功能处于不良状态。需要进行积极有效的特殊准备，方可对患者实施手术。

4. CT介入治疗团队术前应就术前诊断、手术指征、麻醉选择、手术方法和手术体位、术中可能发生的各种突发情况、术后可能存在的并发症以及相关的防治措施进行必要的研究与讨论，取得一致意见，制订具体的手术计划。还应就手术的必要性、可行性、危险性及可能发生的并发症进行评估并做好预防措施。

5. 一些特殊患者应在术前进行额外的考量。发热及女性患者月经来潮等情况应延期手术；情绪紧张者手术前一天晚上可以给予镇静处理，以利于完整睡眠补充体力；有活动义齿者，应将义齿取下，以防止脱落或误吞；妊娠期妇女早期要保胎，应注意相关药物对胎儿的影响，并充分知情同意；老年人的重要脏器功能与细胞均有不同程度退化，机体

免疫功能低下，抗感染能力减低，常伴发糖尿病、心脑血管病、肺、肾的病变或肝功能的异常，且营养状况相对较差，故围手术期相关并发症发生率高，病死率相对一般人群更高，因此还应针对老年人的上述特点进行相应处理，特别要注意对并存的各脏器疾病及功能状况进行评估，进行相应保护，尽可能地减少治疗对各重要脏器功能的影响。

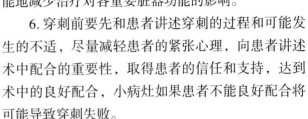

选择合适的进针点和穿刺层面

6. 穿刺前要先和患者讲述穿刺的过程和可能发生的不适，尽量减轻患者的紧张心理，向患者讲述术中配合的重要性，取得患者的信任和支持，达到术中的良好配合，小病灶如果患者不能良好配合将可能导致穿刺失败。

7. 穿刺前要选取合适的体位，一般首选俯卧位，健侧手可自然放在身旁，此体位较舒适，患者容易坚持和配合，部分患者可以选择仰卧位，任何角度的斜位都容易有轻微的改变，导致穿刺失败，一定尽量避免。

8. 穿刺前先进行常规扫描，扫描局部定位相和常规平扫序列，手术医生根据靶病变位置，选择合适的进针点和穿刺层面。患者进入检查室，在拟穿刺层面画线，并贴上定位标志，一般要求扫描穿刺层面相邻3个层面，包括定位标志即可，不必常规扫查全部范围，从而减少不必要的照射剂量。然后必要时将扫描床移到所选定穿刺层面，再次核实扫描，如图像基本一致，则证明患者呼吸配合良好，可以确定穿刺点并进行穿刺。以往的CT引导下活检中，操作医生经常忽略术前CT片的作用，为了做到穿刺前对病灶有全面的了解，选择穿刺层面时经常采取先较大范围地扫描病灶及其上下各几厘米，然后在病灶范围采取反复薄层扫描，接着才预选穿刺层面，进而在相应层面的体表贴定位标志后再次扫描确认，最后才确定穿刺层面和进针点，按照这样的程序，选定穿刺点前一般最少需要10层以上的扫描，有时甚至发生扫描超过20层依然无法确定穿刺点的情况，不仅耗时较长而且导致患者受线剂量明显增多。

9. 需要强调的是整个扫描过程应该给受检者提供非照射部位的防护，特别是性腺和甲状腺的防护，而扫描过程中CT室内应禁止陪同人员逗留，同时进行CT平扫时可把毫安（mA）数从常规的200 mA

改为低剂量的 30 mA，可以大大减少患者的放射线暴露剂量。

总之，要在 CT 介入中减少受检者的放射线暴露剂量，要求操作者掌握熟练的穿刺技巧和非常熟悉 CT 的扫描参数，同时必须要把放射防护的理念牢记心中，才能在简单快捷地完成介入诊疗过程的同时，显著减低受检者的放射线暴露剂量。

第二节　颈椎肿瘤穿刺活检及病例分析

颈椎肿瘤的穿刺活检确诊是病变局部诊断的最后阶段。如果鉴别诊断考虑病变可能为原发性脊柱肿瘤，CT 介入医生应与脊柱外科医生讨论最优活检入路，以确保活检区域不会影响到最终治疗。理想状态下，活检与治疗应该在同一个脊柱肿瘤多学科诊疗团队（multi-disciplinary team，MDT），由来自脊柱外科、影像科、肿瘤内科、放疗科、病理科等科室专家组成的工作组，针对某一疾病，通过定期会诊形式，提出最为适当的治疗决策。

对于颈椎肿瘤穿刺活检手术的实施，应该在仔细分析其利弊的前提下做出决定。CT 引导下经皮颈椎穿刺活检术的一般风险包括：出血、血管及神经结构的损伤、感染等。在一些特定的肿瘤（如脊索瘤）可出现沿针道的种植转移。但随着影像引导及同轴针（coaxial needle）穿刺技术的广泛应用，降低了上述并发症的发生率。穿刺过程中，解剖结构相关并发症是穿刺活检所特有的。在进行颈椎穿刺活检时需要小心以避免损伤颈动脉或椎动脉，从而减少可能带来的大出血或急性脑卒中。

一、技术要点
（一）患者准备及体位选择

绝大多数颈椎肿瘤患者进行穿刺活检可在具备麻醉条件的门诊单元完成，少数患者需要进行中度镇静或全身麻醉。全身麻醉用于特定的情况下，例如，因患者移动会造成极其严重并发症的高难度颈椎活检，经口咽腔入路进行的 C1~2 上颈椎活检（需要应用气管插管，可避免误吸）。通常情况下，颈椎穿刺活检多采用俯卧位或侧卧位完成，仰卧位只用于经口咽腔入路的 C1~2 上颈椎活检，以及少部分侧入路体位无法保持的患者，抑或患者因结肠造瘘、胃造瘘而不能够完全保持俯卧位。在活检手术的过程中，必须严格遵守无菌操作原则，以确保将医源性感染的发生率降至最低。

（二）穿刺针选择

脊椎骨骼硬度较大，要使用不同于软组织穿刺使用的活检针。活检针的种类很多，主要常用的有 T-Lok 骨活检针、Ackermann 活检针等，合理选择器械及活检方法不仅可以提高穿刺活检的阳性率，而且可以减少活检相关的并发症，避免不必要的组织损伤。

现有多种商品化的骨组织活检针可供使用，从锐角的 17 G 螺纹钻取型针到大口径 8 G 骨活检针，从管径较细的抽吸针到管径较粗的锯齿针均可供选择。对于脊柱骨硬化性或成骨性骨病变，钻取活检的优点是可以尽可能多地采集标本，因为这些病变的标本量经常不能够满足病理检查过程中脱钙的需要。因此，对于硬化性骨病变，常规使用口径在 11G 以上的骨活检针更为合适。

对于难以穿刺进入的颈椎病变，多需要选择更为轻便短小的活检针，更利于在浅薄的软组织建立进针路径和保持穿刺路径，如位于上颈椎的病变从侧方穿刺活检时，经常需要经过颈动脉鞘与椎动脉之间的狭窄通道完成，相比之下相对粗大笨拙的 11 G 骨活检针在 CT 引导时有时会使针道脱落预定进针路径，而使用更细小的 17 G 活检针，器械更加细致、短小、轻便，可在定位下插入浅薄的软组织中，并保持其在正确的进针路径，而无须担心其偏离方向，不用术者用手扶持。因为其非常锐利并且呈螺纹形，在大多数情况下可深深地钻入骨内，能够有效地获取病变组织标本。

(三)并发症及其处理

颈椎穿刺活检术的并发症发生率很低,常见并发症有椎旁血肿、感染、神经或脊髓损伤、一过性瘫痪等,主要是由于操作过程中损伤血管、神经及邻近组织器官所致。出现并发症后应及时对症处理,血管损伤破裂应立即行动脉造影,并根据出现部位进行栓塞治疗。同时,提高活检医师的操作技能也是有效减少并发症发生的关键因素。

二、颈椎穿刺路径选择

合适的穿刺活检路径取决于病变的大小、位置、解剖结构。设计安全的活检针进针路径必须具备扎实的解剖学知识。颈椎及其周围毗邻结构的解剖与胸腰椎不同,颈椎椎体周围毗邻很多重要结构,解剖关系非常复杂:椎体所围绕的是椎管内的脊髓;两侧椎动脉自C2~C6横突孔走行,并经寰椎后上缘横行入颅;前侧方是颈动静脉;前方有咽腔、气管、甲状腺等,这些结构在穿刺操作中都要避开。此外,与胸腰椎手术时患者常采用俯卧位不同,颈椎转移瘤患者仰卧位较舒适,俯卧位不易长时间保持体位固定。上述原因使颈椎病变的经皮穿刺路径更加复杂,较胸腰椎风险更大。

颈椎病变穿刺活检,需要关注的重要解剖结构包括:颈动脉、椎动脉、颈内静脉、食管、气管、咽部、甲状腺以及颈部的神经、脊髓。穿刺路径的选择原则:

(1)易于穿刺,且穿刺路径最短。

(2)避开局部的重要血管和神经结构。避开椎管或进针路径尽量与椎管相切,这样就不易损伤脊髓,更加安全。避开颈部大血管,尤其颈前进针操作过程时应分步进针,用手指尖触摸搏动血管,并推开颈动脉,对穿刺针的位置进行密切监视,确保针尖的位置在椎体病灶内。

(3)颈椎活检最常用的进针路径是经椎弓根对椎体活检,此法可避免损伤神经根和脊髓。椎体活检过程中,应密切观察患者,当患者主诉出现上肢、下肢麻木或疼痛等神经刺激症状时,应立即停止操作,再次扫查图像,改变、调整进针方向,禁止暴力强行操作,以减少不必要的组织损伤。

(4)穿刺针进路尽量与病变长轴平行,以保证取材更充足。

(5)必须使患者处于舒适的体位,以保证较长时间的体位稳定。

下面就不同颈椎的穿刺路径分别加以分析。

(一)C1~C2椎体病变

在寰枢椎病变的穿刺活检操作中,由于其解剖部位的特殊性,比较困难的是穿刺路径的选择问题。上颈椎位置较高,前侧方为下颌骨,两侧为腮腺及颈动脉鞘结构,所以,前方及侧方进针困难。C1的特点在于没有椎体,椎动脉在其后上方横行入颅,手术风险大。C2椎体穿刺针于后侧方从椎动脉之后,经椎弓根进入病灶进针,此路径一般取侧卧位。此种入路避开了大血管,操作上更安全,但进针时同样要注意进针角度,以免损伤到椎管和椎动脉。

寰枢椎病变CT引导下经皮穿刺活检的总原则为:①避开颈动、静脉与椎动脉等大血管,从其间隙进针。②穿刺路径与椎管相切,避免损伤脊髓。③平行于病变长轴使取材更满意。

遵循以上原则,寰枢椎病变的CT引导下经皮穿刺活检还是比较安全的,可为临床提供可靠的病理资料。作者基于工作经验,根据寰枢椎不同的病变部位,总结了以下的几种穿刺路径:

1.病变位于寰椎前弓或前弓累及侧块　此种情况下病变前方为口咽部软组织,后方有硬膜囊及脊髓,相对安全的穿刺路径为侧方入路经颈动、静脉与椎动脉之间进针。此路径穿刺针平行于前弓,不易伤及脊髓。患者可取仰卧或侧卧位。

2.病变位于寰椎侧块偏后或累及部分后弓　此种情况下病变外侧紧邻横突孔(其内走行椎动脉),侧方入路是不安全的,尤其是病变周围没有明显的软组织肿块时,侧方入路取材亦不满意。此时宜选择后侧方入路于颈动静脉与椎动脉之后进针。应注意避开自横突孔穿出后向后经寰椎后弓上缘进入椎管的椎动脉。一般取侧卧位,也有文献报道过寰椎侧块的病变取俯卧位从后方进针,也要避开椎动脉。

3.病变位于寰椎后弓、枢椎附件　此时穿刺路径的选择宜平行于后弓。这样既避免了穿刺针进入椎管，同时也能使穿刺针长轴平行于后弓从而使取材满意。此路径仍需注意的是避开寰椎后弓上缘走行的椎动脉。病变位于枢椎棘突，穿刺路径与寰椎后弓病变相同，应侧方入路垂直于棘突进针，避开椎管以免损伤脊髓。病变位于枢椎椎板，参照前述方法的穿刺活检经验，同样以平行于椎板为宜。

4. 病变位于枢椎椎体　位于 C2 椎体的病变其穿刺路径有两种：侧方入路经颈动静脉与椎动脉之间进针或后侧方入路于颈动静脉与椎动脉之后进针。侧方入路适用于病变主要累及椎体并形成椎前软组织团块时。后侧方入路适用于病变不同程度累及椎弓根而椎前软组织肿块不明显时。此时椎弓根骨质酥脆，穿刺针容易进入。

（二）C3～C7 椎体病变

1. 侧方、前侧方、后侧方入路　于颈内动静脉与椎动脉之间进针。此路径一般取侧卧位，笔者观察到，侧卧位时，穿刺侧颈动脉鞘有时会因此体位而轻度前移，使椎动脉与颈动静脉之间的间隙加大而便于进针。有时也可取仰卧位，仰卧位的优点是患者体位稳定而易于配合。这种于颈动、静脉与椎动脉之间进针的穿刺路径适用于多数位于椎体的病变，特别是当椎体病变范围较广，有椎前软组织肿块形成时，穿刺的范围相对扩大，操作也相对容易。

2. 侧方入路　穿刺针于颈动、静脉与椎动脉之后，经椎弓根进入病灶。采用此种路径时，患者多取侧卧位。此路径同样适用于椎体病变的穿刺活检，一般适合于椎体病变并不同程度地侵及椎弓根及与之相邻的部分椎板。相对于颈动、静脉与椎动脉之间的进针路径，此种入路完全避开了大血管，操作上更安全，但进针时同样要注意进针角度，以免损伤到椎管和椎动脉。

3. 前侧方入路　穿刺针走行于咽旁间隙内，于颈动、静脉及椎动脉之前进针。此路径患者取仰卧位，适用于 C3 以下椎体内较深、较小的病变，此种病变采用侧方及后侧方入路均不易到达。采用前侧方入路，于颈动脉鞘前缘进针或者于颈动脉鞘、

椎动脉之间进针。有时也可采用侧卧位，穿刺侧颈动脉鞘有时会因此体位而轻度前移，使椎动脉与颈动、静脉之间的间隙加大而便于进针，它适用于多数位于椎体的病变，穿刺的范围相对扩大，操作也相对容易。

4. 后侧方入路　平行于椎板进针。此方法适用于位于椎板的病变，患者可取侧卧位或仰卧位进针，进针路径平行于病变长轴，取材量亦较多，同时进针路径不垂直于椎管，也很安全。

（三）颈椎附件

一般采用后侧方入路，平行于椎板进针，患者可取侧卧位或俯卧位进针，较安全。棘突病变的穿刺路径：棘突病变宜于侧方入路垂直于棘突进针，此路径避开椎管，较安全。中上段颈椎棘突较短，更适于侧方垂直于棘突进针，若从后方进针易刺入椎管，且取材量也较少。下段颈椎棘突较长，在严格掌握进针深度的情况下，可从后方垂直于冠状面、平行于棘突长轴进针，取材较满意。

以上几种穿刺路径，基本上适用于多数颈椎病变的穿刺活检，对于少数特殊部位的病变，可根据设计穿刺路径的总的原则，灵活设计安全、有效的进针路径。值得注意的是，鉴于颈椎病变周围结构的复杂性，不论何种穿刺路径，都要严格按照预定的方向和角度进针，并随时监视穿刺针位置，以确保不伤及脊髓、大血管等重要结构。

三、典型病例

（一）病例 1

患者男性，33 岁，颈痛伴左肩部疼痛 3 月余于门诊就诊。颈椎增强 CT 扫描发现 C2 椎体右前部溶骨性骨质破坏，边界清，未见明显软组织肿块，增强扫描可见病变有轻度强化，术前诊断为朗格汉斯细胞组织细胞增生症或浆细胞瘤，建议穿刺活检明确诊断。于门诊单元完成 CT 引导下颈椎穿刺活检术，患者取仰卧位，侧方进针穿刺活检（图 8-2-1），病理提示符合朗格汉斯细胞组织细胞增生症，伴明显炎症细胞反应。

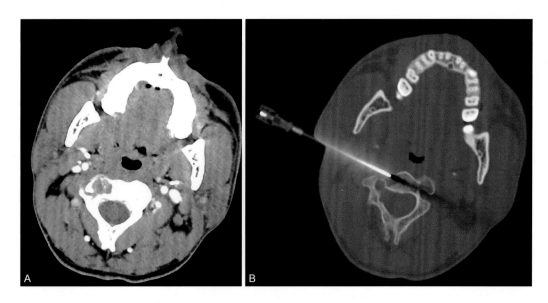

图 8-2-1　朗格汉斯细胞组织细胞增生症。A. 增强 CT 图像显示病变与毗邻大血管的位置关系。B. 患者仰卧位，头左偏，常规消毒铺巾，穿刺点局部 1% 利多卡因逐层浸润麻醉。CT 扫描确定最佳穿刺层面、进针点、进针角度、进针深度，按照既定穿刺计划制订的方案对病灶进行穿刺，使用 17 G×6.8 cm Angiotech 穿刺针由侧方入路穿刺进针，穿刺针到达预定位置后，再次 CT 扫描确认穿刺针尖位置，以穿刺针为套管，使用 18 G×10 cm Angiotech 活检枪取影像学所示颈椎 C2 病变区域病理标本，10% 福尔马林溶液固定，送病理科检查。术后复扫 CT 未见并发症发生

（二）病例 2

　　患者女性，27 岁，3 个月前患者无明显诱因出现颈部酸困不适，颈椎无僵硬疼痛、活动受限，无上肢麻木疼痛、无力，于当地医院查颈椎 MRI 提示：

颈 2 椎体病变，骨巨细胞瘤？动脉瘤样骨囊肿？于门诊行 CT 引导下颈椎病变穿刺活检术。患者取侧卧位，侧方进针穿刺活检（图 8-2-2）。病理提示可见滑膜囊样结构，未见明确肿瘤性病变，MDT 会诊专家讨论确定诊断为继发性动脉瘤样骨囊肿。

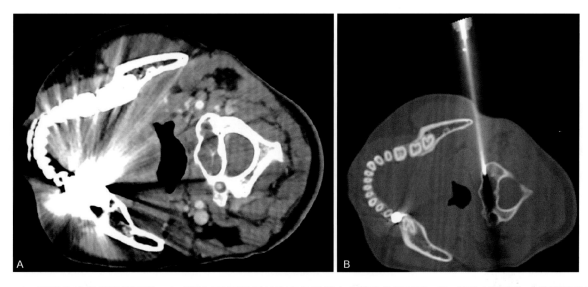

图 8-2-2　继发性动脉瘤样骨囊肿。A. 增强 CT 图像显示病变与毗邻大血管的位置关系。B. 患者右侧卧位，常规消毒铺巾，穿刺点局部 1% 利多卡因逐层浸润麻醉。CT 扫描确定最佳穿刺层面、进针点、进针角度、进针深度，按照既定穿刺计划制订的方案对病灶进行穿刺，使用 11 G×4 in Angiotech 穿刺针由侧方入路穿刺进针，穿刺针到达预定位置后，再次 CT 扫描确认穿刺针尖位置，以穿刺针为套管，使用 16 G×15 cm Angiotech 活检枪取影像学所示颈椎 C2 病变区域病理标本，10% 福尔马林溶液固定，送病理科检查。术后复扫 CT 未见并发症发生

（三）病例 3

患者男性，36 岁，因颈部疼痛，活动受限，在当地医院行 CT 影像检查，提示颈 7 椎体及左侧椎弓根骨质破坏，疑诊为骨巨细胞瘤。于门诊行 CT 引导下颈椎病变穿刺活检术。患者取俯卧位，后入路进针穿刺活检（图 8-2-3），病理提示符合骨巨细胞瘤。

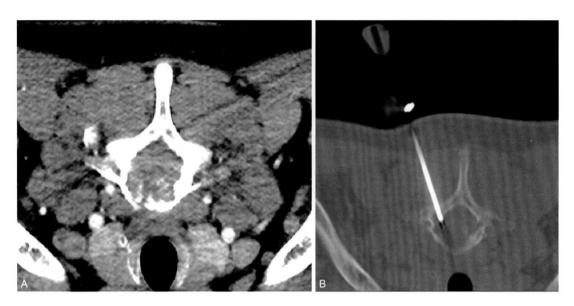

图 8-2-3 骨巨细胞瘤。A. 增强 CT 图像，显示病变与毗邻大血管的位置关系。B. 患者俯卧位，常规消毒铺巾，穿刺点局部 1% 利多卡因逐层浸润麻醉。CT 扫描确定最佳穿刺层面、进针点、进针角度、进针深度，按照既定穿刺计划制订的方案对病灶进行穿刺，使用 11 G×4 in Angiotech 穿刺针由后入路穿刺进针，穿刺针到达预定位置后，再次 CT 扫描确认穿刺针尖位置，以穿刺针为套管，使用 16 G×15 cm Angiotech 活检枪取影像学所示颈椎 C7 病变区域病理标本，10% 福尔马林溶液固定，送病理科检查。术后复扫 CT 未见并发症发生

（四）病例 4

患者男性，69 岁，因颈部不适伴手麻，外院检查发现 C1、C2 椎体及附件病变。门诊完善 CT、MRI 检查，提示 C1~2 椎体及附件骨质病变，良性可能，纤维结构不良？于门诊行 CT 引导下颈椎病变穿刺活检术。患者取俯卧位，后入路进针穿刺活检（图 8-2-4）。病理提示符合纤维结构不良。

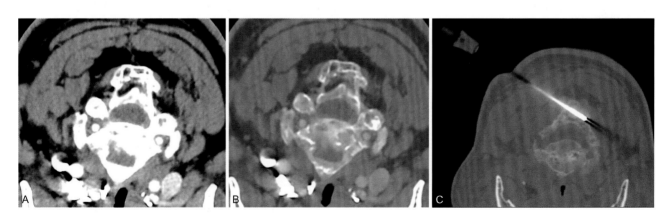

图 8-2-4 纤维结构不良。A、B. 增强 CT 图像软组织窗和骨窗，显示病变与毗邻大血管的位置关系，以及骨质破坏程度。C. 患者俯卧位，常规消毒铺巾，穿刺点局部 1% 利多卡因逐层浸润麻醉。CT 扫描确定最佳穿刺层面、进针点、进针角度、进针深度，按照既定穿刺计划制订的方案对病灶进行穿刺，使用 11 G×4 in Angiotech 穿刺针由后入路穿刺进针，穿刺针到达预定位置后，再次 CT 扫描确认穿刺针尖位置，取影像学所示颈椎 C2 棘突区域病理标本，10% 福尔马林溶液固定，送病理科检查。术后复扫 CT 未见并发症发生

第三节　胸椎肿瘤穿刺活检及病例分析

近年来随着影像学的发展，使更多的胸椎肿瘤或非肿瘤性病变可以更早地被发现和诊断，但其只能提供病变的形态学改变和定位诊断，不能为疾病的治疗提供更有价值的资料，而病变的病理学性质是决定患者治疗方案和预后的决定性因素，因此进行病变的活检必不可少。胸椎解剖结构复杂，病变部位较深，且由于胸椎肿瘤多血运丰富，切开活检因操作困难以及术中肿瘤播散、转移等问题而较难施行。CT引导下胸椎穿刺活检作为一项微创、安全的检查方式已在临床中被广泛应用。

一、穿刺前准备

穿刺前常规CT扫描，根据CT和MRI图像评估病变的部位、范围，与脊髓、神经根、血管、毗邻重要解剖结构、重要脏器的关系，设计穿刺平面、角度、深度。检查出、凝血时间，查看穿刺部位有无皮肤、软组织感染。同时穿刺前详细了解患者病史，分析临床资料、影像资料，进行术前谈话尽可能寻求患者配合，并签署穿刺活检同意书。

二、胸椎穿刺方法

经皮CT引导下胸椎穿刺活检时患者均采用俯卧位。穿刺方法如下：

1. 先做常规CT扫描，根据CT扫描图像确定穿刺平面，设计好进针点、进针角度、进针深度、取材深度，其原则是避开相邻血管、脊髓和神经结构来确定经皮到穿刺靶点的最短的安全进针途径，然后用光标测出皮肤进针点与靶点之间的距离和角度。

2. 常规消毒、铺巾，穿刺点1%利多卡因逐层麻醉，常规取11G骨活检针做同轴套管针，于穿刺点按预定的角度、深度穿刺。针尖位于病变边缘处时，重复进行CT扫描，明确穿刺针与病变关系。穿破骨组织，进入病变内，操作过程中反复进行CT平扫，以确定穿刺路径无误。

3. 取半自动活检枪或者骨活检针进行同轴穿刺取材，当针尖到达穿刺部位后再次行CT复扫，确定针尖位置；适当改变针的方向、角度、深度对病变进行切割、取材，一般取材3~5处，将活检组织置于10%福尔马林溶液中送病理检查；每次取材后注意密封同轴套管针，结束后撤出同轴套管针，局部压迫、包扎，重复进行CT扫描，观察有无气胸、出血、血肿等并发症。

4. 术后询问患者有无不适主诉，无不适于门诊手术操作间外观察半小时后，可以自行离开。住院患者常规卧床观察1天，无须口服抗生素预防感染。

三、胸椎穿刺路径的选择

（一）胸椎椎体病变，椎旁路径进针

应用此方法进行胸椎穿刺时，进针点位于脊柱中线旁开一定距离，穿刺针自后外侧经横突、椎弓外侧，于椎体后侧方进入椎体。胸椎椎体病变经椎旁路径进针，占椎体病变穿刺路径的第一位，为胸腰椎病变穿刺的经典路径，此路径主要适用于病变位于椎体的中前部、椎旁而椎弓未受累的病例。胸椎病变此路径所涉及的重要结构较多，胸椎椎体病变经椎旁路径穿刺时进针通路比较窄，应注意避免损伤肺组织。同时经椎旁路径穿刺时进针斜度尽量大一些，即进针点尽量靠外，以使穿刺针能刺入椎体中心。

（二）胸椎椎体病变，椎弓根路径进针

应用此方法进行胸椎穿刺时，进针点于脊柱中线旁开的距离较椎旁穿刺路径小，穿刺针经椎弓根于椎体后方进入椎体。同样为胸椎椎体病变常用的穿刺路径，此路径主要适用于病变位于椎体而椎弓亦有受累或骨质疏松明显的病例。正常时椎弓骨质密度较大，穿刺针刺入困难，当椎弓有骨折破坏或骨质疏松明显时，进针较为容易。病灶位于椎体的中后部较深时，也需应用此路径穿刺，沿此路径穿

刺椎体病变相对安全，不会损伤周围的重要结构，但胸椎椎弓根比较细小，穿刺时应注意进针角度准确，以免刺入椎管。

（三）胸椎椎体病变，经肋椎关节路径进针

应用此方法进行胸椎穿刺时，进针点及进针路径基本同椎旁穿刺路径，但穿刺平面位于肋椎关节水平，穿刺针需穿过肋椎关节从后侧方进入椎体。肋椎关节为滑膜关节，穿刺针穿过时会引起较严重的疼痛，文献报道经肋椎关节路径穿刺，5% 的病例疼痛较重。因此，在选择穿刺路径时，应尽量避免经肋椎关节进针。此路径只适用于病变位于胸椎椎体，椎弓根未受累，而病变又相对较小时。穿刺平面只能位于肋椎关节水平。术中如果患者疼痛明显，可局部追加局麻药。

（四）胸椎椎弓、椎板病变，平行路径进针

应用此方法进行胸椎穿刺时，椎弓、椎板均为围绕椎管的略长条形结构，穿刺时应遵循的原则是与椎管相切并平行于病变的长轴，因此选择平行于椎板、椎弓并与椎管相切的进针路径。胸椎椎板、椎弓均较细，穿刺时需严格掌握好进针角度，以免损伤脊髓。

（五）胸椎棘突、横突、椎旁软组织病变，经皮直接刺入病变

应用此方法进行胸椎附件和椎旁病变穿刺时，胸椎棘突为穿刺时距皮肤最近的结构，且胸椎棘突较长，故棘突病变直接经皮刺入棘突即可。进针时要注意掌握进针深度，以免刺入椎管，因采取了直接经皮刺入的路径，相对比较安全。椎旁软组织病变周围毗邻关系较椎体简单，穿刺难度较椎体病变要小，采取经皮沿椎旁直接刺入病变即可。

综上所述，胸椎病变在选择穿刺路径时，应考虑多种因素，包括病变的部位、病变所在平面、穿刺部位周边特别是沿穿刺路径的骨质是否受累及病变周围毗邻的重要结构。

四、典型病例

（一）病例 1

患者女性，67 岁，胸背部外伤后检查发现胸椎 T12 压缩骨折，局部可疑骨质破坏，怀疑病理性骨折，继发胸腰段后凸，未见明显软组织肿块，术前诊断为感染性病变可能，建议穿刺活检明确诊断。于门诊单元完成 CT 引导下胸椎穿刺活检术，患者取俯卧位，后方进针穿刺活检（图 8-3-1），病理提示恶性肿瘤细胞浸润，结合免疫组化诊断为肺癌骨转移。

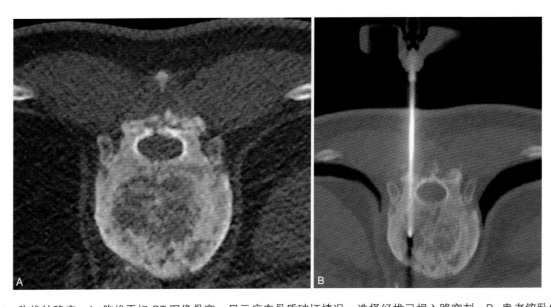

图 8-3-1　胸椎转移瘤。A. 胸椎平扫 CT 图像骨窗，显示病变骨质破坏情况，选择经椎弓根入路穿刺。B. 患者俯卧位，常规消毒铺巾，穿刺点局部 1% 利多卡因逐层浸润麻醉。CT 扫描确定最佳穿刺层面、进针点、进针角度、进针深度，按照既定穿刺计划制订的方案对病灶进行穿刺，使用 11 G×4 in Angiotech 穿刺针由椎弓根入路穿刺进针，穿刺针到达预定位置后，再次 CT 扫描确认穿刺针尖位置，取影像学所示胸椎 T12 病变区域病理标本，10% 福尔马林溶液固定，取材满意，送病理科检查。术后复扫 CT 未见并发症发生

（二）病例 2

患者女性，49岁，因胸部疼痛在外院检查发现胸椎 T4 肿瘤性病变，在外院行局部性肿瘤刮除术，病理提示为"动脉瘤样骨囊肿"，定期随访未见明显进展。1年前出现胸背疼痛加重，伴下肢无力，考虑病变压迫脊髓。术前再次穿刺活检明确肿瘤病理组织学类型。于门诊单元完成 CT 引导下胸椎穿刺活检术，患者取俯卧位，后方进针穿刺活检（图8-3-2），病理提示为动脉瘤样骨囊肿。

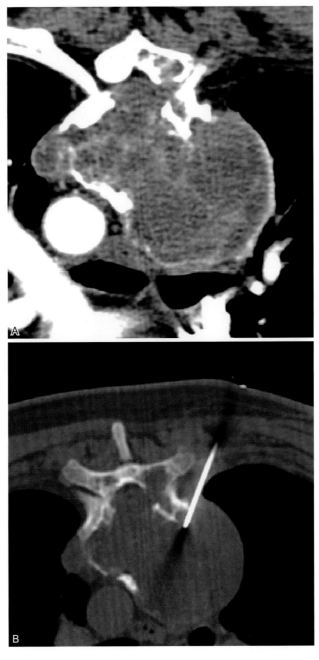

图 8-3-2 动脉瘤样骨囊肿。A. 胸椎增强 CT 图像软组织窗，显示病变以囊性成分为主，多发分隔，分隔样结构明显强化。病变较大，选择经椎旁胸膜外入路穿刺。B. 患者俯卧位，常规消毒铺巾，穿刺点局部 1% 利多卡因逐层浸润麻醉。CT 扫描确定最佳穿刺层面、进针点、进针角度、进针深度，按照既定穿刺计划对病灶进行穿刺，使用 17 G×6.8 cm Angiotech 穿刺针由椎旁入路穿刺进针，穿刺针到达预定位置后，再次 CT 扫描确认穿刺针尖位置，使用 18 G×10 cm Angiotech 活检枪取影像学所示胸椎 T4 病变区域病理标本，10% 福尔马林溶液固定，取材满意，送病理科检查。术后复扫 CT 未见并发症发生

（三）病例 3

患者女性，59 岁，因咳嗽、胸痛在外院检查发现右肺下叶占位性病变，同时发现胸椎 T11 椎体骨质破坏，怀疑肺癌并胸椎转移。于门诊单元一期行 CT 引导下肺、胸椎穿刺活检术。患者取俯卧位，后方进针穿刺活检（图 8-3-3），结合免疫组化，病理提示为肺腺癌脊柱转移。

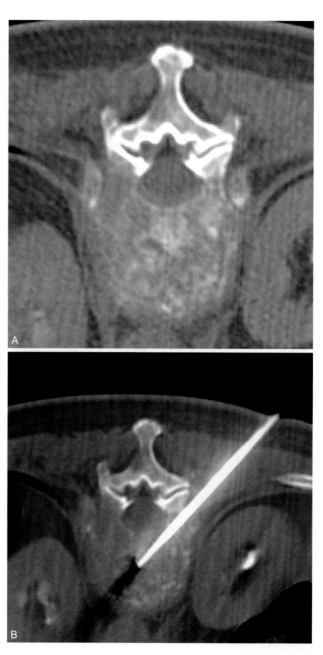

图 8-3-3 肺腺癌胸椎转移。A. 胸椎平扫 CT 图像骨窗，显示多发骨质破坏。以椎体病变为主，选择经肋椎关节入路穿刺。B. 患者俯卧位，常规消毒铺巾，穿刺点局部 1% 利多卡因逐层浸润麻醉。CT 扫描确定最佳穿刺层面、进针点、进针角度、进针深度，按照既定穿刺计划对病灶进行穿刺，使用 11 G×4 in Angiotech 穿刺针由肋椎关节入路穿刺进针，穿刺针到达预定位置后，再次 CT 扫描确认穿刺针尖位置，取影像学所示胸椎 T11 病变区域病理标本，10% 福尔马林溶液固定，取材满意，送病理科检查。术后复扫 CT 未见并发症发生

（四）病例 4

患者女性，70 岁，腰背部疼痛、活动受限 4 个月。完善胸腰段 MR 增强提示 T12、L1 附件病变，富血供肿瘤。于门诊单元一期行 CT 引导下胸椎穿刺活检术。患者取俯卧位，后方进针穿刺活检（图 8-3-4），病理提示为浆细胞瘤。

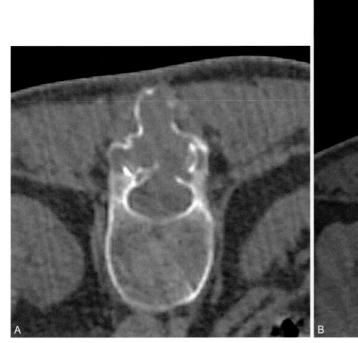
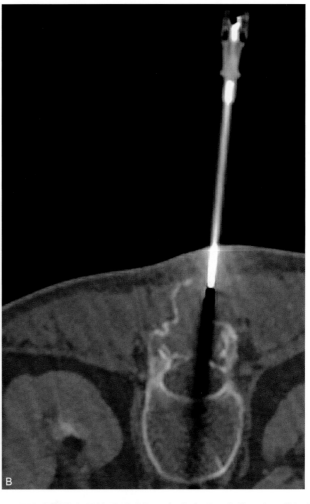

胸椎肿瘤穿刺活检
女性，3 岁，胸椎 T8 横突、椎板区域病变，选择最短穿刺路径，经皮直接刺入病变

图 8-3-4　浆细胞瘤。A. 胸椎平扫 CT 图像骨窗，显示胸椎 T12 附件膨胀性溶骨性骨质破坏，部分皮质不连续，未见软组织肿块，选择经皮直接刺入病变。B. 患者俯卧位，常规消毒铺巾，穿刺点局部 1% 利多卡因逐层浸润麻醉。CT 扫描确定最佳穿刺层面、进针点、进针角度、进针深度，按照既定穿刺计划对病灶进行穿刺，使用 17 G×6.8 cm Angiotech 穿刺针由后方入路穿刺进针，穿刺针到达预定位置后，再次 CT 扫描确认穿刺针尖位置，使用 18 G×10 cm Angiotech 活检枪取影像学所示胸椎 T12 棘突病变区域病理标本，10% 福尔马林溶液固定，取材满意，送病理科检查。术后复扫 CT 未见并发症发生

第四节 腰骶椎肿瘤穿刺活检及病例分析

腰骶椎肿瘤由于病变部位深，椎管内有脊髓、神经根和马尾神经，且周围紧贴腹膜后大血管，所以其诊断治疗有特殊困难，尽管治疗方法多种多样，但治疗效果与进展长期以来远不及四肢骨肿瘤。近年来采用 CT 引导下的穿刺活检使腰椎肿瘤术前诊断率有所提高，开展 CT 引导经皮椎体穿刺活检是一种简便有效的方法，通过 CT 显示椎体病变的部位和范围，找到进入病灶的进针点，利用光标确定进针点，进针深度、角度均可量化，目前已为腰骶椎肿瘤经皮穿刺活检的常规方法。

一、术前准备

完善患者的影像学检查，以了解其他椎体有无病变及病变邻近大血管的位置。穿刺前常规 CT 扫描，根据 CT 和 MRI 图像评估病变的部位、范围，与脊髓、神经根、血管、周围脏器的关系，设计穿刺平面、角度、深度。术前应常规检查血小板及出、凝血时间以排除出血性疾病，查看穿刺部位有无皮肤、软组织感染。同时穿刺前详细了解患者病史，分析临床资料、影像资料，进行术前谈话尽可能地寻求患者配合，并签署穿刺活检知情同意书。对精神紧张患者应予以耐心解释，减轻其精神负担，或在术前给予适量镇静剂。

二、穿刺活检方法

除极少数病变需要患者采用仰卧位外，其他椎体病变均采用俯卧位或侧卧位。先对病椎行 3～5mm 层厚扫描，如穿刺活检术前无法判定大血管位置可行增强扫描，以便术中避开之。根据病灶特点选择最佳层面，即病变破坏最严重的平面，避开坏死及脓肿形成区而取实体成分，确定进针路径以避开血管神经、距病变最近为原则。并在监视器上对穿刺层面进行预设计，测量进针角度和深度，据此结合机架上光标和自行设计的栅栏，在患者侧方或后外

侧体表作出穿刺点的标记。常规消毒铺巾，1% 利多卡因局麻后进针，在穿刺针进入骨皮质时再作一次扫描，以再次对进针角度和深度做调整。选择最佳途径到达病灶，沿顺时针或逆时针方向旋转获取标本，而后沿相同方向旋转退出活检针，用无菌纱布覆盖穿刺点，结束手术。术后均马上进行 CT 检查以明确有无并发症，并及时做出相应处理。每例患者只进行一次穿刺后取材，获得的标本用 4% 甲醛固定，送病理科检查。

为提高穿刺成功率，作者认为有以下几点值得注意：

（1）穿刺前经 CT 明确病变的部位，精心设计穿刺路径。取材不满意者虽多次调整穿刺针角度，但调整有限，不能获得满意取材量。故作者认为对于该类患者不能强求经椎弓根路径，也许经椎旁入路是更好的选择。

（2）多点穿刺，保证穿刺成功。

（3）穿刺针的选择：椎体穿刺活检要有足够的取材量，否则会造成病理诊断的困难，故理想的穿刺针的直径对病理结果有重要影响。有学者认为穿刺针直径小于 2 mm 会降低诊断率。也有学者报道穿刺针直径大于 2 mm 能显著提高诊断率。但是活检针过粗易于损伤血管神经，甚至导致肿瘤、炎症的播散。选择较粗的穿刺针，有捅破椎弓根内壁损伤脊髓的危险，而且针的角度变化亦较困难。

（4）取材量应足够。

（5）对于第一次穿刺活检不能明确诊断的病例，特别是穿刺结果与临床及影像诊断不符的病例，进行二次穿刺活检很有必要。

三、腰椎穿刺路径的选择

（一）腰椎椎体病变，椎弓根路径进针

应用此方法进行腰椎穿刺时，进针点于脊柱中线旁开的距离较椎旁穿刺路径小，穿刺针经椎弓根

于椎体后方进入椎体。腰椎椎体病变经椎旁路径进针，占椎体病变穿刺路径的第一位，为腰椎病变穿刺的经典路径。正常时腰椎椎弓根相比胸椎宽度更大，穿刺针刺入相对容易，当椎弓有骨质破坏或骨质疏松明显时，进针则更为容易。病灶位于椎体的中后部较深时，也需应用此路径穿刺，沿此路径穿刺椎体病变相对安全，不会损伤周围的重要结构，虽然腰椎椎弓根比较粗大，穿刺时也应注意进针角度准确，以免刺入椎管。

（二）腰椎椎体病变，椎旁路径进针

应用此方法进行腰椎穿刺时，进针点位于脊柱中线旁开一定距离，穿刺针自后外侧经横突、椎弓外侧，于椎体后侧方进入椎体。此路径主要适用于病变位于椎体的中前部、椎旁而椎弓未受累的病例，同样为腰椎椎体病变常用的穿刺路径。腰椎病变此路径所涉及的重要结构相对较少，腰椎椎体病变经椎旁路径穿刺时进针通路比较宽，除应注意避免损伤腹膜外大血管及肠管外，基本没有重要的解剖结构，进针路径相对安全。经椎旁路径穿刺时进针斜度尽量大一些，即进针点尽量靠外，以使穿刺针能刺入椎体中心。

（三）骶椎、腰椎棘突、横突、椎旁软组织病变，经皮直接刺入病变

应用此方法进行骶椎、腰椎附件和椎旁病变穿刺时，骶椎穿刺采用中线旁垂直进针，腰椎棘突较长，故棘突病变直接经皮刺入棘突即可。进针时要注意掌握进针深度，以免刺入椎管，因采取了直接经皮刺入的路径，相对比较安全。椎旁软组织病变周围毗邻关系较椎体简单，穿刺难度较椎体病变要小，采取经皮沿椎旁直接刺入病变即可。

四、疼痛可能的原因

进针过程中，尤其当穿刺针在骨膜和骨皮质中行进时，患者感到明显疼痛，这主要有如下原因：①患者过于紧张，过分专注穿刺过程，心理因素造成痛阈下降。因此，术前必须耐心与患者交流，说明穿刺的方法和目的，减轻其精神负担，或在术前

给予适量镇静剂。②麻醉不充分，这可能是麻醉剂量不足、腰背肌群较厚，注射麻醉剂的针头不够长，没有到达椎体的骨膜表面做阻滞麻醉，也可能是麻醉路径和穿刺路径不一致。

五、进针途径偏离术前设计的途径

这包括多种因素。在患者方面，要求绝对配合，如有体位移动，则需重新定位。在术者方面，要熟练掌握设备和器械性能，注意CT存在的部分容积效应、系统误差等因素。刚开展经皮CT引导下脊柱肿瘤穿刺活检时，难免会出现此情况。我们发现在穿刺针进入骨皮质前，必须重新在监视器扫描后测量进针的角度和深度，这样才能保证进针途径的准确，而穿过坚硬的骨皮质后则很难调整进针途径，如果用力不当可造成穿刺针折断或骨折。

六、进针困难或骨折

遇到钙化或成骨为主的病变，进针不容易，这时可以一手扶住穿刺针使之不偏离穿刺路径，用骨锤击打针座，注意动作轻柔，并及时CT监控穿刺针位置，防止进针路径改变和邻近器官损伤，一般不难经过硬化区。虽然绝大多数病例在选择经椎弓根途径穿刺时会遇到此种情况，但是椎弓根路径有以下优点：①路径较短。②上关节突和横突之间的间隙呈锐角，有助于把针尖导向椎弓根。③活检针与穿刺的骨皮质呈直角。④椎弓根后部的骨皮质相当薄，易于穿刺。根据术前测量椎弓根的横径来选择合适的骨穿刺针，穿刺针口径过小，其与病灶的接触面就小，获取的标本也就细小，显然病理诊断的准确率就低；而穿刺针口径过大，则可能形成穿刺径路的椎弓根等处骨折，产生不必要的并发症和后遗症。所以，合适的穿刺针是获取足以诊断的标本和避免不必要的医源性损伤的前提。注意实时监测穿刺路径和操作动作轻柔，一般不会导致骨折。即使是椎弓根破坏的患者，穿刺针行进造成的挤压也能保证椎板的内侧骨皮质或韧带完整，万一发生骨折，多表现为骨皮质索状隆起，穿刺针退出后可借助黄韧带和骨组织自身的弹性回缩逐渐恢复，相应神经损伤症状也会逐渐消失。

七、典型病例

（一）病例 1

患者男性，55 岁，腰痛伴左下肢放射疼痛半年余，影像学检查发现 L3 椎体骨质破坏，大量残存骨嵴，呈栅栏状改变，未见明显软组织肿块，术前诊断为血管源性肿瘤可能，建议穿刺活检明确诊断。于门诊单元完成 CT 引导下腰椎穿刺活检术。患者取俯卧位，后方进针穿刺活检（图 8-4-1），病理提示大量血窦样改变，未见明显肿瘤细胞，诊断为血管瘤。

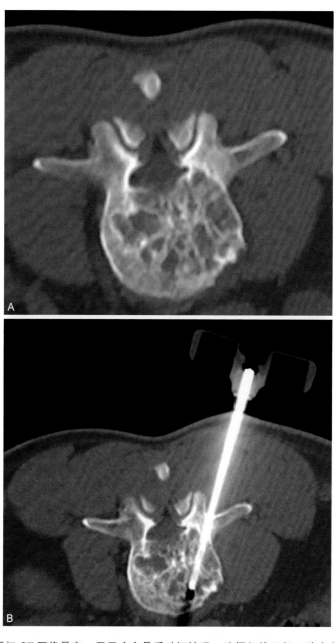

图 8-4-1　血管瘤。A. 腰椎平扫 CT 图像骨窗，显示病变骨质破坏情况，选择经椎弓根入路穿刺。B. 患者俯卧位，常规消毒铺巾，穿刺点局部 1% 利多卡因逐层浸润麻醉。CT 扫描确定最佳穿刺层面、进针点、进针角度、进针深度，按照既定穿刺计划对病灶进行穿刺，使用 8 G×4 in Angiotech 穿刺针由椎弓根入路穿刺进针，穿刺针到达预定位置后，再次 CT 扫描确认穿刺针尖位置，取影像学所示腰椎 L3 病变区域病理标本，10% 福尔马林溶液固定，取材满意，送病理科检查。术后复扫 CT 未见并发症发生

（二）病例2

患者男性，53岁，腰痛半年余，外院检查发现腰椎L4椎旁占位性病变。建议完善穿刺活检明确肿瘤病理组织学类型。于门诊单元完成CT引导下腰椎穿刺活检术。患者取俯卧位，后方进针穿刺活检（图8-4-2），病理提示为神经鞘瘤伴黏液变性。

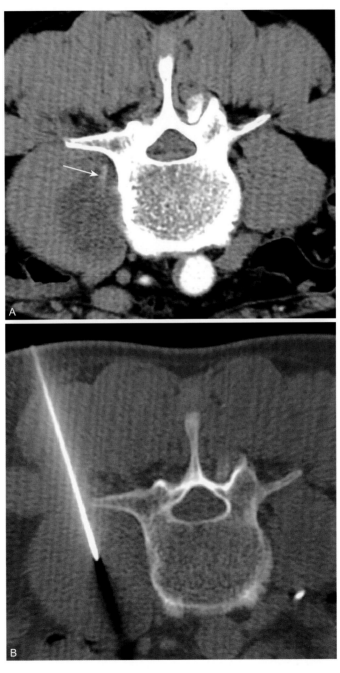

图8-4-2 神经鞘瘤伴黏液变性。A. 腰椎增强CT图像软组织窗，显示病变位于腰大肌深方，边界清，相对低强化，位于L4椎旁，选择经椎旁腰大肌内入路穿刺，注意需避开椎旁的节段动脉（箭头）。B. 患者俯卧位，常规消毒铺巾，穿刺点局部1%利多卡因逐层浸润麻醉。CT扫描确定最佳穿刺层面、进针点、进针角度、进针深度，按照既定穿刺计划对病灶进行穿刺，使用15 G×11.8 cm Angiotech穿刺针由椎旁入路穿刺进针，穿刺针到达预定位置后，再次CT扫描确认穿刺针尖位置，使用16 G×15 cm Angiotech活检枪取影像学所示腰椎L4椎旁病变区域病理标本，10%福尔马林溶液固定，取材满意，送病理科检查。术后复扫CT未见并发症发生

（三）病例3

患者男性，88岁，因全身多部位骨痛就诊外院，检查发现右肺下叶占位性病变，同时发现全身多发

骨质破坏，高度怀疑肺癌并全身骨转移。于门诊单元一期行 CT 引导下肺、骶骨穿刺活检术。患者取俯卧位，后方进针穿刺活检（图 8-4-3），结合免疫组化，病理提示为肺腺癌骶骨转移。

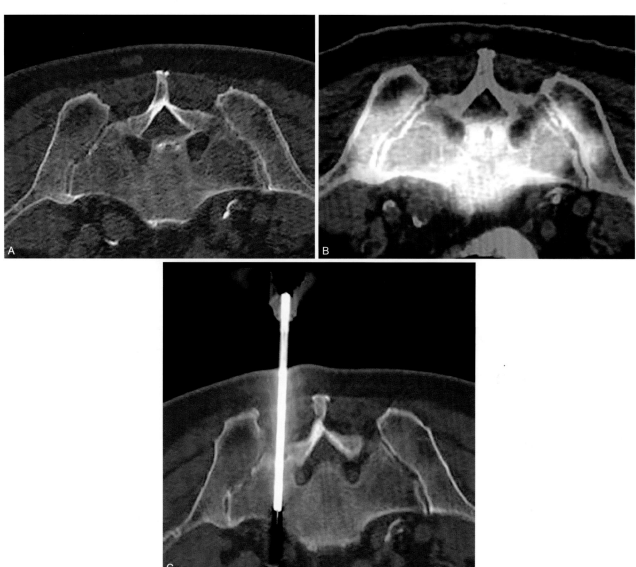

图 8-4-3 肺腺癌骶骨转移。A、B. 骨盆平扫 CT 图像骨窗，显示多发骨质密度不均匀减低，骨小梁结构不清。PET/CT 显示多发代谢增高灶，结合病史考虑骨转移瘤。C. 患者俯卧位，常规消毒铺巾，穿刺点局部 1% 利多卡因逐层浸润麻醉。CT 扫描确定最佳穿刺层面、进针点、进针角度、进针深度，按照既定穿刺计划对病灶进行穿刺，使用 11 G×4in Angiotech 穿刺针由后入路穿刺进针，穿刺针到达预定位置后，再次 CT 扫描确认穿刺针尖位置，取影像学所示骶骨病变区域病理标本，10% 福尔马林溶液固定，取材满意，送病理科检查。术后复扫 CT 未见并发症发生

（田 帅 袁慧书）

参考文献

[1] Saifuddin A, Palloni V, du Preez H, et al. Review article: the current status of CT-guided needle biopsy of the spine[J]. Skeletal Radiol, 2021, 50(2): 281-299.

[2] Guenette JP, Cho C H, Huang RY, et al. CT-guided percutaneous spine biopsy specimen adequacy, pathology concordance, and negative predictive value with battery-powered drill and manual approaches[J]. Curr Probl Diagn Radiol, 2019, 48(6): 558-562.

[3] Wiesner EL, Hillen TJ, Long J, et al. Percutaneous CT-guided biopsies of the cervical spine: technique, histopathologic and microbiologic yield, and safety at a single academic institution[J]. AJNR Am J Neuroradiol, 2018, 39(5): 981-985.

[4] Sertic M, Parkes L, Mattiassi S, et al. The efficacy of computed tomography-guided percutaneous spine biopsies in determining a causative organism in cases of suspected infection: A systematic review[J]. Can Assoc Radiol J, 2019, 70(1): 96-103.

[5] Harris L, Rajashekar D, Sharma P, et al. Performance of computed tomography-guided spine biopsy for the diagnosis of malignancy and infection[J]. Oper Neurosurg (Hagerstown), 2021, 21(3): 126-130.

[6] Nunez JH, Gonzalez-Tartiere P, Erimeiku F, et al. Surgical treatment of cervical spine fibrous dysplasia: case report and literature review[J]. Int J Spine Surg, 2018, 12(6): 659-664.

[7] Liang T, Du Y, Guo C, et al. Ultra-low-dose CT-guided lung biopsy in clinic: radiation dose, accuracy, image quality, and complication rate[J]. Acta Radiol, 2021, 62(2): 198-205.

[8] Li C, Liu B, Meng H, et al. Efficacy and radiation exposure of ultra-low-dose chest CT at 100 kVp with tin filtration in CT-guided percutaneous core needle biopsy for small pulmonary lesions using a third-generation dual-source CT scanner[J]. J Vasc Interv Radiol, 2019, 30(1): 95-102.

[9] Faiella E, Frauenfelder G, Santucci D, et al. Percutaneous low-dose CT-guided lung biopsy with an augmented reality navigation system: validation of the technique on 496 suspected lesions[J]. Clin Imaging, 2018, 49: 101-105.

[10] Asafu AFG, Aboagye E, Asafu-Adjaye FA, et al. CT-guided percutaneous laser disc decompression for lumbar discogenic radiculopathy-performance of a novel combi-therapy[J]. Lasers Surg Med, 2020, 52(5): 419-423.

[11] Bruno F, Palumbo P, Tommasino E, et al. Evaluation of intervertebral disc using T2 mapping sequences in patients undergoing O_2-O_3 chemiodiscolysis: an instrumental study with clinical correlation[J]. Neuroradiology, 2020, 62(1): 55-61.

[12] Oyelese AA, Fridley J, Choi D B, et al. Minimally invasive direct lateral, retroperitoneal transforaminal approach for large L1-2 disc herniations with intraoperative CT navigational assistance: technical note and report of 3 cases[J]. J Neurosurg Spine, 2018, 29(1): 46-53.

[13] Yahyavi-Firouz-Abadi N, Hillen TJ, Jennings JW. Percutaneous radiofrequency-targeted vertebral augmentation of unstable metastatic C2 and C3 lesions using a CT-guided posterolateral approach and ultra-high-viscosity cement[J]. Spine (Phila Pa 1976), 2015, 40(8): E510-E513.

[14] Schiro S, Foreman SC, Bucknor M, et al. Diagnostic performance of CT-guided bone biopsies in patients with suspected osteomyelitis of the appendicular and axial skeleton with a focus on clinical and technical factors associated with positive microbiology culture Results[J]. J Vasc Interv Radiol, 2020, 31(3): 464-472.

[15] Sun HY, Lee JW, Kim KJ, et al. Percutaneous intervention of the C2 vertebral body using a CT-guided posterolateral approach[J]. AJR Am J Roentgenol, 2009, 193(6): 1703-1705.

[16] Bush CH, Adler Z, Drane WE, et al. Percutaneous radionuclide ablation of axial aneurysmal bone cysts[J]. AJR Am J Roentgenol, 2010, 194(1): W84-W90.

[17] Sahan MH, Inal M, Muluk NB, et al. The diagnostic value of CT-guided percutaneous co-axial trans-thoracic biopsy (PCTTB) and evaluation of the pathologic examination[J]. Curr Med Imaging Rev, 2019, 15(5): 479-488.

[18] Guo JG, Fei Y, Huang B, et al. CT-guided thoracic sympathetic blockade for palmar hyperhidrosis: Immediate results and postoperative quality of life[J]. J Clin Neurosci, 2016, 34: 89-93.

[19] Azrumelashvili T, Mizandari M, Dundua T, et al. Ultrasound and CT guided thoracic biopsy approaches-effectiveness and complications [J]. Georgian Med News, 2016(255): 32-39.

[20] 陈仲强, 刘忠军, 党耕町. 脊柱外科学[M]. 北京: 人民卫生出版社, 2013.

[21] Bress A, Metzler S, Plastaras C, et al. "Scout No Scan" technique reduces patient radiation exposure during CT-guided spine biopsy[J]. AJR Am J Roentgenol, 2017, 209(5): 1158-1161.

[22] Ishak B, Abdul-Jabbar A, Tawfik T, et al. Prevention of wrong-level surgery in the thoracic spine: preoperative computer tomography fluoroscopy-guided percutaneous gold fiducial marker placement in 57 Patients[J]. Spine (Phila Pa 1976), 2020, 45(24): 1720-1724.

[23] Frimpong G, Aboagye E, Amankwah P, et al. Short-duration post CT-guided thoracic biopsy monitoring- clinical experience with 440 patients[J]. J Med Radiat Sci, 2019, 66(2): 91-95.

[24] Shaikh H, Thawani J, Pukenas B. Needle-in-needle technique for percutaneous retrieval of a fractured biopsy needle during CT-guided biopsy of the thoracic spine[J]. Interv Neuroradiol, 2014, 20(5): 646-649.

[25] Clamp JA, Bayley EJ, Ebrahimi FV, et al. Safety of fluoroscopy guided percutaneous access to the thoracic spine[J]. Eur Spine J, 2012, 21 Suppl 2: S207-S211.

[26] Lefranc M, Peltier J. Accuracy of thoracolumbar trans-

pedicular and vertebral body percutaneous screw placement: coupling the Rosa(R) Spine robot with intraoperative flat-panel CT guidance-a cadaver study[J]. J Robot Surg, 2015, 9(4): 331-338.

[27] Amoretti N, Hauger O, Marcy PY, et al. Percutaneous discectomy on lumbar radiculopathy related to disk herniation: why under CT guidance? An open study of 100 consecutive patients[J]. Eur J Radiol, 2012, 81(6): 1259-1264.

[28] Kaltsikis I, Chourmouzi D, Drevelegas K, et al. Core needle biopsy of spinal lesions under CT guidance: review of 79 cases[J]. J Neurol Surg A Cent Eur Neurosurg, 2012, 73(4): 199-203.

[29] Amoretti N, Amoretti ME, Hauger O, et al. Posterior percutaneous arthrodesis under CT guidance after surgical anterior arthrodesis: a new technique[J]. J Neuroradiol, 2011, 38(3): 178-182.

第九章 CT引导下脊柱疾病的介入治疗

第一节 CT引导下寰枢椎侧块关节融合及病例分析

寰枢椎脱位的外科治疗，多数病例需在外固定或内固定下，行寰枢椎后弓或枕颈的植骨融合术。这一类手术的操作难度及创伤都比较大，因采用后路植骨融合术，植骨需求量大，植骨块要承受来自后方张力，生物力学上有不合理之处，影响融合率。为使融合术的操作简单易行，北京大学第三医院骨科和放射科专家在解剖学观察研究的基础上，自行设计了经皮 CT 引导下穿刺寰枢椎侧块关节植骨融合术，并设计发明了一系列相应的手术器械应用于临床。自 1999 年起在国内率先报道了此种微创脊柱外科技术，该手术方式损伤小、出血少；在 CT 引导下操作，精确、安全，植骨需求量减少，植骨融合时间缩短，融合率提高。

一、概述

寰枢椎脱位或不稳定常由寰枢椎骨与关节的先天性畸形、创伤、肿瘤、结核、类风湿关节炎等病变造成。寰枢椎脱位可以造成患者严重的脊髓损害，出现四肢瘫痪，甚至累及延髓，影响呼吸功能，一般均需手术治疗。由于寰枢椎的解剖结构复杂，部位深在，周围毗邻颈脊髓、椎动静脉、颈内动静脉等重要结构，所以寰枢椎脱位或不稳的外科治疗一直是脊柱外科的难题。复位、固定、减压和植骨融合是治疗寰枢椎脱位的基本方法。自 1910 年 Mixter 用丝线完成世界上第一例寰枢椎固定术后，出现了 Gallie、Brooks 和 McGraw 术式及后来应用的椎板夹（Halifax clamp）固定融合术和 Margel 法等多种后路复位和固定、寰枢椎融合术式，以及 Cone、Robinson 等枕颈融合术，其融合率为 74.0%~93.3%。20 世纪 90 年代以来又采用 Halo-Vest 架外固定，北

京大学第三医院采用 Halo-Vest 架外固定加颗粒状植骨，融合率达到 93.5%。有些寰枢椎脱位患者只在过伸位时才能复位，使后方的植骨固定术操作困难，故北京大学第三医院改用前路经枢椎体寰椎侧块螺钉内固定术，效果较好，并采用后方颗粒状松质骨植骨融合术。与此同时，一些学者曾尝试经口腔行寰枢椎侧块关节植骨融合术，但手术过大，需气管切开，且感染率高，应用例数少，故报告不多。

二、手术指征及注意事项

由于寰枢椎畸形和脱位的形式复杂，故已有的术式存在着很多不足：①手术暴露复杂，创伤大，出血多；②椎板下穿钢丝风险大，有可能伤及颈脊髓，钢丝断裂，植骨块易松动；③需行寰椎后弓切除、寰枕融合或枕骨大孔开大者，植骨块跨度大，需要植骨量大，融合时间延长，不融合率高；④枕颈融合术丧失颈椎的运动节段多，不符合生物力学要求；⑤操作复杂，技术要求高，费用高。

不论采用何种内固定或外固定术，其目的均是为植骨融合创造条件，在有限的固定期内使植骨尽快融合，这取决于植骨的类型、植骨块的大小、植骨所在的位置及植骨块的稳定性。以往有关于后方植骨融合术后，钢丝断裂、植骨块松动造成植骨不融合的报告。采用 Halo-Vest 架外固定及经枢椎体寰椎侧块螺钉固定的患者，前者外固定时间不能太长，一旦松动将影响融合，后者尚须再次手术，而且无论采用何种后路融合方式，因减压的需要，后颅窝减压范围要足够大（如枕骨大孔开大或枢椎椎板切除），都将使植骨跨度加大，新生骨"爬行替代"时

间延长，融合难度大，甚至不融合。

寰枢椎融合的最终目的是使寰枢椎的侧块关节之间获得稳定。因此，合理的融合应在侧块关节面上，从而解除寰枢椎后路融合或枕颈融合时植骨块所要承受的张力，更符合生物力学要求。而且在侧块关节间隙处做好植骨床，侧块关节之间的植骨间距多在 1cm 以内，植入松质骨即可满足需要，可以充分发挥松质骨易于融合的优点。由于寰枢椎处解剖结构复杂，采用手术切开暴露寰枢椎侧块关节十分困难，CT 引导下的经皮寰枢椎侧块关节融合方法可以有效解决患者的痛苦。

三、手术方式

患者于 CT 室进行手术，侧卧位。首先做寰枢椎的薄层常规扫描，层厚 2 mm，层距 2 mm，通过扫描找到固定后的寰枢椎侧块关节的平面，了解侧块的对应关系，并在 CT 监视屏上确定皮肤上的进针点、进针方向及深度。

选择的进针点在枕项部后外侧，位于椎动脉后方，指向前内侧方向，重点是要辨清椎动脉，以防误伤。然后在体表定点，常规消毒，铺无菌巾，以 1% 利多卡因从皮肤至侧块关节表面做局部浸润麻醉，在穿刺点用刀片在皮肤及深筋膜做长 0.5 cm 左右切口。用骨穿刺针，按预定方向，沿侧块关节后外至前内的轴向将穿刺针插入寰枢椎侧块关节间隙，经 CT 复扫证实。将一枚直径为 1 mm 克氏针沿骨穿刺针插入作为导针，将穿刺套管依次插入扩张，最后插入的内径为 6 mm 的套管为工作套管，此时工作套管被固定于寰枢椎侧块关节间的后外侧。将其他套管取出，保留工作套管，并通过它将外径 6 m、内径 5 mm 的 "T" 状环形手锯插入，进锯深度为 1.2 cm，将侧块关节后外侧的关节囊、关节软骨及部分骨质钻取出来。略改变方向，再次用手锯钻取，尽可能将关节软骨取出，必要时辅以微型刮匙和间盘钳使植骨床表面粗糙。通过 CT 扫描证实植骨床面积约为 1.0 cm^2。

于髂前上棘后方 2 cm 处进针，用手锯在髂骨钻取直径 5 mm、长 2 cm 的松质骨骨柱 6~8 块，将其中一半在 CT 监视下通过套管植于侧块关节面的植骨床处，CT 复扫证实植骨柱嵌满关节间隙后，取出工作套管。仅需皮肤缝合 1 针。

依同样方法再做另一侧的寰枢椎侧块关节植骨融合术，手术结束。

四、典型病例

患者男性，56 岁，因进行性四肢麻木 14 年伴大小便失禁 1 年入院。入院查体：躯干胸骨柄以下、四肢针刺觉减退，四肢肌张力增高，折刀征阳性，提肩胛肌以下肌力Ⅲ～Ⅳ级，四肢病理征阳性。X 线片示枢椎齿突不连，寰枢椎脱位；CT 示齿突从前方对脊髓构成压迫。诊断：先天性齿突不连，寰枢椎不稳，高位颈脊髓病。

原拟经口腔行齿突切除术，但经颅骨牵引后，复查过伸、过屈侧位 X 线片，发现极度过伸位时寰枢椎能复位，为减少经口腔行齿突切除的风险和并发症，即于全麻下行经枢椎体寰椎侧块螺钉内固定术，并进行枢椎椎板切除，再行后方植骨。因植骨要植于寰椎后弓和 C3 椎板之间，植骨跨度大，操作困难，不易融合，故决定行 CT 引导下经皮穿刺寰枢椎侧块关节植骨融合术。

术后 3 个月随访，伸、屈侧位 X 线片示寰枢椎位置正常（图 9-1-1）。

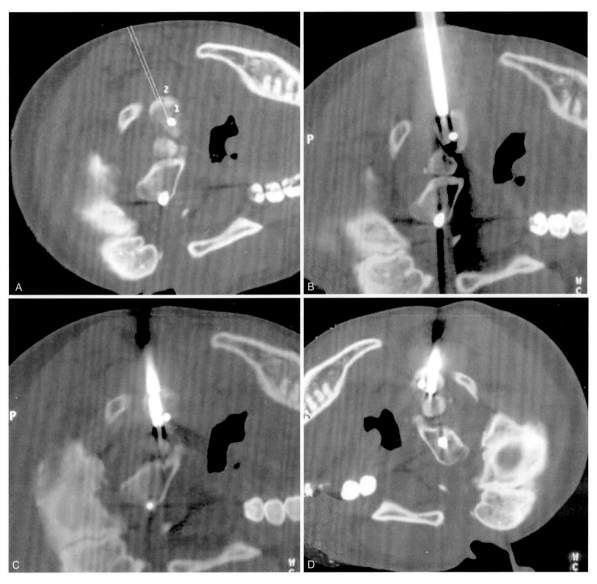

图 9-1-1　CT引导下寰枢椎侧块关节融合病例。A. 术前设计穿刺点、进针方向、进针深度。B. 沿侧块关节后外至前内的轴向将穿刺针插入寰枢椎侧块关节间隙。C. 通过工作通道，将环形手锯插入，进锯深度为 1.2 cm，将侧块关节后外侧的关节囊、关节软骨及部分骨质钻切取出。D. 依同样方法再做另一侧的寰枢椎侧块关节植骨融合术

（田　帅　刘晓光）

第二节　CT引导下脊柱转移瘤射频消融及病例分析

一、概述

骨转移瘤已成为影响癌症患者生存质量，威胁患者生命的主要问题。脊柱转移瘤治疗的目的在于尽快解除患者的疼痛，改善功能活动，提高生存质量，预防病理性骨折的发生。目前，脊柱转移瘤患者的治疗主要是姑息性治疗及局部治疗（包括放疗及手术）、全身治疗（化疗、激素治疗、放射性药物治疗及双膦酸盐治疗）以及止痛剂（阿片类药物及非甾体类抗炎药）。外放疗是治疗局部骨疼痛的标准治疗。然而，20%~30%的患者放疗后疼痛不能缓解。对于先前放疗的部位再疼痛时也不能再次放疗。而对疼痛缓解的患者来说，疼痛往往在4~12周后才缓解，而且，经外放疗的许多患者几个月后，疼痛往往再复发甚至更重。手术通常用于最近骨折或可能发生骨折患者的内固定。虽然双膦酸盐用于乳癌和前列腺癌转移的治疗，但化疗通常对骨转移性疼痛治疗无效。放射性药物对一些弥散性骨转移有效，但不用于局部骨转移性疼痛的治疗。因此，晚期骨转移瘤的疼痛治疗对人类还是挑战。因为不能耐受疼痛，患者的生活质量很差。传统的止痛方法失败的原因有：①因为肿瘤对放疗不敏感或限于正常组织，不能选用放疗；②因为对药物不敏感或药物的毒性，不能选用化疗；③不断增加的镇痛剂剂量，产生不能耐受的副作用。

射频消融术（radiofrequency ablation，RFA）是利用高频交流电通过针尖传导到周围组织，产生振动生热，使组织坏死。RFA在原发性及转移性肿瘤的治疗上已有广泛的研究。Dupuy等于2000年报道了骨转移瘤应用RFA可以缓解疼痛。传统的射频消融作用是治疗不能手术或围手术期高死亡率的患者。然而，现在它已成为吸引人的主要的治疗方法，特别是病灶小于4cm时。

在肌肉骨骼系统，射频消融现在已广泛应用于多种病变，从骨样骨瘤到转移瘤。也可以联合其他介入技术，如骨水泥注射，改善了手术效果，

增加了适应证范围。作为脊柱转移瘤的治疗序曲，Dupuy等应用猪进行动物实验，测定椎体内及椎管内温度分布情况。他们将射频消融电极放入椎体，发现在松质骨内热传导降低，而皮质骨有热绝缘效果，重要的是硬膜外腔的温度不够高，还不会损伤邻近的脊髓。他们随后治疗了一例血管外皮细胞瘤导致腰椎体前方转移疼痛，局部呈溶骨性破坏的患者。应用局麻和静脉麻醉，通过外侧入路，应用14 G活检针通过完整皮质骨进入病变区，放置3 cm射频消融电极，完成手术，在以后随访的13个月内患者疼痛缓解。椎体病变患者的选择很重要，在实施射频消融时，骨壁完整者可阻断热损伤及脊髓或主要神经损伤。Groenmeyer等报道用射频消融治疗了10例患者，有21处不能手术切除的脊柱转移病变，局麻下用具备50 W发生器的大号电极针，中心温度选择根据距脊髓的距离及患者的耐受值来确定，4例患者射频治疗3~7天后行椎体成形术，注入3~3.5 ml骨水泥。术后随访，10例中9例疼痛缓解，疼痛平均降低74%。虽然应用局麻，但大多数患者需要小量的镇静剂，对许多患者来说，如疼痛剧烈可以使用全身麻醉。Goetz等对脊柱转移肿瘤患者行射频消融治疗，研究其近期局部治疗效果、不良反应和副作用，经RFA治疗1个月后行螺旋CT双期增强扫描评价肿瘤治疗效果，显示病灶经消融治疗后均不同程度缩小，患者无严重并发症出现，表明CT引导下脊柱肿瘤射频消融手术安全可靠，副作用小，是治疗脊柱晚期转移性肿瘤的有效方法之一。

二、手术方式

该手术均在CT室完成，术前常规CT扫描确定病变区域，于病变区域内用2 mm薄层CT扫描，确定病灶位置。选取病灶截面最大的层面，使CT床定位于该层面后，打开激光定位线，按照激光在体表的投影定位用记号笔标记穿刺点，并在图像上测量进针角度及进针长度，并记录数值。病灶巨大

者，设计穿刺治疗的部位，利用CT激光定位线，确定不同的穿刺部位。

完成定位后，于穿刺区皮肤用安尔碘消毒，范围以进针处为中心，直径约30cm的圆形区域，铺无菌巾。1%利多卡因在进针处局部浸润麻醉至病变部位骨膜，如病变部位较深，可用心包穿刺针头进行局部浸润麻醉。用带针芯骨穿刺针按照从CT监视器上测得的进针角度穿刺进入，如选用穿刺针直径较粗，通常先用刀片在穿刺点将皮肤切开约1cm的切口，一般要切过深筋膜，再将穿刺针穿入，当针尖抵于骨皮质时撤出针芯，用穿刺针套管钻入病灶部位骨质。再次行CT扫描，调整进针角度及深度，直至刺入预计进行射频消融的病灶内，将有效射频消融针沿骨穿针套管穿入病灶内，再次行CT扫描，确定射频消融针位于病灶内。

启动射频消融治疗控制程序，系统自检正常后启动射频治疗机。将治疗控制软件中功率输出栏调整为功率输出状态，由0 W逐渐加大输出功率，通常功率达到60 W，使功率、温度曲线平稳上升，当病灶内温度逐渐达到90℃后保持5~6 min，停止射频功率输出，治疗结束。

治疗过程中在盐水纱布上根据温度及患者反应适当补充冷生理盐水。先取出探针及测温线，再将骨穿针套管退出。需要多次穿刺者，在再次穿刺时，需要清理探针针头炭化组织，以便再次穿刺部位能快速得到需要的温度。

操作完毕后包扎穿刺孔，再用CT扫描病灶，与术前比较是否毁损。

患者术后留院观察72小时以上，术后24小时后如疼痛缓解可下床活动。部分溶骨性病变存在病理性骨折风险的病灶内，可一期注入骨水泥，患者一般疼痛即刻减轻，均可自行移到平推车上，返回病房。

三、典型病例

（一）病例1

患者男性，83岁。患者3年前查出肺癌伴椎体转移，但无疼痛症状。1年前，无明显诱因出现腰痛，为酸胀痛，间断发作，VAS评分3~4分。昼轻夜重，久坐、久站、翻身时加重，卧床休息后减轻。行推拿针灸后效不佳，外用膏药可减轻。近3个月来腰痛症状进行性加重，夜间影响睡眠，无法翻身，间断发作，VAS评分7~8分。弯腰、喷嚏、解大便时症状加重。口服塞来西布可减轻，停药即反复。严重影响生活质量。为缓解疼痛症状就诊我院门诊，收治住院，行CT引导下脊柱肿瘤射频消融术（图9-2-1）。

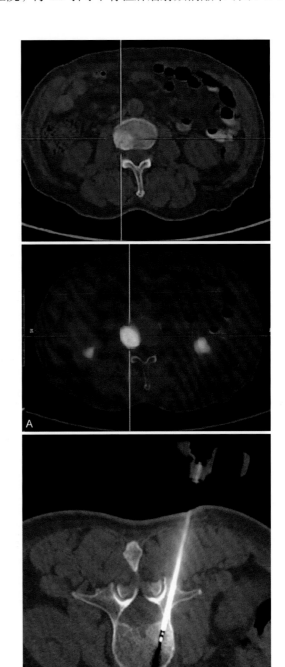

图9-2-1　A. 患者术前PET/CT成像，显示L3椎体右侧骨质破坏，成骨性改变，局部骨皮质不连续。B. 穿刺针套管钻入病灶部位骨质，CT扫描确认调整进针角度及深度，将有效射频消融针沿骨穿针套管穿入病灶内，再次行CT扫描，确定射频消融针位于病灶内。以60 W、90℃设置射频机器参数，消融5分钟，患者主诉术后疼痛明显缓解，无其他不适，安返病房

（二）病例2

患者男性，80岁。患者1年前在北京某医院诊断为鼻咽癌，并行正规放疗治疗，无特殊不适，症状逐渐好转。3个月前患者感左侧胸壁疼痛，夜间疼痛明显，影响睡眠，先后在多家医院就诊，考虑神经痛，口服多种止痛药（西乐葆、曲马多、加巴喷丁）症状无明显缓解。1个半月前在我院门诊就诊，行胸部CT检查发现左后胸壁恶性病变，考虑转移瘤。VAS评分6~7分。为缓解疼痛症状就诊我院门诊，收治住院，行CT引导下脊柱肿瘤射频消融术（图9-2-2）。

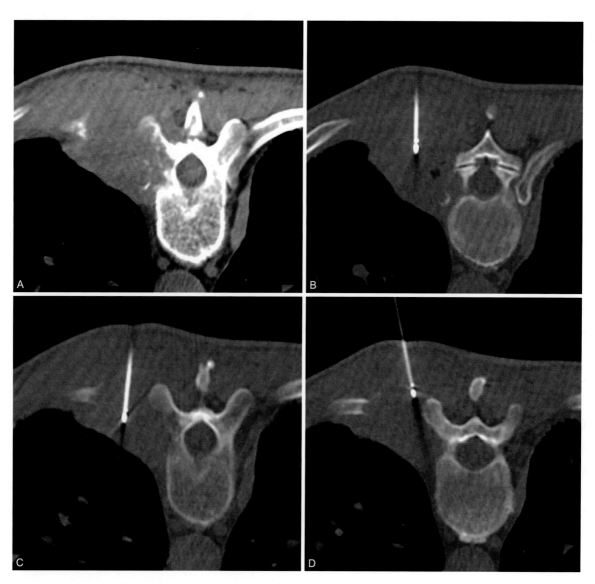

图9-2-2　A.患者术前胸部CT软组织窗图像，显示T10左侧附件区、左侧第10肋骨骨质破坏，伴软组织肿块形成，考虑转移瘤。B~D.穿刺针套管钻入病灶部位，CT扫描确认调整进针角度及深度，将射频消融针沿工作套管穿入病灶内，再次行CT扫描，确定射频消融针位于病灶内。以60 W、90℃设置射频机器参数，消融5分钟，因病灶大，分多次调整射频针尖位置，进行多点消融，保证手术治疗。患者主诉术后疼痛缓解，无其他不适，安返病房

（田　帅　祝　斌）

第三节　CT引导下脊柱骨样骨瘤射频消融及病例分析

一、概述

骨样骨瘤占原发性骨肿瘤的1%~3%，病变部位以股骨、胫骨为主，脊柱骨样骨瘤的发生率相对较少，发生于脊柱的骨样骨瘤占全身所有骨样骨瘤的30%~40%。脊柱骨样骨瘤常见于脊柱后部结构如棘突及椎弓，常呈局限性、膨胀性生长，可延至椎体，原发于椎体者相对少见。本病可发生于3~78岁任何年龄段，在青年人中多发，但最常见于20~30岁；男性患者多见，男女发病比例约为2.5∶1。发生于脊柱的骨样骨瘤在颈椎、胸椎、腰椎的发病率并无明显差异，而骶椎相对少见。采用保守治疗容易出现反复发作情况，且无法根除，因此还需进行手术治疗，但由于脊柱解剖结构的复杂性，术中准确定位存在难度，容易造成不必要的损伤。

脊柱骨样骨瘤缺乏特异性临床症状，常表现为进行性加重的局限性钝痛、神经受压及脊柱侧凸等。约80%的患者出现疼痛，活动后可加重，部分患者夜间疼痛明显，影响睡眠，而多数患者口服非甾体类抗炎镇痛药物后症状可缓解。脊柱骨样骨瘤常位于凹侧，脊柱侧凸即因患侧肌肉痉挛所致，其发生与患者性别、年龄及症状持续时间无关。如果肿瘤靠近体表，可有局部肿大表现。除非有神经功能损害，一般查体常无阳性体征，实验室检查也多在正常范围内。

X线平片检查对于诊断骨样骨瘤具有重要价值。其X线平片典型表现为局限性、膨胀性圆形或椭圆形肿块，周围界限清楚，有反应性骨形成，瘤体内常有斑点状或索状基质钙化或骨化影，其间有溶骨性透亮影，病灶边缘常有明显的硬化环。CT扫描能较清楚地显示脊柱骨样骨瘤产生部位、范围、基质钙化等，可观察到病灶内细微结构，且对病灶边缘蛋壳状硬化环的显示更为清晰。此外，CT还可显示周围软组织水肿及坏死灶，亦能清楚地观察到椎管内侵占、神经组织受压情况。脊柱骨样骨瘤在MRI上表现为膨胀性占位影，T1加权像表现为低信号或等信号，T2加权像表现为高信号或等信号。肿瘤内钙化灶或骨化灶则在T2加权像表现为低信号，在T1加权像表现为低信号或等信号。对于高度怀疑骨样骨瘤而MRI及CT等均无明显发现的病例，骨扫描是一重要的辅助检查方法，病损处局灶性放射性浓聚有可能是唯一的阳性改变。此外，骨扫描对于多发性病灶具有重要意义。其他影像学检查方法包括脊髓造影、血管造影及CT引导下穿刺活检等，但对脊柱骨样骨瘤的诊断并无特殊性，故不推荐作为临床常规检查手段，只有在手术者希望了解肿瘤血供或血管走行时才予以应用。

脊柱骨样骨瘤病理学表现与其他部位骨样骨瘤并无差别，其主要成分为血管丰富的成纤维细胞组织、排列规整或分化不全的骨样组织及钙化组织。其间有大量成骨细胞，偶尔可见破骨细胞，未见有软骨细胞。网织状骨组织由骨样组织钙化形成，新形成的骨小梁由成骨细胞排列而成。

二、手术适应证及手术注意事项

1. 手术适应证包括：①药物保守治疗效果不佳和无效；②症状进行性加重，不能耐受长期药物治疗；③瘤体不位于骨质表面，手术难于精准定位；④手术切除后需要植骨或内固定重建稳定性。

2. 手术注意事项包括：①需要准确、熟练的CT引导下脊柱穿刺技术；②射频电极尽量沿肿瘤长轴放置；③热量辐射范围距离脊髓、神经根等危险组织距离 >2 mm；④局部麻醉下手术，温度逐渐提升，一旦出现神经刺激症状迅速降温并调整电极位置；⑤在安全的前提下尽量延长消融时间，推荐不少于4 min。

在手术治疗脊柱骨样骨瘤中，由于骨样骨瘤的体积小，脊柱解剖结构较为复杂，且骨样骨瘤与脊髓、神经根等相邻，术中若是未准确定位，会导致切除误差、过量切除正常骨组织，而CT不仅能够准确诊断脊柱骨样骨瘤，还可对瘤巢进行准确定位。

传统的刮除术需要将部分正常骨骼切除后才能到达瘤巢，再将其切除，使人体受累骨骼的实际强度被削弱，在进行植骨或内固定后需要进行长期制动，手术实际范围被扩大，增加了手术创伤和出血量，延长了术后康复时间。在 CT 引导下为脊柱骨样骨瘤患者采用经皮穿刺射频消融术治疗，一方面能够准确定位穿刺点和瘤巢，减少损伤，另一方面利用射频消融术的热损伤，能够促使肿瘤细胞凝固性坏死，从而有效消灭肿瘤，具有较高的成功率；且经皮穿刺射频消融术较少丢失骨质结构，不会影响骨强度，术后恢复时间短，复发率低，具有良好的预后效果。另外 CT 能够对骨质结构进行观察，从而判断肿瘤是否存在复发情况，可对疾病转归和预后进行准确判断。

三、手术方式及安全性

患者心电监测后取适当体位，多为仰卧位，CT 扫描确定最佳穿刺层面。常规消毒铺巾，局部浸润麻醉。采用一次性射频消融电极针逐层穿刺入骨样骨瘤瘤巢中心，将伞状射频电极张开，使其完全覆盖瘤巢，并经 CT 扫描确认后，开始进行射频消融治疗，逐渐加温至约 90℃，恒温后持续消融 5 分钟左右。

顺利完成射频消融手术，术中无明显穿刺并发症发生，手术用时一般在 30 分钟左右，术中患者体位舒适性和耐受性较好，手术过程顺利，观察患者消融初期有可耐受疼痛感，中后期无明显疼痛感。术后患者无任何不适主诉，24 小时内疼痛感完全消失，活动不受限，神经功能显示良好，随即出院。患者在不服用任何非甾体抗炎药物的情况下，疼痛视觉模拟评分 (visual analogue scale，VAS) 术后可下降至 0 分（即无明显痛感）。

早期的 RFA 病例骨样骨瘤均来源于四肢骨骼，主要是担心发生脊髓和神经根的热损伤。Dupuy 等通过动物实验认为，如果瘤体周围有完整的骨皮质，可以很好地对射频热量进行隔绝，硬膜外的静脉丛和脑脊液循环也可以将部分热量分散。Vanderschueren 等应用非循环水冷电极进行治疗，设定温度 90℃、消融时间 4 min 的射频治疗参数，证实了这项技术的安全有效性，如果肿瘤边缘距离脊髓和神经根在 2 mm 以内，不建议进行 RFA。作者的临床工作经验提示颈椎和骶椎病例，距离脊髓或神经根的距离在 3 mm 以内时，在 RFA 过程中患者会出现不同程度的短暂的神经根刺激症状，降低温度后症状随即消失，这是因为肿瘤体积较小，射频热量累及邻近神经根所致，待调整射频电极位置适当远离神经根再次进行消融后，患者无类似感觉出现。回顾文献，射频手术相关并发症较少。

四、典型病例
（一）病例 1

患者男性，14 岁。1 年前颈部僵硬、疼痛，转头活动受限，5 个月前按摩后僵硬好转，颈部疼痛加重，VAS 评分 8 分；口服西乐葆症状可缓解。外院颈椎 CT 提示，寰椎棘突增大，其内密度不均匀，边缘呈环形低密度影，局部骨皮质连续。入院前曾于某医院儿科以颈部特发性关节炎，给予激素、钙片等治疗，效果不佳，后以颈椎占位性病变就诊我院门诊，收治住院，穿刺病理证实为骨样骨瘤，行 CT 引导下脊柱肿瘤射频消融术（图 9-3-1）。

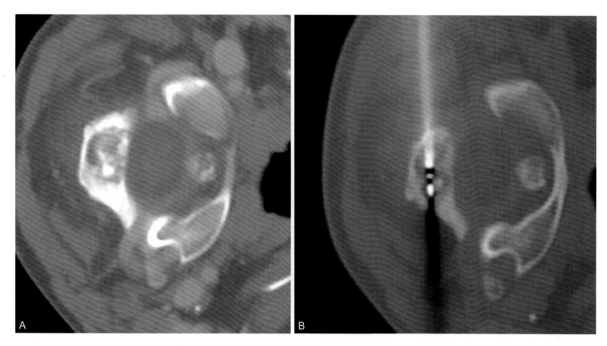

图 9-3-1　A. 患者术前颈椎增强 CT 图像，显示 C1 附件骨质破坏，成骨性改变，可见瘤巢样结构，骨皮质连续，未见明显强化。B. 穿刺针套管钻入病灶部位骨质，CT 扫描确认调整进针角度及深度，将有效射频消融针沿骨穿针套管穿入病灶内，放置于瘤巢中心，再次行 CT 扫描，确定射频消融针到达满意位置。以 60 W、90℃设置射频机器参数，消融 5 分钟，患者主诉术后疼痛明显缓解，无其他不适，安返病房

（二）病例 2

患者男性，27 岁，无明显诱因 8 个月前出现腰痛症状，症状反复，夜间疼痛明显，自行口服止痛药，症状有所减轻，VAS 评分 6~7 分；外院腰椎 CT 提示，L2 左侧横突膨胀性改变，其内密度不均匀，见瘤巢样结构，相应骨皮质连续。就诊我院门诊，穿刺病理证实为骨样骨瘤，收治住院，行 CT 引导下脊柱肿瘤射频消融术（图 9-3-2）。

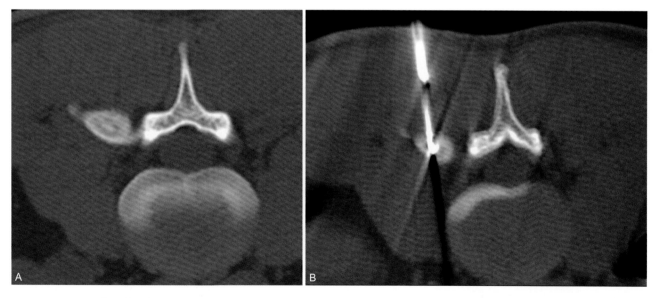

图 9-3-2　A. 患者术前腰椎平扫 CT 图像，显示 L2 左侧横突膨胀性改变，见环形骨密度减低区，可疑为瘤巢样结构，相应骨皮质连续。B. 患者 CT 扫描定位，选取最佳穿刺层面，沿骨活检针鞘管导入射频探头，CT 扫描确认针尖位于瘤巢中心，逐渐升温至 90℃，并间断治疗 5 分钟。术程顺利，监测患者生命体征平稳。无菌敷料遮盖穿刺点，术后患者安返病房

（田　帅　祝　斌）

第四节 CT引导下椎体成形术及病例分析

一、概述

经皮穿刺椎体成形术（percutaneous vertebrolplasty, PVP）是近年发展起来的一种介入治疗方法，将骨水泥注射到有溶骨性破坏或钙缺失的椎体内，起到止痛、止血、加固椎体、维持功能的作用，取得了良好的临床效果，主要用于治疗骨质疏松症、血管瘤、转移瘤等。

骨质疏松椎体压缩性骨折是骨质疏松症常见的并发症之一。老年人由于骨质疏松，导致椎体抗压强度显著下降，轻微的负重或摔跤即可以导致椎体压缩性骨折。以往多采用保守治疗，包括卧床休息、止痛等，但长期卧床可导致诸多并发症。近年来，由于影像学的发展和脊柱外科技术的进步，微创的椎体成形术极大地提高了临床疗效，减少了并发症。

经皮穿刺椎体成形术可在透视或CT引导下完成，各有优缺点。透视下操作快，可在注射时持续监测；CT引导下操作精确度高，观察细致。国外已有专用的PVP穿刺针，以11~13号Jamshidi针为代表，该针同时可做活检。因价格昂贵且购买困难，作者采用11G或8G的骨活检针替代。骨水泥品种繁多，有的已加入硫酸钡不透X线，有的透X线但在注射前混入硫酸钡或钨粉、钽粉等，可使之成为不透X线的骨水泥。笔者单位曾用过4种（分别是美国、英国、德国、意大利生产的）进口骨水泥，以凝固慢、注射阻力小、显影良好的骨水泥为佳。

二、手术机制及治疗原理

血管瘤、骨质疏松症的PVP止痛效果明显，疼痛缓解程度高，维持时间久，有效率达94.7%，椎体转移瘤应用PVP止痛有效率达87.7%，完全缓解率20.4%，随时间推移少数效果下降。表明PVP对椎体溶骨性或钙缺失性病变有姑息性治疗作用，能减轻患者痛苦，良性病变效果好于恶性病变。

良性病灶以椎体内弥漫性钙缺失为主，残存的正常骨性结构、有机骨组织、成骨细胞等仍起作用，更有利于功能恢复。转移瘤中没有神经，骨结构已遭到完全破坏，骨水泥止痛的作用及其效果相对较差，周围残留的肿瘤成分可继续侵蚀正常组织。应用结果显示，骨水泥注射后的止痛效果与注射量及其在椎体内的比例无关，但与椎体破坏程度及有无侵犯神经系统有关，破坏严重、侵及脊髓或神经根者效果差。

骨水泥注入病变4小时其强度已达到90%，通过机械支撑力和黏合作用而加固椎体，将微小骨折固定，活动时不再因挤压、摩擦而刺激痛觉神经末梢。据Deramond等测定PMMA在椎体内聚合时峰值平均温度在51.2~61.8℃，最高达92℃，使骨水泥周围的组织坏死，毁损组织内的神经末梢，缓解疼痛。注射骨水泥时，挤压造成患椎压力上升，阻断动、静脉血流，造成局部缺血；同时骨水泥以各种形态渗入肿瘤组织中并凝固，将包绕、涉及的部分肿瘤组织与其供养血管隔开，最终坏死。

骨水泥增加了椎体支撑力，阻止病变发展，维持脊柱功能。骨水泥一般用量为0~4 ml，充填比例视病变情况而定，更多的时候低于50%，一般随访期间不会出现椎体进一步压缩的情况。绝大多数无渗漏的病例不会出现脊髓压迫症状，表明在该范围内骨水泥用量有明确的支撑作用。由于部分椎体重新骨化，支撑力可进一步改善。从加固椎体考虑，充填比例越高，效果应越好，但由于骨水泥是向阻力小的方向流动，控制其流动方向困难。注射期间又无法监测，随着注射量的增加，发生骨水泥外溢的可能性也加大，一旦出现压迫神经根或脊髓则得不偿失。笔者认为充填比例在50%左右即可。

椎体成形术的抗肿瘤作用包括以下几点：

（1）PMMA有类似无水酒精的效用，可使细胞脱水、凝固，最后坏死。在糊状期注射时大量尚未聚合的PMMA作用于肿瘤细胞，使局部肿瘤组织坏死。

（2）骨水泥作为一种异物可引起组织环境甚至免疫系统变化，导致炎性细胞聚集，影响肿瘤生存。

（3）骨水泥的占位效应、发热反应、凝固作用可致肿瘤细胞死亡。

在以上几个方面联合作用下使肿瘤死亡或处于静止状态，可解释PVP后随访发现88.6%椎体转移瘤无进一步破坏，部分重新骨化。

三、手术适应证及禁忌证

（一）适应证

此手术适应证比较广泛，包括老年人骨质疏松性椎体、椎体压缩性骨折导致的腰背部疼痛，经保守治疗无效；脊椎血管瘤导致的腰背部疼痛，脊柱转移瘤引起的腰背部剧痛，需要采取姑息疗法。椎体成形术在疼痛性骨质疏松性椎体压缩骨折经药物治疗无效的患者，以及与骨坏死相关的疼痛性椎体骨折、不稳定性压缩性骨折、无神经症状的急性创伤性骨折的患者疗效确切，而且多为高龄患者，内科合并症多，本手术方式在局部麻醉下完成，避免了全身麻醉相关的围手术期风险。该手术还适用于多发性骨质疏松性椎体压缩骨折导致的后凸畸形，并引起肺功能、胃肠道功能受到影响和重心改变的骨折患者，以及伴随骨折不愈合、内部囊肿改变的慢性创伤性骨折患者。

（二）禁忌证

椎体高度完全丢失、存在恶性肿瘤性骨质疏松表现的患者不能进行手术；如果肿瘤涉及椎体后壁皮质，或者存在急性爆裂骨折、高能损伤的患者，也不适合进行经皮穿刺椎体成形术。

四、手术方式及治疗效果

（一）材料准备

椎体穿刺针、骨水泥、显影剂、骨水泥搅拌器、骨水泥注射器。部分患者需要脊髓血管造影器材。

（二）椎体穿刺路径

经椎弓根（颈、胸、腰椎）、椎体侧方入路（胸椎）、椎体侧前方入路（颈椎）。

（三）治疗程序

患者俯卧，严格消毒、铺巾，局麻后在CT引导下将椎体穿刺针经椎弓根敲进椎体，针尖位于椎体的前1/3处。必要时，行椎体造影判断有无动静脉短路，搅拌混有显影剂的骨水泥及其溶剂，在牙膏样状态时注入椎体。重复扫描图像观察骨水泥向轴位弥散的情况，特别注意向椎管内和静脉内溢出的情况。拔针，局部压迫，无菌包扎。术后患者静卧20分钟后翻身。

注意术中、术后给予抗生素。

（四）治疗效果

良性病变不影响生存期，对椎体血管瘤、骨质疏松症压缩骨折这类难处理的病变，PVP为简单有效的方法。PVP对转移瘤仍为局部对症治疗，但对无原发灶而仅仅以单发脊柱转移为主的患者，可能会延长生存期。PVP的止痛和强化椎体作用可防止因骨折、滑椎所导致的截瘫等严重的神经损害发生，提高患者的生存质量。

五、典型病例

（一）病例1

患者男性，67岁，腰痛5年余，5年前就诊外院考虑为L3~5椎管狭窄症状。近2个月腰背痛加重，住院后检查发现L2椎体骨质破坏。进一步检查发现癌胚抗原8.93 ng/ml（↑），完善PET/CT提示左肺下叶占位，全身骨质多发破坏，在局部麻醉下行CT引导下腰椎病变穿刺活检术＋椎体成形术（图9-4-1）。

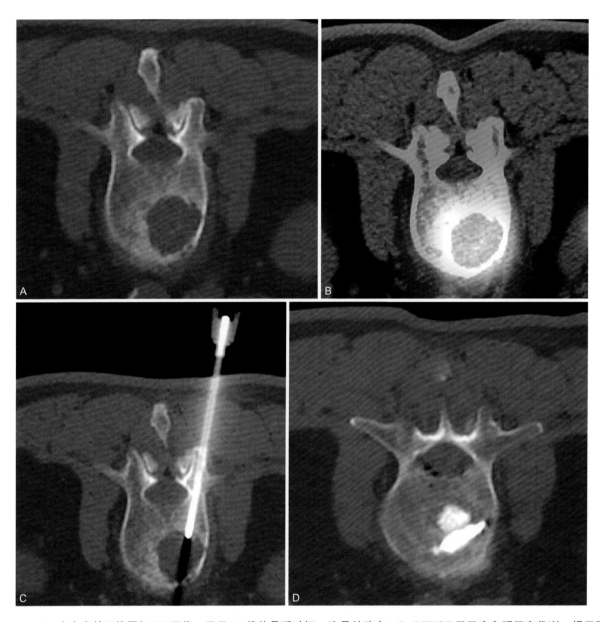

图 9-4-1　A. 患者术前腰椎平扫 CT 图像，显示 L2 椎体骨质破坏，溶骨性改变。B. PET/CT 显示病变明显高代谢，提示肿瘤性病变。C、D. 进行 CT 引导下 L2 病变椎体成形术。以 11 G×4 in Angiotech 穿刺针为套管，向 L2 椎体骨质缺损区内注入骨水泥约 4 ml。术中操作顺利，术后复扫 CT 示骨水泥分布情况满意，未见并发症发生

（二）病例2

患者女性，74岁，于1年前因起床用力过猛或坐车时颠簸严重出现右侧胸腰段疼痛，为隐痛，口服止痛药效果尚可，未规律诊治。2周前体检发现T3、T7、T9、T11多发血管瘤可能，T9椎体骨质破坏显著，决定在局麻下行CT引导下胸椎病变穿刺活检术＋椎体成形术（图9-4-2）。

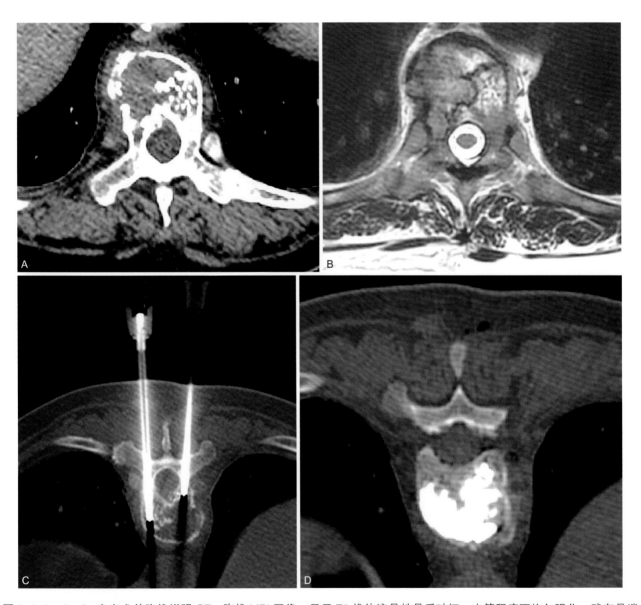

图9-4-2　A、B. 患者术前胸椎增强CT、胸椎MRI图像，显示T9椎体溶骨性骨质破坏，中等程度不均匀强化，残存骨嵴少，皮质不连续。C、D. 患者完成CT引导下T9椎体病变穿刺活检术后，继续进行CT引导下胸椎病变椎体成形术。因病变范围较大，决定分别以T9椎体双侧的 11 G×4 in Angiotech 穿刺针为套管，向病变椎体骨质缺损区内注入骨水泥，共注入约7 ml。术中操作顺利，术后复扫CT示骨水泥分布情况满意，未见并发症发生

（田　帅　刘晓光）

第五节 CT 引导下腰椎间盘内和小关节介入治疗及病例分析

一、CT引导下椎间盘造影

（一）简介

椎间盘造影因具有创伤和感染的危险性，曾一度颇具争议，但近年来临床研究发现部分下腰痛患者的 MR 检查并不能很好地解释其病理改变，给治疗带来一定难度，而椎间盘造影具有疼痛诱发的特点，是目前唯一能与患者疼痛症状相联系的影像学检查方法，因而重新受到关注。目前，椎间盘造影是诊断椎间盘源性下腰痛最重要的检查手段，也是该类患者行腰椎融合术或髓核置换术前必要的检查。

CT 引导下椎间盘造影是在 CT 监视下将一定剂量造影剂注入椎间盘髓核的一种微创检查方法，根据是否诱发出和平时性质、程度相同的疼痛表现，可鉴别是否有椎间盘源性腰痛。同时，还可根据注入造影剂的剂量和分布范围来判断纤维环撕裂程度，为进一步治疗提供依据。

（二）手术方式

患者取俯卧位，CT 扫描确定椎间盘穿刺层面后经后外侧路径进针，采用 20 G 套管针进行椎间盘穿刺。CT 扫描确定针尖位于椎间盘中心后注入生理盐水与造影剂 1∶1 混合液，记录注入剂量并观察患者的疼痛反应，询问疼痛部位、性质、程度以及和平时症状是否一致。如能引发患者与平时部位、性质相一致的疼痛，程度与平时相当或较重，即诊断为椎间盘造影阳性；若不能诱发患者疼痛反应或所引发的疼痛与平时部位、性质不相一致，即视为椎间盘造影阴性。

（三）达拉斯椎间盘造影评价系统

达拉斯椎间盘造影评价系统（Dalas discogram description，DDD）根据对椎间盘造影进行形态学分型，把纤维环退变程度分为 4 级：0 级，造影剂充填正常的髓核空间；1 级，造影剂充填纤维环面积占正常纤维环面积 10% 以下；2 级，造影剂充填纤维环面积 10% ~50%；3 级，造影剂充填纤维环面积大于 50%。纤维环破裂程度分为 4 级：0 级，造影剂完全局限在髓核内；1 级，造影剂沿着裂隙流入内层纤维环；2 级，造影剂流入外层纤维环；3 级，造影剂流出纤维环外层或进入硬膜外腔。0 级和 1 级为正常，2 级和 3 级为纤维环破裂。

（四）椎间盘造影存在的问题与对策

CT 引导下椎间盘造影尚存在不少难以解决的问题。首先，由于牵涉到医学伦理等问题，目前国内外此类研究尚无法做到以正常人群作为对照组，因此难以确定椎间盘破裂与诱发性下腰痛在正常人群中的实际出现情况。另外，椎间盘造影诱发一致性疼痛的评价主要根据患者的主观感觉，缺乏客观量化的指标，而且还与操作者的技术差异及患者的疼痛阈值、表达能力、社会心理作用和依从性等有关，影响因素较多。

虽然椎间盘造影存在上述难以解决的困难，但在实际操作时可以通过严格掌握适应证、强调操作的规范性和制定严格的评价标准（形态学、注射对比剂的量和压力、患者的主观反应和邻近椎间盘疼痛反应）等措施有效减少假阳性的发生。并且通过多种影像检查方法的结合，客观评价是否为椎间盘源性疼痛。

对于缺乏神经根压迫症状和体征的慢性下腰痛患者，如 MRI 显示椎间盘髓核中、重度退变，椎体后缘出现椎间盘后缘高信号区、椎体终板退变，以及椎间盘造影表现为外纤维环破裂、后纵韧带复合体破裂和出现一致性诱发痛时，高度提示椎间盘源性下腰痛。椎间盘造影显示的椎间盘内破裂的病理改变细节和造影时所引起的一致性诱发性疼痛，是椎间盘源性下腰痛诊断的重要依据，因而对于症状椎间盘的定位、避免非症状椎间盘的过度治疗均具有较高的临床应用价值。

二、CT引导下椎间盘射频热凝消融术

（一）简介

腰椎间盘突出症是因椎间盘发生退行性变后，纤维环破裂，髓核突出，刺激压迫神经根、血管或脊髓等组织所引起的以腰腿疼痛、麻木为主要症状的病症。本病传统的治疗方法较多，通常有推拿、牵引、针灸、理疗、椎管内注射甾体激素等，但效果均不满意。

射频治疗是近年来新兴的椎间盘微创治疗技术之一，即通过消融电极在椎间盘中将射频能量通过穿刺针尖端的裸露部分发射，产生高温，从而使突出部位的髓核产生明显的物理体积收缩，达到对椎间盘周围组织如神经根、血管、脊髓等减压的目的，以消除和缓解临床症状。同时可使局部温度在短时间内增高，从而改善局部循环，使因疼痛引起的肌肉痉挛得以缓解和改善。热凝效应还有利于炎症因子、致痛因子、窦椎神经的痛觉感受器的灭活和水肿的消除。

（二）工作原理

射频电流是一种频率在 $100\,kHz\sim3\,MHz$ 的高频交流电，利用射频电极在椎间盘内形成射频电场，使局部水分子共振而产热，汽化部分椎间盘髓核组织，直接使致病部分的髓核变性、凝固、收缩，减少体积，解除压迫，很少伤及正常的髓核组织，同时间接阻断髓核液中糖蛋白和 β 蛋白的释放，温热效应对损伤的纤维环、神经根水肿、椎管内的炎性反应起到良好的治疗作用。与其他微创治疗方法相比，射频热凝的是致病椎间盘，对正常的髓核及纤维环没有影响，不破坏腰椎的平衡及稳定性，不加速腰椎的退行性变。

射频仪具有安全测试系统，利用人体各组织的密度不相同而生物电阻抗也不同的原理进行同步阻抗监测，可确定电极的宏观位置；利用神经纤维对不同参数电流刺激的不同反应来确定电极与神经纤维的微观位置关系，所以其定位准确，可以有效避免神经根的热损伤，使治疗的风险大为降低。

（三）适应证与禁忌证

1. 适应证

（1）患者年龄一般不超过50岁，病程不超过5年；

（2）经保守治疗无效或疗效较差，又不适宜开放式手术；

（3）久坐或久站出现腰痛，伴有臀部或下肢放射痛、酸胀麻木症状；

（4）椎间盘高度无明显降低；

（5）MRI 诊断为包容性椎间盘膨出或突出；

（6）椎间盘造影阳性。

2. 下列情况不适合实施椎间盘射频热凝消融术

（1）椎间盘高度有明显降低；

（2）椎间盘纤维环明显破裂，髓核溢出；

（3）中等和严重的椎管狭窄；

（4）脊柱骨折或肿瘤；

（5）有感染表现。

（四）手术方式

患者取俯卧位，CT引导下定位确认进针点，手术医生将射频电极在CT引导下逐层进针插入椎间盘内，运用射频能量在椎间盘髓核内部，通过低温下分子分解，在椎间盘上汽化出多个槽道，降低间盘内的压力，从而缓解疼痛和减轻间盘组织对神经根的刺激，术毕再用热凝封闭。

该手术治疗创伤小，在CT的影像监视下，只在穿刺入针点皮肤切1 cm小切口，经皮穿刺插入穿刺针即可完成治疗，能有效地解除对神经的压迫，同时还能保护椎间盘纤维环和周围组织不被破坏。与以往通过高温使组织坏死的热收缩技术不同，系统在皱缩档位可以将刀头温度精确控制在 $50\sim60\,℃$，因此具有很高的安全性。

（五）手术注意事项

射频热凝靶点消融术应注意：

1. 操作的技术要求较高，术前应有充分的准备，仔细阅读影像学资料，必须注意靶点和穿刺点的准确选择，避免误穿以及并发症的发生。

2.治疗过程中严格各种测试，避免神经损伤。

3.对于椎间盘突出物钙化的患者，应注意钙化的位置和大小，若钙化的位置与靶点的位置过近或钙化过大则不适合治疗。

4.椎管狭窄的患者、明显的骨质增生、黄韧带及后纵韧带肥厚和钙化者不宜施行此术。

根据临床观察，对合并有后纵韧带钙化、椎管后缘骨质增生、重度黄韧带肥厚或椎间隙狭窄者应列为治疗禁忌证。因此，射频热凝靶点消融术是治疗腰椎间盘突出症的一种安全、有效的方法。

三、CT引导下脊神经后内侧支射频消融术

（一）简介

腰椎小关节综合征也称为小关节滑膜嵌顿，多是由于长期腰椎负荷过重或弯腰后猛然起立，使滑膜嵌入小关节之间，造成小关节交锁或脱位，脊椎活动受限，是导致急、慢性腰痛的重要原因之一。

腰椎小关节退变是其主要原因。腰椎小关节囊及周围组织密布伤害感受器，当关节囊受到牵拉或压迫时，可刺激伤害感受器，引起疼痛。有研究结果显示，15%~52%患者的慢性腰痛与腰椎小关节病变有关。国外学者报道，明确患者腰痛的原因为腰椎小关节病变后，可进行腰椎小关节内皮质类固醇注射治疗或行脊神经后根中间支射频毁损术，以达到长期消除疼痛的目的。而在国内，腰椎小关节病变所致慢性腰痛尚未被重视，且诊断标准不统一，尤其缺乏在影像学引导下的精确治疗手段。目前多采用CT引导下脊神经后内侧支阻滞或以其为基础的射频毁损治疗，精确性较好，疗效确切，安全性高。

（二）解剖学基础

小关节的神经供应丰富，主要来自脊神经后内侧支的神经纤维。L1~L4腰脊神经出椎间孔后，其后支以直角发出，沿下位椎体的上关节突的前外侧缘向后、向下走行，在上关节突与横突的交界处分为内、外侧支。其中，外侧支在横突下方向外、略

向后及向下走行；内侧支继续沿着上关节突后缘的外侧向后、向下走行，进入骨纤维管。该管的前壁为横突后表面，内侧壁为乳突，外侧壁为副突，后壁为副乳韧带。近期的解剖学研究证实，后内侧支在骨纤维管内走行时不靠近乳突的外面，而是靠近副突的内面。L5脊神经后支发出后在L5上关节突与骶骨翼形成的凹槽底部向后走行，并发出2个分支。内侧支向内绕腰骶小关节的外侧面，外侧支向下汇入S1脊神经后支。

射频热凝外周神经毁损术是在神经阻滞疗法的基础上，将某一特定的外周神经以热凝破坏后治疗疼痛的技术。射频通过升高针尖局部组织温度达到毁损神经的目的。射频毁损神经的方法可靠，理论上其可有效地阻断神经传导，达到消除疼痛的目的。此外，射频热凝还具有定位准确、损伤小等特点，是一种安全、有效的方法。

（三）手术方式

患者取俯卧位，腹下垫枕。CT扫描确认进针点，并根据测量值在患者背部作相应的标记，确定进针点。开放外周静脉，并进行心电监护。常规消毒，于穿刺点行皮肤表面麻醉，确定腰椎穿刺节段，将穿刺针逐步进针置于穿刺节段的患侧，略作调整，直至观察到位于清晰的小关节和横突的移行部位，即内侧支绕行横突基底部的区域。射频穿刺针尖直达目标靶点后，遇到坚硬的骨性组织，稍向头端调整针尖滑过骨性组织，此时针尖纵轴与内侧支呈平行状态，重叠部位最大时即停止操作。患者有发胀感，并向下方放射。穿刺到位后行CT扫描重建并确认针尖位置，定位完成后行感觉测试和运动测试。给予患者50 Hz的高频刺激进行感觉测试，在患者的疼痛区域诱导出麻、胀等异常感觉，随后给予2 Hz的低频刺激进行运动测试，不引起任何运动神经受刺激的下肢肌肉收缩。在感觉测试成功、运动测试未诱导出下肢运动后方可应用射频热凝设备行射频热凝毁损，参数设置为80℃、120 s。拔针后，患者静卧休息60分钟，观察有无不良反应发生。

四、CT引导下骶髂关节注药术

（一）简介

强直性脊柱炎（ankylosing spondylitis，AS）是一种以骶髂关节病变为主，青壮年易患的风湿性疾病。由于病因及发病机制尚未定论，目前治疗上是否需应用免疫抑制剂仍存在争议，而相当一部分患者单纯应用非甾体抗炎药（NSAIDs）又难以控制症状，且长期口服止痛药也常常带来多种副作用，如胃肠道反应。国外风湿病学者已有多篇报道应用骶髂关节注射技术，迅速有效地控制疼痛并改善关节活动度。关节注射的疗效维持时间也较长，并且可减少全身性用药的副作用。

倍他米松或醋酸泼尼松是最常使用的药物，它们具有非水溶性的特点，药效持久。如再合用罗哌卡因（局麻药）阻断神经末梢，疗效会更迅速、长久。较常使用的注射药物是复方倍他米松（得宝松）或醋酸泼尼松龙。前者与文献中所用的倍他米松不同，得宝松是一种可溶性倍他米松与难溶性倍他米松的复方制剂，因此在注射后可溶性部分可迅速发挥作用，而难溶性部分能缓慢持续地维持药效，理论上得宝松似乎有更优越的药理优势，但在应用中注射得宝松与醋酸泼尼松龙未看到差别。骶髂关节注射疗法在3~6个月内的疗效肯定，远期疗效还有待于随访跟踪。

自1992年Maugars开始骶髂关节注射至今已近30年，它最初用于治疗骶髂关节病变所致的腰背痛，结果非常有效，后再被用于下背痛的鉴别诊断，结果表明30%的下背痛骶髂关节注射有效，说明这部分下背痛的原因是骶髂关节病变所致，从而得到确诊。我们选择确诊的AS患者进行骶髂关节注射，目的在于缓解疼痛等症状。在AS中对NSAIDs疗效差的患者，注射后症状缓解更明显；下背疼痛越严重者，效果也越好。由此提示在选择患者时最好选择下背疼痛明显、对NSAIDs疗效差的患者较为合适。同时，文献也提示C反应蛋白、红细胞沉降率（血沉）、HLA-B27及骶髂关节病变程度与疗效关系不密切。另外值得提出的是，以股骨头病变为主的AS可能会影响注射的疗效，因为这类患者的疼痛、骶髂关节挤压痛的原因不全来源于骶髂关节病变，部分与股骨头病变有关。

（二）手术方式

患者取俯卧位，在CT引导下逐层穿刺进针，直达骶髂关节，通过穿刺针外壳注射治疗强直性脊柱炎的药物。该手术方式是一种较新的方法，在技术上有一定的技巧和难度。在骶髂关节下1/3选择一个便于进针的层面是非常重要的，进针必须有一定力度才能到达骶髂关节腔，但切忌过深或偏斜，避免针尖紧贴或进入关节面皮质，而影响注入药物。一旦发生这种情况，只需旋转针的方向或略退一点针便可解决。X线片上病变已达Ⅳ级者不适宜做这种治疗，因为其骶髂关节已融合，术者很难找到一个理想的进针位置，也很难注入药物。

五、典型病例

（一）病例1

患者男性，39岁，12年前出现腰痛，症状逐渐加重伴左下肢疼痛不适，VAS评分7分。受凉及劳累后症状加重，卧床后症状缓解。曾于当地医院行"小针刀"治疗，效果不佳。为进一步治疗到我院就诊。我院于门诊行CT引导下椎间盘造影术提示L5~S1椎间盘3级撕裂，进而诊断为椎间盘源性腰痛（图9-5-1）。

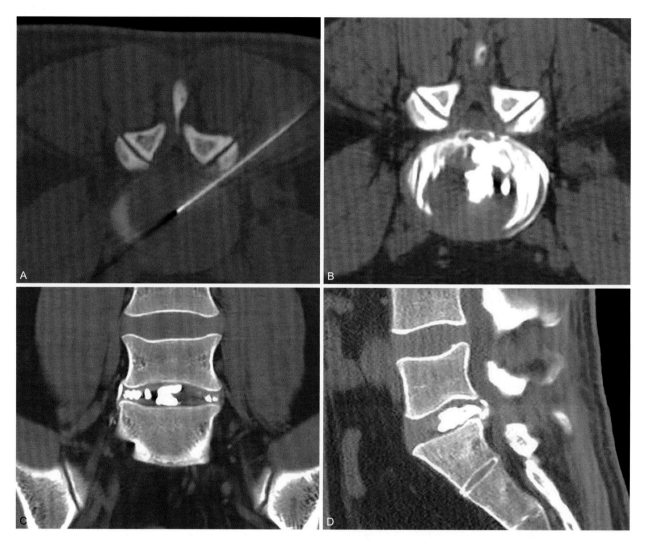

图 9-5-1　A~D. 患者俯卧位，常规消毒、铺巾，1% 利多卡因逐层浸润麻醉。CT 引导下定位，20 G 椎间盘造影穿刺针后入路进针，穿刺针到位后于 L5~S1 椎间盘注入 1∶1 生理盐水稀释碘海醇（欧乃派克）1.8 ml，复查 CT 观察造影剂分布。椎间盘造影结果（采用达拉斯椎间盘造影评价系统）：L5~S1 椎间盘 3 级撕裂，注射阻力尚可，推注过程中患者诉腰痛，部位及位置与平时吻合，范围较平时大，程度较平时重，考虑椎间盘源性腰痛

（二）病例2

患者女性，57岁，于1年前腰部外伤后出现腰痛，为隐痛，口服止痛药效果尚可，未规律诊治。因腰痛症状反复，就诊我院门诊，MRI检查提示L4~S1椎间盘突出，决定在局部麻醉下行CT引导下腰椎间盘射频靶点热凝消融术（图9-5-2）。

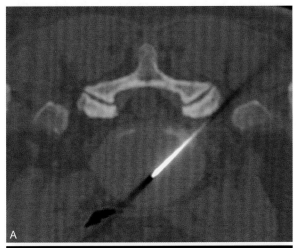

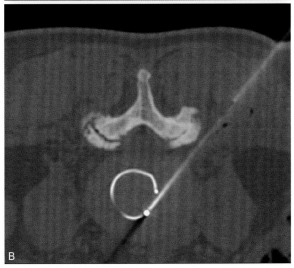

图9-5-2 A、B. 患者俯卧位，常规消毒、铺巾，1%利多卡因局部麻醉。CT引导下定位，18 G×11.8 cm穿刺针侧后入路进针，到达L5~S1盘内后，复扫CT图像位置满意，将射频导管置换入鞘管，导管在盘内沿纤维环盘曲形成环形后，连续射频加热，起始温度为65℃，结束温度为83℃，共加热10分钟。采用同样方法，CT引导下定位，完成L4~5椎间盘治疗，共加热16分钟。手术过程顺利，复扫CT未见明显并发症，用无菌敷料遮盖穿刺点，术毕

（三）病例3

患者男性，87岁，3年前查出肺癌伴椎体转移，但无疼痛症状。1年前逐渐出现腰痛，为酸胀钝痛，间断发作，VAS评分3~4分。昼轻夜重，久坐、久站及翻身时加重，卧床休息后减轻。行推拿针灸效果不佳，外用膏药可减轻。近3个月来腰痛症状进行性加重，夜间影响睡眠，无法翻身，VAS评分7~8分。口服塞来西布可部分缓解，但仍严重影响生活质量。门诊收治住院，决定在局部麻醉下行CT引导下脊神经后内侧支射频消融术（图9-5-3）。

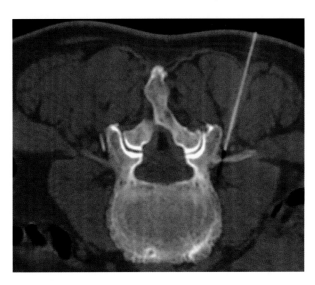

图9-5-3 患者俯卧位，常规消毒铺巾，1%利多卡因局部麻醉。CT引导下定位，分别确定双侧L2、L3、L4脊神经后内侧支所在位置（术前已确定责任神经节段）。20 G穿刺针侧后入路进针，到达神经节段后将射频导管置换入鞘管，分别以不同电压诱发出相应感觉及运动。单节段分别注入得宝松与罗哌卡因、生理盐水的混合液1 ml，单节段以连续脉冲模式治疗90秒（80℃）。手术过程顺利，未见明显并发症，用无菌敷料遮盖穿刺点，术毕

（田 帅 祝 斌）

参考文献

[1] 刘晓光, 党耕町, 王超, 等. CT监测下经皮穿刺寰枢椎侧块关节植骨融合术[J]. 中华骨科杂志, 2001, 21(11): 650-654.

[2] Brooks AL, Jenkins EB. Atlanto-axial arthrodesis by the wedge compression method[J]. J Bone Joint Surg Am, 1978, 60(3): 279-284.

[3] Mcgraw RW, Rusch RM. Atlanto-axial arthrodesis[J]. J Bone Joint Surg Br, 1973, 55(3): 482-489.

[4] Cybulski GR, Stone JL, Crowell RM, et al. Use of Halifax interlaminar clamps for posterior C1-C2 arthrodesis[J]. Neurosurgery, 1988, 22(2): 429-431.

[5] Botte MJ, Byrne TP, Abrams RA, et al. Halo skeletal fixation: techniques of application and prevention of complications[J]. J Am Acad Orthop Surg, 1996, 4(1): 44-53.

[6] 王超, 党耕町, 刘忠军. 头环背心在颈椎外科的应用[J]. 中华骨科杂志, 1997, 8: 3-6.

[7] 郭亮, 权正学, 欧云生. 前路经枢椎体至寰椎侧块螺钉联合Gallie法内固定术的稳定性研究[J]. 中国修复重建外科杂志, 2008, 22(6): 707-710.

[8] 党耕町, 王超, 刘忠军. 使用颗粒状自体松质骨植骨的寰枢椎后路融合术[J]. 中华骨科杂志, 1997, 9: 9-11, 66.

[9] Dupuy DE, Hong R, Oliver B, et al. Radiofrequency ablation of spinal tumors: temperature distribution in the spinal canal[J]. AJR Am J Roentgenol, 2000, 175(5): 1263-1266.

[10] Gronemeyer DH, Schirp S, Gevargez A. Image-guided radiofrequency ablation of spinal tumors: preliminary experience with an expandable array electrode[J]. Cancer J, 2002, 8(1): 33-39.

[11] Goetz MP, Callstrom MR, Charboneau JW, et al. Percutaneous image-guided radiofrequency ablation of painful metastases involving bone: a multicenter study[J]. J Clin Oncol, 2004, 22(2): 300-306.

[12] Vanderschueren GM, Obermann WR, Dijkstra SP, et al. Radiofrequency ablation of spinal osteoid osteoma: clinical outcome[J]. Spine (Phila Pa 1976), 2009, 34(9): 901-904.

[13] Beyer T, van Rijswijk C, Villagran JM, et al. European multicentre study on technical success and long-term clinical outcome of radiofrequency ablation for the treatment of spinal osteoid osteomas and osteoblastomas[J]. Neuroradiology, 2019, 61(8): 935-942.

[14] Cazzato RL, Auloge P, De Marini P, et al. Spinal tumor ablation: indications, techniques, and clinical management[J]. Tech Vasc Interv Radiol, 2020, 23(2): 100677.

[15] Alhashash M, Shousha M, Barakat AS, et al. Effects of polymethylmethacrylate cement viscosity and bone porosity on cement leakage and new vertebral fractures after percutaneous vertebroplasty: A prospective study[J]. Global Spine J, 2019, 9(7): 754-760.

[16] Deramond H, Depriester C, Galibert P, et al. Percutaneous vertebroplasty with polymethylmethacrylate. Technique, indications, and results[J]. Radiol Clin North Am, 1998, 36(3): 533-546.

[17] Park JW, Park SM, Lee HJ, et al. Infection following percutaneous vertebral augmentation with polymethylmethacrylate[J]. Arch Osteoporos, 2018, 13(1): 47.

[18] Sun X, Wu Z, He D, et al. Bioactive injectable polymethylmethacrylate/silicate bioceramic hybrid cements for percutaneous vertebroplasty and kyphoplasty[J]. J Mech Behav Biomed Mater, 2019, 96: 125-135.

[19] Sachs BL, Vanharanta H, Spivey MA, et al. Dallas discogram description. A new classification of CT/discography in low-back disorders[J]. Spine (Phila Pa 1976), 1987, 12(3): 287-294.

[20] Wu S, Li X, Lin C, et al. CT-guided nucleoplasty with radiofrequency energy for the treatment of lumbar disk herniation[J]. J Spinal Disord Tech, 2015, 28(1): E9-E16.

[21] Manfre L. CT-guided transfacet pedicle screw fixation in facet joint syndrome: a novel approach[J]. Interv Neuroradiol, 2014, 20(5): 614-620.

[22] Maugars Y, Mathis C, Vilon P, et al. Corticosteroid injection of the sacroiliac joint in patients with seronegative spondylarthropathy[J]. Arthritis Rheum, 1992, 35(5): 564-568.

[23] Karayol SS, Karayol KC. Does diffusion-weighted magnetic resonance imaging have a place in the differential diagnosis of brucella sacroiliitis and seronegative spondyloarthropathy?[J]. Acta Radiol, 2021, 62(6): 752-757.

第十章 CT引导下脊柱内镜手术

脊柱微创手术成功的前提是精准诊断，确定需要手术处理的责任部位即目标靶点，以及到达靶点的路径。术前、术中和术后的影像学检查和引导起着至关重要的作用，这其中包括术前的 X 线、CT、MRI、超声等各种影像学资料对脊柱疾病的定位诊断，确定手术病灶的部位和设计手术方案，制订实施路径，术中影像引导和术后对治疗结果的评估。影像引导技术在微创和介入治疗中也扮演不可或缺的角色，目前常用的影像引导方法有以下四种方式：C/G 臂透视机引导、超声引导、MRI 引导和 CT 引导技术。经过 30 多年的发展，CT 的功能已经超越了单纯的影像学检查，发展成为一种介入治疗引导工具。CT 成像能清晰显示脊椎骨性结构、椎管内神经和周围的脏器、血管，螺旋 CT 具备三维重建功能，可进行手术路径的精确设计并为脊柱微创手术提供精确的引导和评价。各种类型的

CT 机均可开展脊柱微创手术的引导，不需要 MRI 所要求的特殊器械，对安装心脏起搏器和关节金属假体的患者也在适用范围之内。我中心自 2004 年开始，在 CT 定位下采用经皮穿刺激光气化减压术（percutaneous laser disk decompression，PLDD）治疗颈、胸、腰椎间盘突出症，并相继开展了 CT 定位射频消融、臭氧注射治疗椎间盘突出症和关节突关节病、CT 定位经皮椎体成形术、CT 定位经皮螺钉内固定治疗上颈椎骨折、胸腰椎骨折，积累了较为丰富的临床经验。经过不断探索，优化操作流程，能够快速进行 CT 定位扫描，准确、及时地引导穿刺。2010 年 6 月，我中心引进椎间孔镜技术时，顺理成章地选择了 CT 定位引导。CT 定位与椎间孔镜的强强联合，能够精准地引导穿刺，将工作通道置入到病灶的靶点处，降低了内镜操作的难度，提高了内镜疗效。

第一节 CT定位脊柱内镜技术要点

一、精准诊断

精准诊断是保证脊柱微创治疗效果的前提。脊柱微创手术暴露范围小、手术视野小，操作空间狭窄，这些既是微创的体现，又限制了对病变的广泛探查和扩大处理。同时，脊柱的解剖特点之一是多节段的组织结构，不同的脊柱节段可能同时存在病变，因此对临床表现的责任认定，也就是责任节段的确定至关重要。为此，我们建立了 GE-AW4.4 影像后处理工作站（图 10-1-1），将所有拟行脊柱内镜手术的腰椎间盘突出症患者均行腰椎 64 排螺旋 CT 检查并将扫描信息上传到科室的影像后处理工作站；通过影像后处理系统完成以下工作。

1.明确诊断 对腰椎诸节段进行三维重建，同步多平面、多角度全方位显示椎间盘、椎间孔、关节突关节、神经根和硬膜囊等重要结构，寻找引起症状和体征的责任节段。特别是对于老年患者的多节段突出，要从影像突出中甄别出引起临床症状和体征的责任节段，再从责任节段中进一步重建观察突出间盘与神经根和硬膜囊的位置关系，寻找到责任节段的责任靶点。如突出髓核压迫神经根，能从矢状位或冠状位上观察到受压神经迂曲增粗，从断层图像上能观察到受压神经的近、远端较对侧神经增粗（图 10-1-2）。

2.避免多节段突出、极外侧型、远距离脱出的漏诊 多平面重建系统可以在螺旋 CT 扫描范围内，

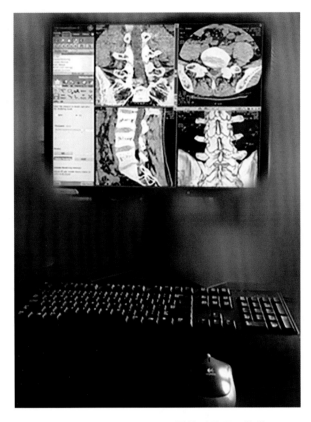

图 10-1-1　GE-AW4.4 影像后处理工作站

任意调整角度进行三维重建，对于多节段突出能明确突出髓核与神经根的位置关系，明确神经有无受压后的迂曲、水肿增粗等表现，从而明确责任节段，对多节段突出起到鉴别作用。对于极外侧型腰椎间盘突出，常规的 MRI 和 CT 检查由于受扫描范围和层厚的限制，髓核向椎间孔外和头侧突出时，如果超出了扫描的范围就会发生漏诊；而远离椎管内脱出，在 CT 扫描检查时，会因脱垂距离超过了常规的 4~6 层扫描而不能显示脱垂的远端部分髓核。通过应用多平面重建系统，能从椎管内神经根的发出部位沿其走行一直追溯到椎间孔外的腰大肌内，并同时在矢状位、冠状位和断层上显示神经根与突出髓核的位置关系，避免误诊和漏诊（图 10-1-3）。

3. 通过三维重建，剪切骨性阻挡，立体观察骨化形态结构　椎间盘突出伴骨化，既往的传统开放手术往往把重点放在骨化的切除上，但骨化是否是引起神经压迫的责任靶点？骨化的形成不可能在短时间内一蹴而就，但我们在临床中常遇到腰腿疼痛病程比较短的椎间盘突出伴骨化的患者，通过对这一组患者的腰椎 CT 三维重建研究，剪切掉椎板、棘突等遮挡因素，沿神经根走行分析其与骨化的关系，发现几乎所有患者骨化与神经根的关系并不密切，而在骨化的周围，都能发现突出或脱出的髓核压迫神经根（图 10-1-4），由此可以推断这一组短期内出现根性疼痛的患者其责任靶点是脱出的髓核而不是骨化组织。因此，椎间盘突出伴骨化的患者，特别是神经压迫症状出现时间比较短者，在内镜手术时应重点处理突出的髓核，骨化组织的处理是次要的。

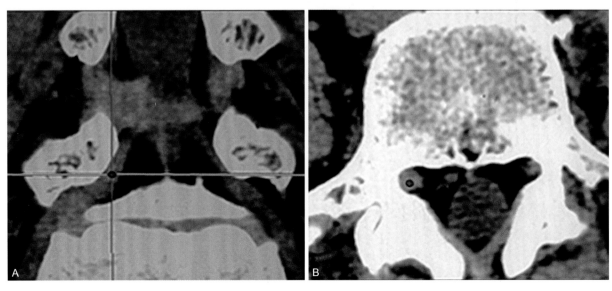

图 10-1-2　A、B. 右侧受压神经（红点所示）较左侧神经增粗

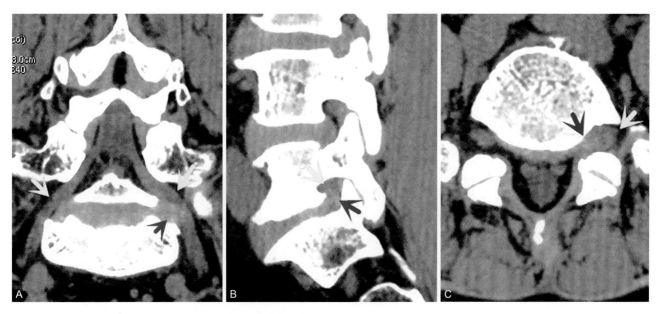

图 10-1-3　A~C. L5~S1 左侧椎间孔型椎间盘突出，应用多平面重建系统，从椎管内神经根的发出部位沿其走行一直追溯到椎间孔外的腰大肌内，并同时在矢状位、冠状位和断层上显示神经根（黄色箭头所示）与突出髓核（红色箭头所示）的位置关系

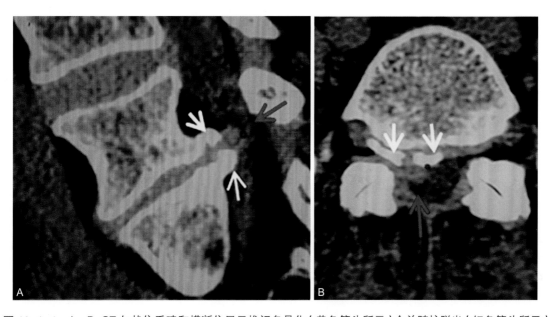

图 10-1-4　A、B. CT 矢状位重建和横断位显示椎间盘骨化（黄色箭头所示）合并髓核脱出（红色箭头所示）

二、根据影像解剖差异个性化设计手术入路

　　经皮内镜腰椎间盘摘除术（percutaneous endoscopic lumbar discectomy, PELD）已广泛应用于腰椎间盘突出症的治疗，常用术式为经椎间孔椎间盘切除术（percutaneous endoscopic transforaminal discectomy, PETD），我们中心对 CT 定位经椎间孔内镜手术入路的个性化应用进行了专门的研究。为了较清楚地表述，我们把相当于椎间隙下位椎体两侧上关节突前缘连线的入路称为正侧方入路；穿刺点较正侧方偏后的入路称为侧后入路；穿刺点较正侧方偏前的入路称为侧前入路；后两类入路不是一个具体的规定角度所能准确描述的，实际上是一个范围概念。

（一）正侧方入路

该入路工作通道涉及范围最广，既能涉及对侧，又易于在椎管内上下摆动、利于远距离脱出髓核的摘除（图10-1-5）。但是否所有患者都适合该入路？该入路的核心问题是肠道安全问题。如果患者腰大肌比较粗大，腹膜腔和肠道位置偏前，采取正侧方入路是安全的，而在部分患者，特别是腹部扁平的消瘦体型患者，其腰大肌纤细，腹膜腔和腹腔脏器偏后，紧贴腰大肌甚至腰方肌（图10-1-6），这类患者采用正侧方入路，伤及肠道的风险明显增高。我们通过研究发现，在侧卧位时肠道位置明显较俯卧位时前移（图10-1-7），因此，就肠道安全而言，侧卧位优于俯卧位。

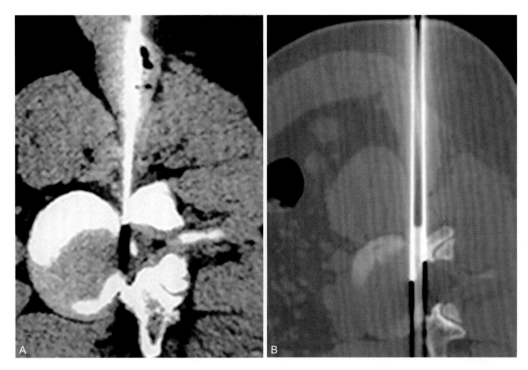

图 10-1-5　A. 正侧方入路穿刺；B. 置入工作通道

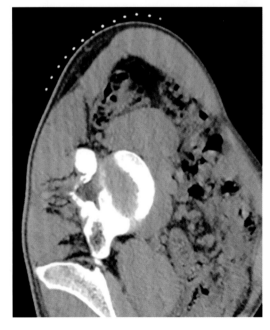

图 10-1-6　腹部扁平的消瘦体型患者，腹膜腔和肠道偏后，紧贴腰大肌甚至腰方肌

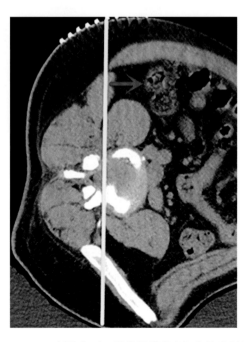

图 10-1-7　侧卧位时肠道位置前移（红色箭头所示）

（二）侧后与侧前入路

YESS（Yeung endoscopic spinal system）或 TESSYS（transforaminal endoscopic spinal system）技术穿刺点偏后，多属侧后入路；CT 定位穿刺点选择范围大，甚至可设计侧前入路。

1. 侧后入路　经上关节突外侧与神经根之间进

入是 C 臂机定位椎间孔镜为避免脏器损伤最常采用的入路，特别是高位或 L5/S1 椎间盘突出（图 10-1-8）。

2. 侧方出口根前入路　工作通道经出口根前侧进入，适用于根突关系紧密或极外侧突出根前压迫者、开放术后复发椎管内瘢痕严重者（图 10-1-9）。我们研究发现在同一个体的不同节段和不同个体的

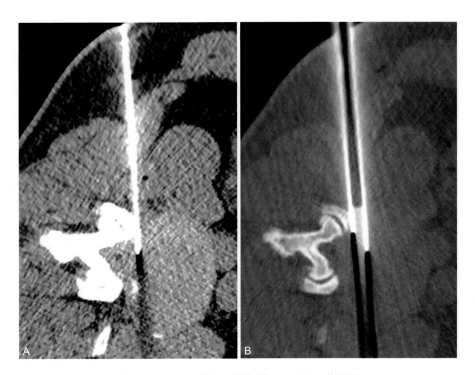

图 10-1-8　A. 侧后入路穿刺；B. 置入工作通道

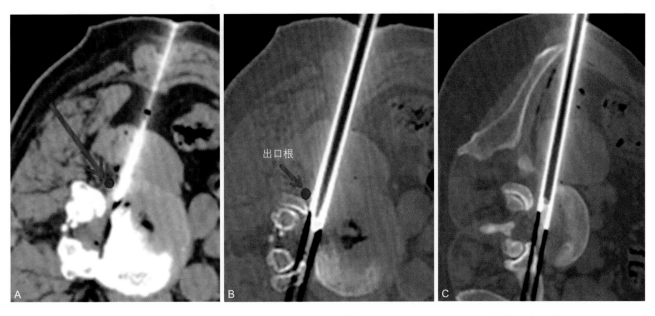

图 10-1-9　A. L4~5 侧前入路穿刺；B. L4~5 侧前入路置入通道；C. L5~S1 侧前入路通道

同一节段 Kambin 三角的大小存在个体差异，对侧后或侧前入路的选择要根据这种差异灵活应用。

3. 对于 L5~S1 节段，因其周围解剖结构的特殊性，髂嵴对椎间孔入路的选择影响比较大。我们通过影像后处理系统的 VR 重建，立体观察 L5~S1 及毗邻骨性结构的解剖特点，三维重建分析髂嵴、横突、关节突、骶骨翼的解剖关系（图 10-1-10）。

L5~S1 可行侧方入路的必备条件：有避开髂骨直接（或通过锯关节突）到达靶点的入路平面。低位髂嵴患者，可根据病情需要选择经椎间孔的正侧方入路或者侧后入路（图 10-1-11）。经椎间孔入路虽然穿刺路径长，但其优势是从椎间孔进入椎管，在受压神经根的腹侧摘除突出髓核，对受压神经根的刺激小，特别是在局麻下操作，患者舒适度较后路手术

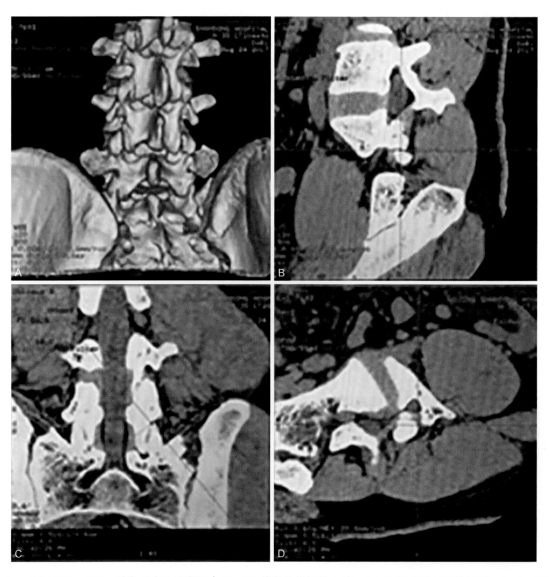

图 10-1-10　应用 GE-AW4.4 影像后处理系统设计 L5~S1 节段的椎间孔入路。A. VR 图像显示高位髂嵴；B、C. 在矢状位和冠状位重建平面上经 S1 上关节突尖至 S1 椎体后上缘设计经椎间孔的穿刺入路；D. 横断位图像显示受到 L5 横突的阻挡，经椎间孔穿刺困难

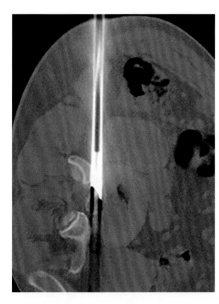

更好。而后路经椎板间入路手术，从穿刺到扩张置管、放入工作通道，需要推开或剥离神经根，特别是在巨大突出顶压神经根时，神经根的张力较高，有时候任何引起椎管内压力增高的刺激都会引起神经根剧烈的刺激性疼痛，强行操作甚至会损伤神经，导致患者不能耐受而需要更改手术方式。

较高位髂骨通过术前和术中健侧髂嵴上方垫高能消除髂骨阻挡、减小穿刺角度和扩大手术操作区域（图10-1-12）。

图10-1-11 低位髂嵴的L5~S1椎间盘突出可采用水平侧方入路置入工作通道

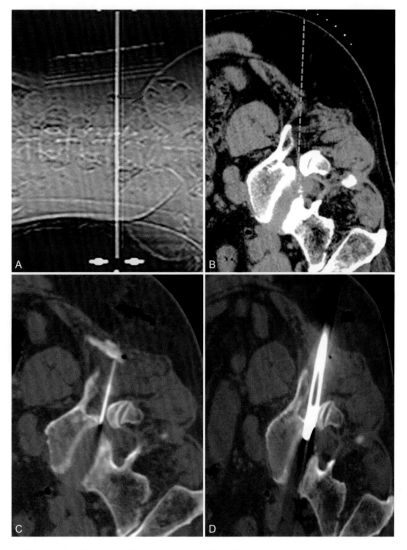

图10-1-12 A.较高位髂嵴经健侧髂嵴上方垫高枕，可观察到患侧髂嵴下移（红色箭头所示）；B.避开髂嵴可设计侧后方入路；C.CT引导经椎间孔穿刺；D.置入工作通道

（三）经椎板间入路

L5~S1 与其他节段的腰椎解剖结构不同，特别是部分患者存在高位髂嵴、椎间孔狭小、L5 横突肥大、骶骨翼上翘内聚等因素，使得 L5~S1 的椎间孔穿刺较为困难，而 L5~S1 椎板间隙宽阔、穿刺角度容易掌控，到达黄韧带前无重要解剖结构等优势，使经椎板间髓核摘除术（percutaneous endoscopic interlaminar discectomy，PEID）越来越受到推崇。该入路首先由 Choi 提出，其通过椎板间窗直接穿刺

进入椎间盘突出部位。应用 GE-AW4.4 影像后处理系统设计 L5~S1 节段的经椎板间入路，通过三维重建，可观察到 S1 神经根分叉位置的高低以及突出髓核与神经根、硬膜囊的解剖位置关系，并设计相应的经椎板间穿刺入路（图 10-1-13）。L5~S1 节段椎管内突出、椎管内各组织间具有宽松间隙者，根据解剖关系在 CT 定位引导下的直接穿刺法能直观、清晰地观察到椎管内突出髓核与神经根、硬膜囊的位置关系，安全性高，有三条入路供选择，适用于绝大部分椎板间入路的 L5~S1 椎管内突出患者。

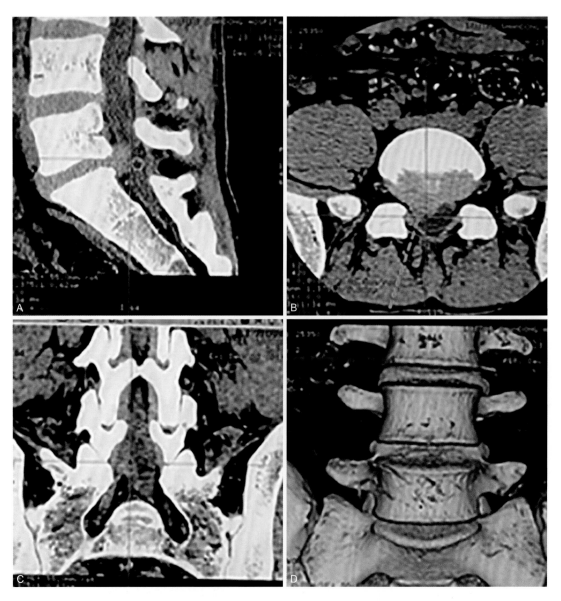

图 10-1-13　A~D. 应用 GE-AW4.4 影像后处理系统设计 L5~S1 节段的经椎板间入路。通过三维重建，可观察到 S1 神经根分叉在椎间盘水平的头侧，突出间盘位于 S1 神经根的腋下，设计经患侧囊根间入路（绿色虚线所示）

1. 患侧根外入路 穿刺针贴关节突关节内侧骨缘穿过黄韧带，经神经根的外侧直接进入突出的髓核内，适合神经根肩上型的突出，受压神经根被向中线推挤。关节突内侧缘与神经根之间有足够的空间能容纳工作通道（图10-1-14）。

2. 患侧囊根间入路 穿刺针穿刺过黄韧带，经神经根与硬膜囊之间进入突出的椎间盘内，适合腋下型突出，神经根与硬膜囊之间被突出的髓核推开（图10-1-15）。

3. 健侧囊根间入路 从健侧穿过黄韧带，经健侧囊根间隙、硬膜囊腹侧穿刺进入突出的髓核，适合健侧囊 - 根间隙宽大，硬膜囊间隙较小，而患侧椎管内容物较多、椎管内结构分辨不清或曾行开放手术椎管内粘连较重者。从患侧穿刺损伤神经根和硬膜囊的风险较高（图10-1-16）。

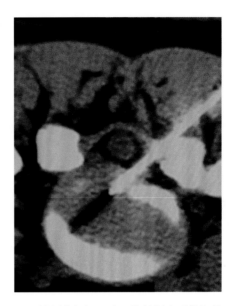

图 10-1-16 健侧囊根间入路。从健侧穿过黄韧带，经健侧囊根间隙、硬膜囊腹侧穿刺进入突出的髓核

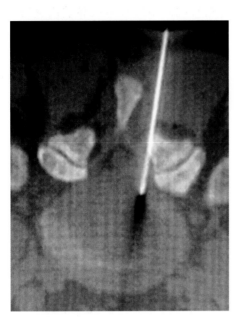

图 10-1-14 患侧根外入路。穿刺针贴关节突关节内侧骨缘穿过黄韧带，经神经根的外侧直接进入突出的髓核内

（四）精准定位

直接采用CT定位、完成手术。我们中心建立了以西门子16排螺旋CT为中心的层流净化手术室（图10-1-17），专门服务于脊柱微创手术的精准定位引导。

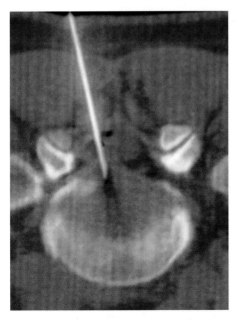

图 10-1-15 患侧囊根间入路。穿刺针穿刺过黄韧带，经神经根与硬膜囊之间进入突出的椎间盘内

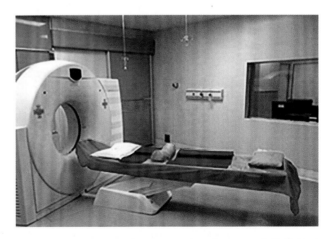

图 10-1-17 以16排螺旋CT为中心专门用于脊柱微创手术的层流净化手术室

三、手术操作流程

(一)手术入路的设计和量化

1.体位（定位阶段） 侧方入路采用侧卧位，腰部垫高下移髂嵴，减小对定位穿刺的影响；经椎板间入路采用俯卧位，腹部和髂前上棘处垫软枕，抵消腰椎前凸；铅单保护非手术区，减少辐射伤害；术区粘放定位器，以确定穿刺点（图10-1-18）。

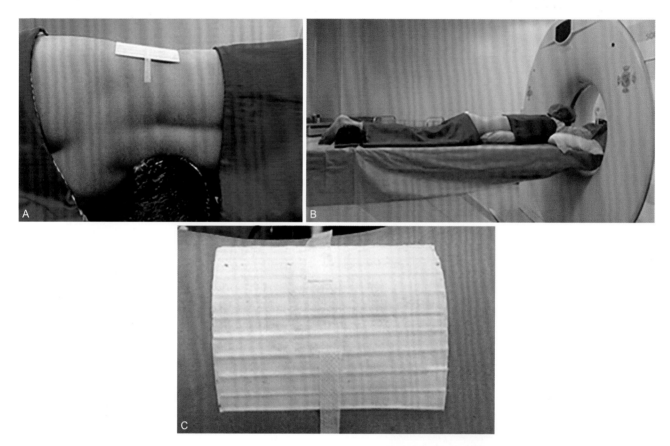

图 10-1-18　A.侧卧位，腰部垫高下移髂嵴；B.俯卧位，腹部和髂前上棘处垫软枕，抵消腰椎前凸；铅单保护非手术区，减少辐射伤害；C.将平行排列的细钢丝两两间隔1cm，粘于两层胶布之间，制成体表定位器，粘放于术区皮肤

2. 角度扫描 手术节段扫描 Top 像、定位穿刺
部位、确定 CT 机架扫描角度（图 10-1-19）。

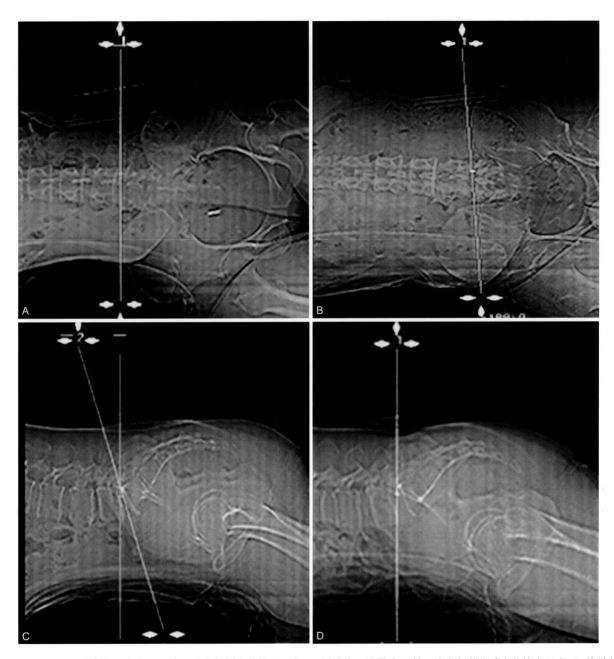

图 10-1-19 A. 侧卧位，髂骨无阻挡，垂直扫描（黄线所示）；B. 侧卧位，髂骨有阻挡，改变扫描角度（黄线所示）；C. 俯卧位，
侧后入路平行椎间隙扫描（黄线所示）；D. 椎板间入路为避开骨性阻挡垂直床面扫描（黄线所示）

3.寻找靶点穿刺操作平面 靶点即椎间盘突出明显的部位，选择的CT断层应自皮肤进针点到靶点的通路上没有骨骼、神经等组织阻挡，神经与骨骼之间具有相对宽松的空间（图10-1-20）。

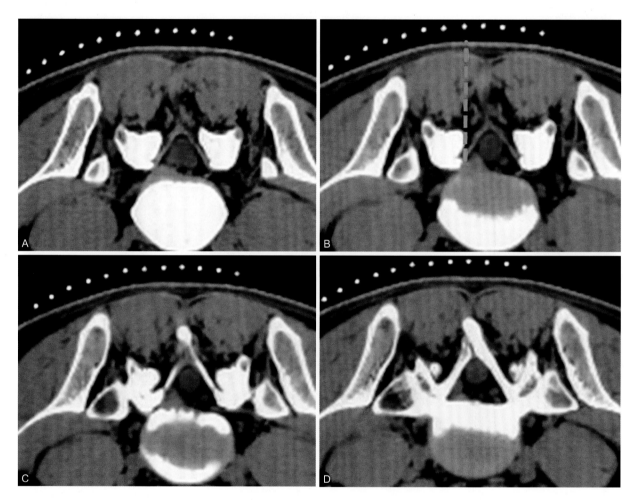

图10-1-20 A.神经根硬膜囊与关节突内缘间隙较狭窄；B.神经根硬膜囊与关节突间隙较宽敞，可选做靶点穿刺操作平面，设计穿刺路径（绿色虚线）；C、D.骶1椎板上缘阻挡穿刺路径

　　4. 量化入路　包括进针点、方向和深度。靶点断层平面设计路径，标记体表定位器对应的金属条，激光定位线与定位金属条的交叉点即体表穿刺点，测量穿刺路径的距离、角度（图10-1-21）。

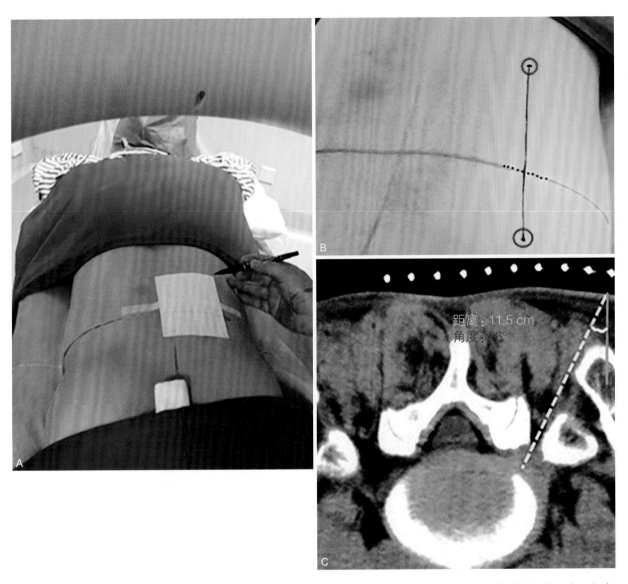

图10-1-21　A. 标记体表定位器对应的金属条；B. 激光定位线与定位金属条的交叉点；C. 测量穿刺路径的距离、角度

（二）CT 监测下分段穿刺完成工作通道建立

经椎间孔入路，先半程穿刺，即完成穿刺距离

的 1/2，进行 CT 扫描，确定穿刺针的方向和角度，必要时做微调，再进一步穿刺进入到椎间孔内抵达纤维环，置入工作通道（图 10-1-22）。

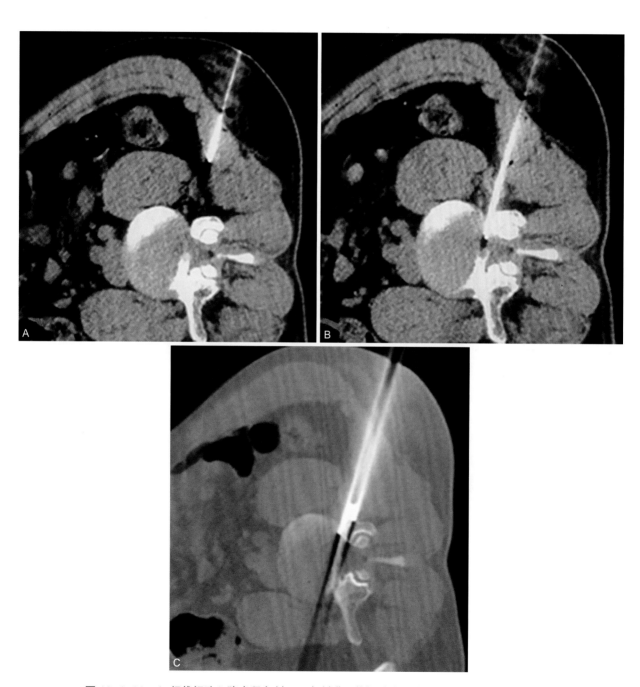

图 10-1-22 A. 经椎间孔入路半程穿刺；B. 穿刺进入椎间孔内抵达纤维环；C. 置入工作通道

经椎板间入路，先穿刺到黄韧带浅层，CT扫描确定穿刺针尖位置并根据其延长线在椎管内位置确定微调方向和角度，调整后，再次CT扫描，确定针尖位置合适后穿刺进入椎管抵达纤维环，置入工作通道（图 10-1-23 ）。

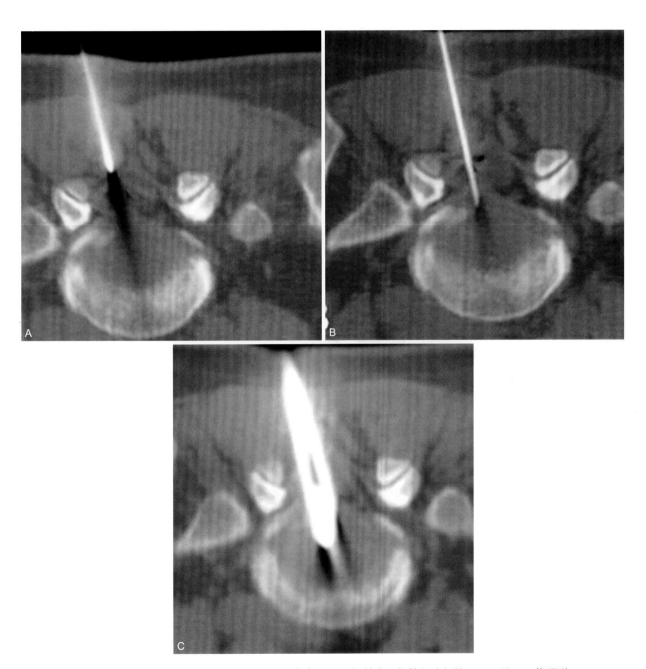

图 10-1-23 A. 经椎板间入路穿刺到黄韧带浅层；B. 穿刺进入椎管抵达纤维环；C. 置入工作通道

（三）镜下处理

清理通道内组织，找到解剖标志；靶向取出致压髓核；摘除椎间隙内松动退变髓核；射频消融彻底止血。摘除与影像学位置、体量相符的髓核组织，观察到神经根和后纵韧带松弛、自主搏动恢复，患者自觉症状明显缓解后，进行评估性 CT 扫描。

（四）评估性再扫描

术中可适时扫描评估手术情况是 CT 定位引导的显著优势。我们在评估扫描时，用无伪影塑料导棒置换出工作通道以消除 CT 扫描图像伪影，如有髓核残留则沿塑料棒再次放置工作通道行二次镜下处理，如减压彻底则缝合切口结束手术（图 10-1-24）。

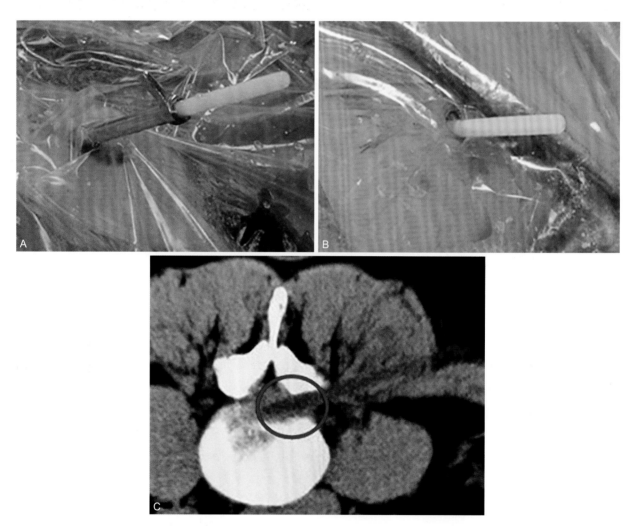

图 10-1-24　CT 评估扫描。A. 塑料导棒插入工作通道；B. 置换出工作通道；C. CT 断层评估扫描显示减压充分（红圈所示）

第二节　经椎间孔入路病例分析

一、病例1：L2~3椎间盘向下游离脱出，经椎间孔入路椎间孔镜髓核摘除术

（一）临床资料

患者男性，57岁。

主诉：腰痛伴左下肢疼痛、酸胀、麻木3个月余，加重伴大小便排解困难1周。

查体：腰椎曲度存在，腰椎屈伸旋转功能受限；L2~3棘突间及左侧椎旁肌压痛、叩击痛，并由左臀后放射至左膝关节前内侧；左大腿前外侧、左膝关节、左小腿前内侧皮肤浅感觉减退；左侧股四头肌、踝背伸肌、姆背伸肌、足跖屈肌肌力Ⅲ级；左侧直腿抬高试验阳性（40°），加强试验阳性；腰后伸试验阳性；左侧股神经牵拉试验阳性；肛门、提睾反射减弱；左侧膝、跟腱反射减弱；双侧巴氏征阴性。腰痛VAS评分6/10，左下肢疼痛VAS评分9/10。

影像学检查：腰椎MRI矢状位图像和CT矢状位重建显示L2~3椎间盘向下游离脱出到L3椎体中下1/3交界处，CT横断位图像显示L2~3椎间盘突出从L3椎板上缘水平向下脱出到L3椎弓根下部，压迫左侧L3神经根（图10-2-1）。

（二）诊断

L2~3椎间盘突出症（脱出游离型）。

（三）术前规划

L2~3椎间盘远距离向下脱出，在高位腰椎由于硬膜囊占据椎管容积的绝大部分，而上下椎板呈叠瓦状排列，椎板间隙狭小，因此高位腰椎间盘突出或脱出通常不选择经椎板间入路。但在该例患者，常规的经椎间孔入路，由于L3椎弓根上缘的阻挡，内镜很难看到椎管内的全部脱出髓核并将其取出，因此需要将椎间孔进一步向尾侧成形扩大，切除L3椎弓根上切迹，使工作通道能进入椎管并向尾侧推进，以取出脱垂到L3椎体中下1/3交界处的髓核组织。因此，我们设计穿刺时紧贴L3椎弓根上缘穿刺，将细导杆紧贴椎弓根上缘进入椎管内，将神经根和硬膜囊向背侧挑起，采用偏心环锯技术切除L3椎弓根上缘骨质，完成对椎间孔尾侧的扩大成形。

（四）手术经过

1. 患者侧卧CT手术床，左侧（患侧）在上，右侧（健侧）髂嵴上方垫软枕，以增大L2~3患侧椎间孔。

2. 手术区体表粘放定位器。

3. 扫描腰椎侧位Top像（定位像），按术前设计角度调整CT头尾倾角达15°，进行断层扫描，选择经L3椎弓根上切迹的层面为操作平面，设计穿刺路径，确定穿刺点。

4. 穿刺针头尾倾斜角度与CT机架倾斜角度相同，穿刺至L3椎弓根上切迹处，CT扫描确定穿刺针位置，插入导丝，退出穿刺针，细导杆紧贴L3椎弓根上切迹滑入椎管内，将神经根硬膜囊向背侧挑起，进行逐级扩张。置入环锯保护鞘管，保留细导杆，将直径6.5mm环锯经保护鞘管插入。紧贴细导杆向尾侧和背侧锯除椎弓根上缘和上关节突根部的腹侧骨质，环锯突破椎弓内侧皮质后阻力明显消失，再次CT扫描确定环锯前端已经突破椎弓根内缘骨质后，取出环锯，可见环锯内壁和细导杆间夹持着锯除的骨质。用工作通道置换出保护鞘管，CT断层扫描显示通道前端已超过椎弓根、向尾端已抵达L3椎体中上1/3交界处（图10-2-2）。置入内镜，射频电极消融椎管内脂肪组织并止血，显露向下脱出的髓核，髓核钳摘除椎间隙水平的突出髓核和椎管内向下脱出髓核，镜下可见椎管远端无游离髓核残留（图10-2-3）。

5. 手术结束前，用塑料导杆置换工作通道，进行CT评估性扫描，再次确定椎管内向下游离脱出髓核摘除彻底无残留后，拔除导杆，缝合切口。

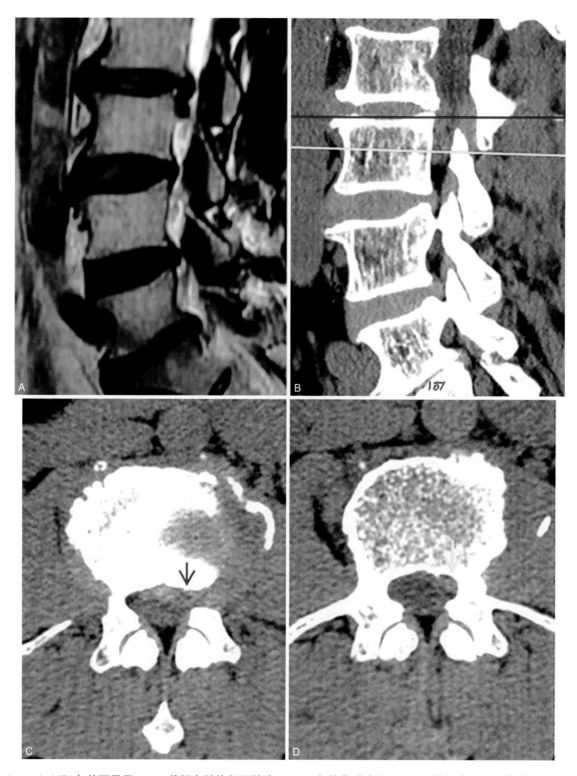

图 10-2-1　A. MRI 矢状面显示 L2~3 椎间盘髓核向下脱垂；B. CT 矢状位重建显示 L2~3 椎间盘向下游离脱出到 L3 椎体中下 1/3 交界处；C. CT 断层图像显示 L3 椎板上缘水平的 L2~3 椎间盘突出（红色箭头所示，与 B 中红线对应）；D. CT 断层图像显示 L2~3 椎间盘向下脱出到 L3 椎弓根下部（黄色箭头所示，与 B 中黄线对应）

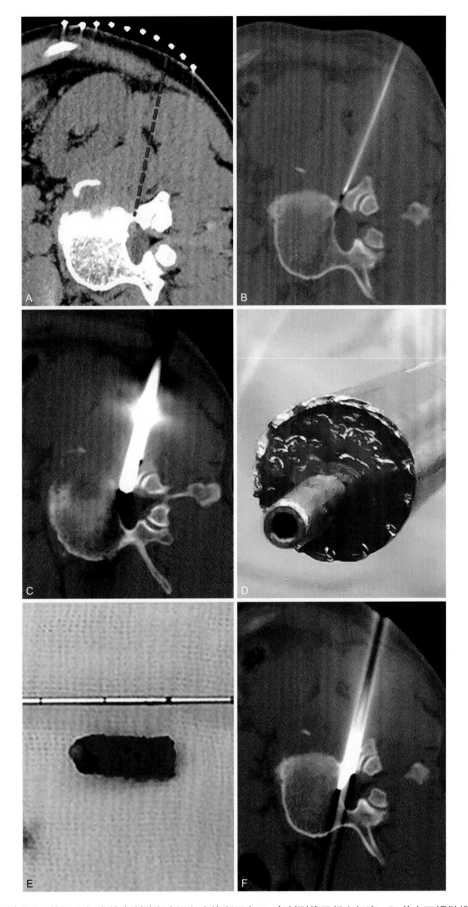

图 10-2-2   A. 设计经 L3 椎弓上切迹的穿刺路径（红色虚线所示）；B. 穿刺到椎弓根上切迹；C. 偏心环锯做椎间孔成形；D. 环锯内定位导杆与切除的骨质；E. 切除的骨块完整取出；F. 置入工作通道

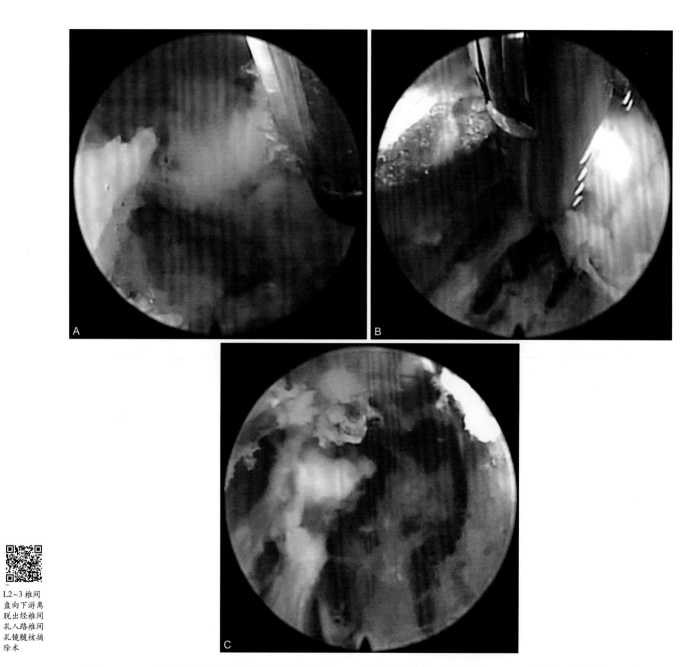

图 10-2-3　A. 射频消融椎管内脂肪显露脱出髓核；B. 髓核钳摘除向下脱出髓核；C. 远端脱出髓核摘除后无残留

（五）结果

术后患者腰腿疼痛明显减轻，腰痛 VAS 评分

3/10，左下肢疼痛 VAS 评分 1/10，术后复查腰椎螺旋 CT，三维重建显示椎间孔成形情况，断层显示 L2~3 椎间盘脱出髓核摘除彻底（图 10-2-4）。

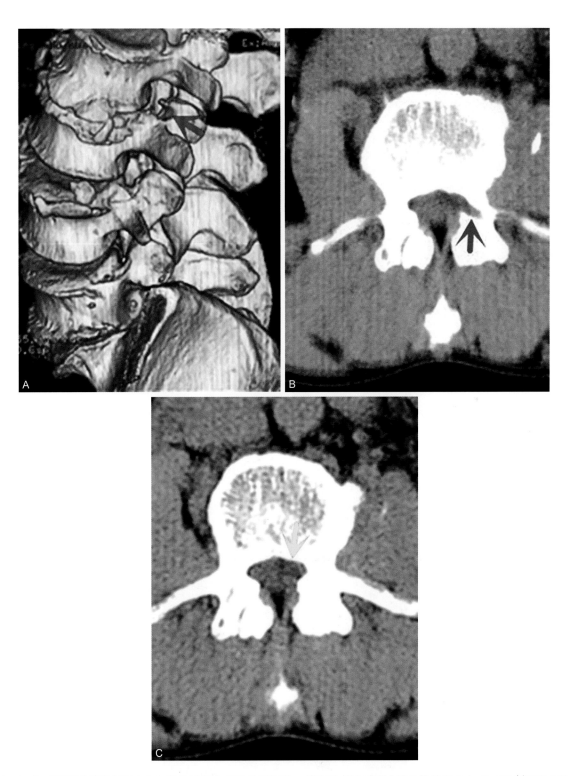

图 10-2-4　A. CT 三维重建显示 L3 左侧椎弓根上切迹骨质切除，椎间孔扩大成形（红色箭头所示）；B. CT 断层示 L3 左侧椎弓根上切迹骨质切除（红色箭头所示）；C. CT 断层示 L3 左侧椎弓根下部水平脱出髓核被摘除（黄色箭头所示）

二、病例2：L3～4椎间盘中央型突出合并右极外侧型突出，经出行根腹前的侧后入路PELD

（一）临床资料

患者女性，60岁。

主诉：腰痛10年，加重伴右下肢疼痛20天。

查体：L3～4右侧椎旁压痛并向右下肢沿大腿前侧向膝部放射；右侧股四头肌肌力3级，右侧股神经牵拉试验阳性；右侧椎间孔挤压试验阳性，右膝腱反射减弱（＋）。腰痛VAS评分5/10，右下肢疼痛VAS评分8/10。

影像检查：L3～4椎间盘中央型后突3 mm，硬膜囊受压，右侧极外侧型突出，位于出行神经根（L3）腹侧，向背侧顶压出行神经根（图10-2-5）。

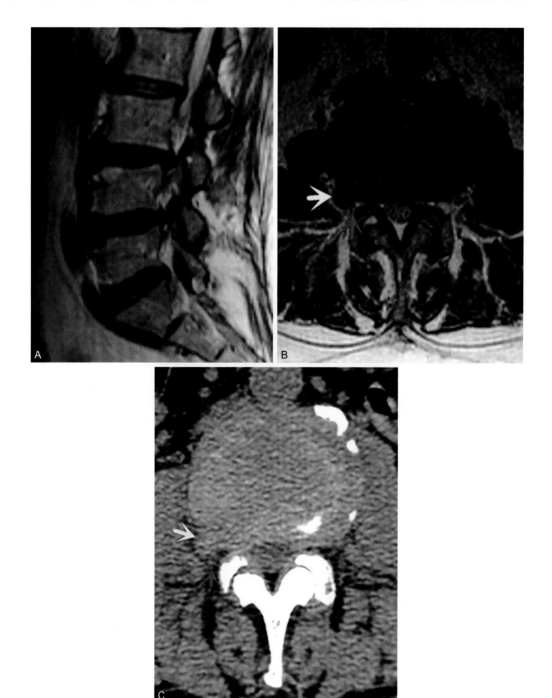

图 10-2-5　A. MRI 矢状位显示 L3～4 椎间盘后突压迫硬膜囊；B、C. MRI 和 CT 断层显示 L3～4 极外侧型突出，髓核（黄色箭头所示）从腹侧顶压神经根（红色箭头所示）

（二）诊断

L3~4椎间盘极外侧型突出（混合型）。

（三）术前规划

术前通过GE-AW4.4影像后处理系统对L3~4椎间盘、硬膜囊、双侧走行根和出行根进行三维重建分析，先在L3~4右侧椎间孔矢状位重建图像中定位右侧L3神经根（位于右侧L3椎弓根下缘偏腹侧），转动调整坐标轴线，在冠状位图像上显示右侧L3神经根走行路径及其与L3~4椎间盘的位置关系，然后在冠状位图像上从神经根于硬膜囊的起始部沿L3神经根向椎间孔外滑动坐标中轴点，在矢状位和横断位图像上观察突出间盘与L3神经根的位置关系，测量Kambin三角的大小。测量发现L3神经根与L4上关节突间根突间距狭窄，三维重建显示Kambin三角狭小，经Kambin三角入路穿刺置管会对L3神经根造成严重的挤压损伤（图10-2-6）。要解决此问题，一是穿刺成功后用逐级环锯切除关节突腹侧骨质，向背侧要空间，增大Kambin三角，其缺点是需要锯除大量的关节突骨质，操作复杂、创伤大、有损伤出行神经根的风险；另一种方法是在CT引导下经L3神经根腹侧跳出Kambin三角进行穿刺置管，避免对出行神经造成刺激损伤。该例患者选择了经出行神经根腹侧的根前侧后入路，穿刺和手术过程中均未对出行神经根造成明显的刺激和损伤。

（四）手术经过

1.体位 患者侧卧于CT手术床，健侧髂嵴上方垫软枕，使L3~4右侧椎间孔充分增大，以利于穿刺置管。

2.安放定位器 体表定位器粘放在患侧腰部。

3.CT扫描腰椎侧位Top像，按术前设计的角度调整CT机架角度，进行断层扫描。选择L3~4极外侧椎间盘突出明显的一层为操作平面，设计经出行神经根腹侧的侧后入路，标记体表穿刺点，测量穿刺路径的距离、头尾倾角和外展角度（图10-2-7A）。

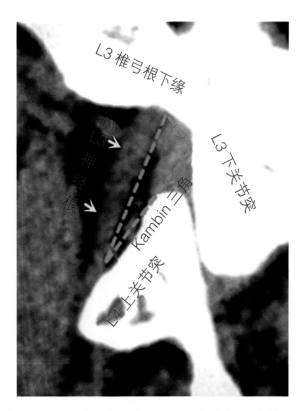

图10-2-6 三维重建显示Kambin三角狭小（黄色箭头所指为出行根）

4.常规消毒铺无菌洞巾、单，1%盐酸利多卡因行皮肤、皮下、腰部筋膜和肌肉浅层麻醉，18G穿刺针穿刺到整个路径的1/2距离，进行CT断层扫描，观察穿刺针位置和角度，如果位置与术前设计差异较大，则需要做局部的微调。CT扫描确认穿刺针位置理想后，向前推进至纤维环内，再次CT扫描确认穿刺针位置理想，置入导丝，退出穿刺针，逐级扩张导管扩张软组织至纤维环处，置入工作通道（图10-2-7B、C）。放入内镜，镜下清理纤维环组织并用射频电凝止血，篮钳切开纤维环，摘除突出的髓核组织，探查椎间隙，摘除椎间隙内的松动髓核碎块，显露出行神经根、探查其腹侧无压迫后（图10-2-7D），行CT评估扫描，确定椎间孔周围无髓核残留后结束手术（图10-2-7E）。

（五）结果

术后患者腰腿疼痛明显减轻，腰痛VAS评分2/10，右下肢疼痛VAS评分1/10。

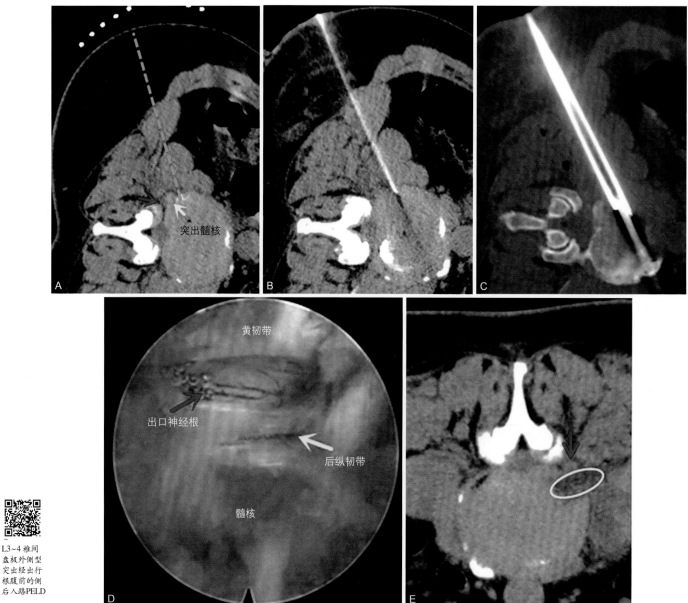

图 10-2-7 A. 设计经神经根（红色箭头所示）腹侧的侧后入路（绿色虚线所示）；B. 经神经腹侧穿刺至纤维环；C. 置入工作通道；D. 镜下显露出行神经根、后纵韧带和突出髓核；E. CT 评估扫描显示极外侧突出髓核摘除彻底（黄圈所示），神经根减压（红色箭头所示）

三、病例3：CT定位经皮脊柱内镜治疗腰椎间盘源性马尾综合征

马尾综合征（cauda equina syndrom，CES）是马尾神经部分或全部受压力或牵张力损伤而引起的以直肠、膀胱功能障碍，鞍区麻木，下肢感觉、运动功能减退或丧失的一组症候群。由 Verbiest 于 1949 年首次报道并命名。腰椎间盘突出引起的马尾综合征，主要累及马尾神经上部（L2~S2），文献报道其发生率为 0.4%~10.6%。

（一）临床资料

患者男性，57 岁。

主诉：腰痛伴双下肢酸胀、麻木、无力半月余，加重伴大小便困难 5 天。

现病史：半个月前搬运重物后出现腰痛伴双下肢酸胀、麻木、无力；5 天前打喷嚏后出现腰痛加重并逐渐出现双下肢麻木、无力加重，行走困难，大小便排解费力。

查体：L3~4 棘突间及双侧椎旁肌压痛、叩击痛阳性；自双侧腹股沟水平以下浅感觉减退，鞍区感觉减退；双侧髂腰肌、股四头肌肌力 3+ 级、小腿三头肌及足跖屈肌肌力 2 级，双侧踝背伸肌、踇背伸肌肌力 0 级；双侧股神经牵拉试验阳性；双侧膝、跟腱反射减弱，提睾、肛门反射减弱。

影像学检查：腰椎 MRI 和 CT 显示 L3~4 椎间盘巨大脱出并移位至硬膜囊背侧压迫硬膜囊，椎管有效容积显著减小（图 10-2-8）。

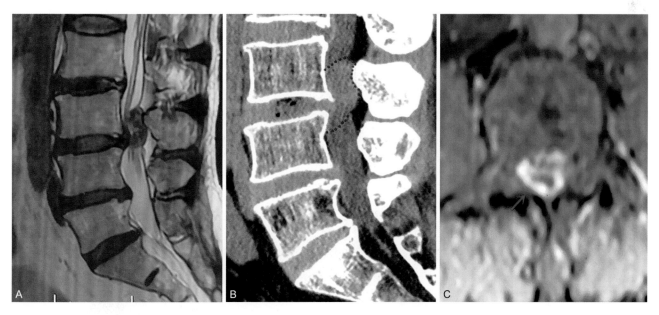

图 10-2-8　A、B. 腰椎 MRI 和腰椎 CT 矢状位重建示 L3~4 椎间盘巨大脱出至硬膜囊背侧（红色虚线圈定所示），严重压迫硬膜囊；C. 强化 MRI 断层示 L3~4 髓核脱出到硬膜囊背侧压迫硬膜囊（红色箭头所示），椎管有效容积明显减小

（二）诊断

L3~4椎间盘突出并马尾综合征。

（三）术前规划

影像显示L3~4椎间盘中央偏右侧巨大突出且有髓核脱出到硬膜囊背侧偏左侧，从前后两个方向压迫硬膜囊和神经根。计划采用经右侧椎间孔设计经上关节突尖部头侧的侧后入路（图10-2-9A），紧贴L3峡部外侧缘，拟采用外可视环锯，术中锯除L4上关节突尖部、L3峡部外侧骨质、L3右侧椎板至棘突根部，越顶后摘除脱出到硬膜囊背部左侧的髓核（图10-2-9B）。

（四）手术经过

患者侧卧于CT手术床，CT断层扫描方向平行于椎间隙水平，选择上关节突尖部头侧一层设计穿

刺路径、标定皮肤穿刺点。局部麻醉。先穿刺到椎间孔处，CT扫描确定位置满意后逐级套管扩张软组织，置入外可视环锯保护通道，置入外可视环锯（图10-2-10）。放置内镜，镜下射频清理椎间孔处的软组织，显露上关节突尖部至根部，消融黄韧带和关节囊，显露L3椎弓峡部和椎板背侧至棘突根部。第一锯切除上关节突尖部骨质（图10-2-11A），第二锯切除峡部外侧缘骨质（宽度＜6 mm），第三锯切除L3椎板；向腹侧推进环锯保护通道，切除黄韧带边缘，显露盘黄间隙，摘除硬膜囊腹侧的脱出髓核（图10-2-11B、C）。将保护通道移向背侧，第四锯切除L3棘突根部右侧骨质（图10-2-11D），切除附着的黄韧带，显露位于硬膜囊背侧的脱出髓核，摘除髓核后硬膜囊神经彻底减压（图10-2-11E~G）。CT扫描观察椎管减压范围和程度满意、无脱出髓核残留，结束手术（图10-2-12）。

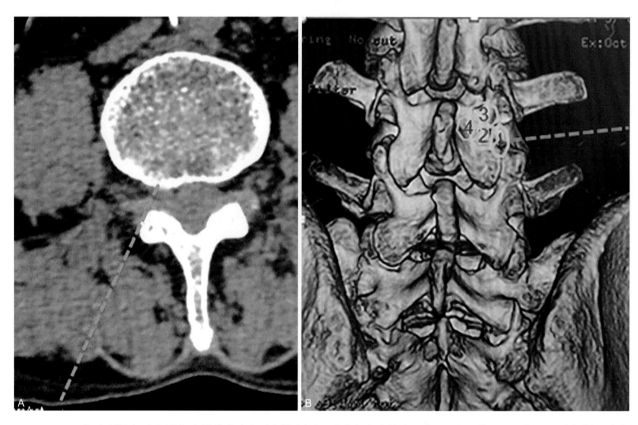

图10-2-9   A. 经右侧椎间孔设计经上关节突尖部头侧的侧后入路（绿色虚线所示）；B. 在腰椎VR图像上设计穿刺入路（绿色虚线所示）、骨性减压顺序及范围（黄圈内数字所示）

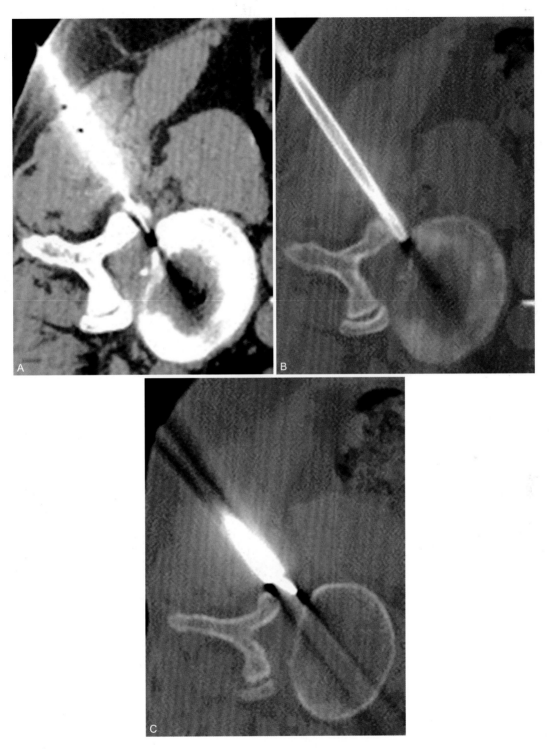

图10-2-10 A.穿刺到上关节突尖部；B.扩张通道扩张软组织；C.置入外可视环锯保护通道

腰椎间盘源
性马尾综合
征经皮内镜
椎管减压术

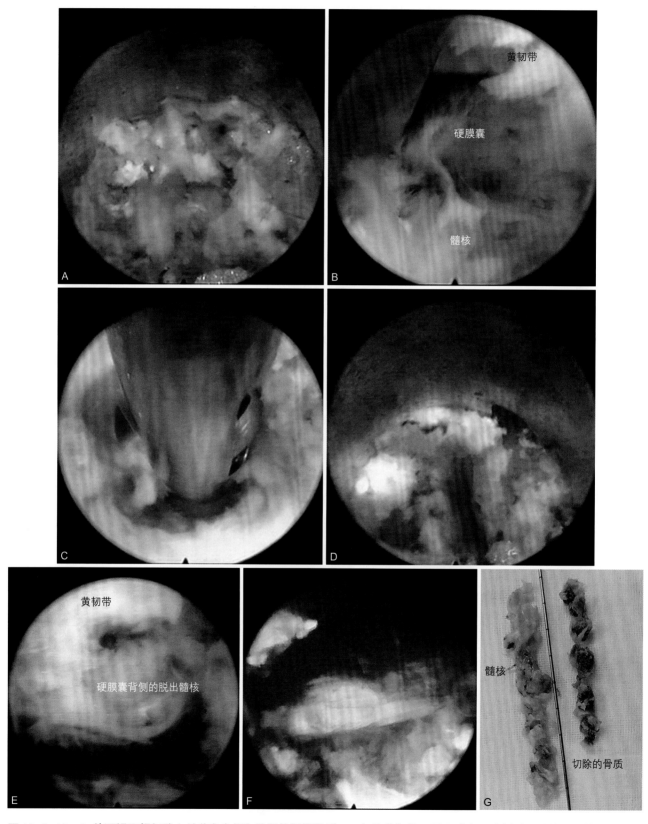

图 10-2-11 A. 外可视环锯切除上关节突尖部和峡部外侧缘骨质；B. 切除黄韧带显露硬膜囊及腹侧脱出髓核；C. 摘除腹侧脱出髓核；D. 切除 L3 棘突根部右侧骨质；E. 显露硬膜囊背侧的脱出髓核；F. 摘除髓核完成减压；G. 摘除的髓核与切除的骨质

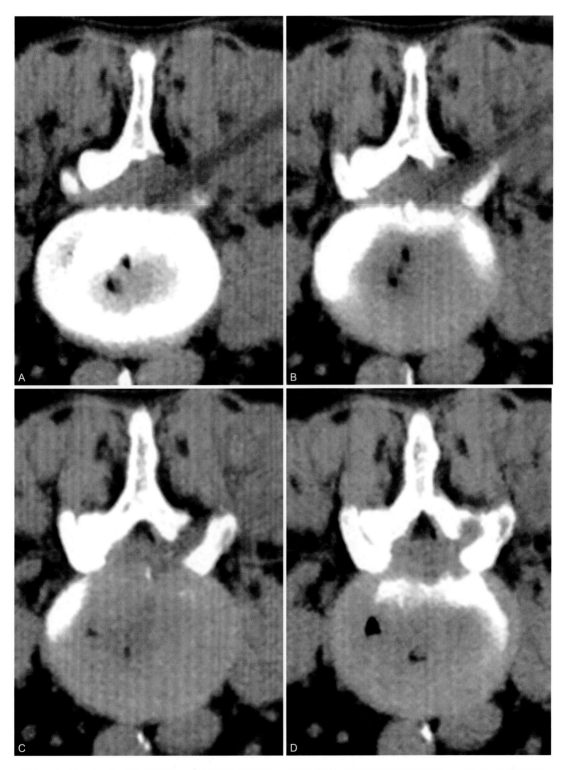

图 10-2-12 A~D. CT断层评估性扫描从头侧至尾侧观察骨质切除范围和髓核摘除，显示椎管减压充分

（五）结果

术后 1 周双侧髂腰肌、股四头肌肌力恢复至 4+ 级，小腿三头肌及足跖屈肌肌力 4 级，双侧踝背伸肌、踇背伸肌肌力 3 级；鞍区感觉部分恢复，大小便功能明显改善。术后 3 个月复诊，双侧髂腰肌、股四头肌肌力恢复至 5 级，小腿三头肌及足跖屈肌肌力 5 级，双侧踝背伸肌、踇背伸肌肌力 4+ 级，鞍区感觉恢复；大小便功能正常；腰椎 CT 和 MRI 显示椎管减压充分（图 10-2-13）。

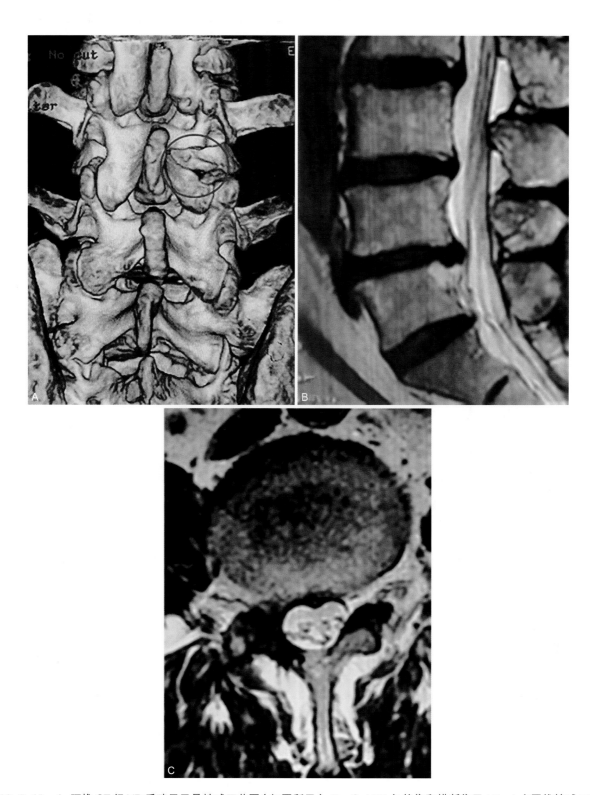

图 10-2-13　A. 腰椎 CT 经 VR 重建显示骨性减压范围（红圈所示）；B、C. MRI 矢状位和横断位示 L3~4 水平椎管减压充分

第三节 经椎板间入路病例分析

一、病例1：L5~S1椎间盘突出经椎板间患侧根外入路内镜椎间盘摘除术

（一）临床资料

患者女性，46岁。

主诉：腰痛伴右下肢疼痛、酸胀、麻木3个月。

查体：L5~S1棘突间及右侧椎旁肌压痛、叩击痛，伴右下肢放射痛，由右臀后放射至右小腿后外侧；右小腿后外侧、足背皮肤感觉减弱；右足跖屈肌肌力3级；右侧直腿抬高试验阳性（20°），加强试验阳性；腰后伸试验阳性；右侧膝、跟腱反射减弱。腰痛VAS评分4/10，右下肢疼痛VAS评分7/10。

影像学检查：MRI和CT显示：L5~S1椎间盘右旁中央型突出、髓核上翘脱出（图10-3-1）。

（二）诊断

L5~S1椎间盘右旁中央型突出。

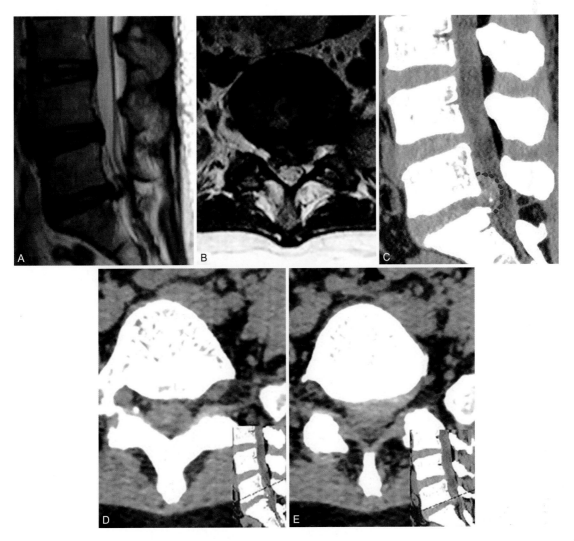

图10-3-1 A、B. MRI矢状位和断层显示L5~S1椎间盘右旁中央型突出；C~E. CT矢状面重建和断层显示L5~S1髓核上翘脱出（红色虚线圈定）

（三）术前规划

将患者 64 排螺旋 CT 扫描信息传入 GE-AW4.4 影像后处理工作站，选择与身体纵轴垂直重建断层，显示 L5~S1 椎板间隙宽阔，上脱髓核将右侧 S1 神经根向中线推压，关节突内侧缘与 S1 神经根间有明显的间隙，可设计经椎板间患侧根外入路（图 10-3-2A）。

（四）手术经过

1. 患者俯卧 CT 手术床，腹部垫软枕，消除腰椎前凸，增大 L5~S1 椎板间隙。

2. 手术区体表粘放定位器。

3. 扫描腰椎侧位 Top 像，按术前设计垂直于床面进行断层扫描，选择靶点操作层面，确定穿刺点，设计穿刺路径（图 10-3-2A）。

4. 穿刺针头尾倾斜角度与 CT 机架倾斜角度相同，自关节突内侧缘进行穿刺，穿刺深度达黄韧带浅层，CT 扫描确定穿刺针位置，如果位置不佳，则给予微调，再次扫描确定穿刺针位置理想后徐徐穿入椎管（图 10-3-2B），回抽无脑脊液，无明显神经刺激症状后，注入 0.5% 盐酸利多卡因 5~10ml，插入导丝，退出穿刺针，进行逐级扩张，置入工作通道（图 10-3-2C）。内镜下显露黄韧带外缘，旋转通道前端舌状面，切除黄韧带边缘、显露 S1 神经根和脱出髓核（图 10-3-2D），镜下摘除椎管内脱出髓核，确定神经根减压充分（图 10-3-2E），CT 评估扫描显示椎管内无髓核残留（图 10-3-2F），结束手术。

（五）结果

术后 1 周右足跖屈肌肌力恢复至 4 级；右侧直腿抬高试验阴性，腰痛 VAS 评分 2/10，右下肢疼痛 VAS 评分 1/10。

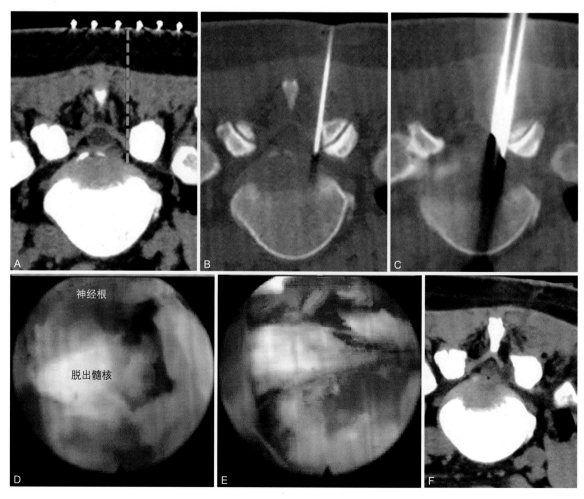

图 10-3-2　A. 选择靶点操作层面，确定穿刺点，设计穿刺路径（绿色虚线所示）；B. 穿刺针经神经根外侧穿刺到纤维环表面；C. 置入工作通道；D. 切除黄韧带边缘，显露神经根和脱出髓核；E. S1 神经根减压充分；F. CT 评估扫描显示椎管内无脱出髓核残留

二、病例2：经邻近节段椎板间隙囊根间入路椎间孔镜治疗远距离脱出型L4~5椎间盘突出症

（一）临床资料

患者男性，61 岁。

主诉：腰痛伴右下肢疼痛 2 周。

病史：有长时间驾车劳累史，发病后坐立和行走困难。

查体：叩击腰骶部时腰部疼痛加重并沿 L5 神经根分布区向右下肢放射，右侧踇背伸肌力 4 级，右侧直腿抬高试验阳性（20°）。腰痛 VAS 评分 5/10，右下肢疼痛 VAS 评分 8/10。

影像学检查：腰椎 MRI 和 CT 显示 L4~5 节段向下移位的脱出型椎间盘突出，脱出髓核在最低点平 L5 椎体下缘，压迫右侧 L5 神经根（图 10-3-3）。

（二）诊断

L4~5 椎间盘突出症（脱出游离型）。

（三）术前规划

L4~5 椎间盘远距离向下脱出，若经椎间孔入路手术需要切除 L5 椎弓根上部大量骨质，充分扩大椎间孔，才能消除 L5 椎弓根上缘对内镜的遮挡，采用 GE-W4.4 对患者 64 排螺旋 CT 扫描信息进行多平面重建分析发现，L4~5 椎板间隙明显小于 L5~S1 椎板间隙，选择经 L5~S1 椎板间隙入路，可以设计理想的穿刺路径（图 10-3-4）。

（四）手术经过

1.患者俯卧 CT 手术床，腹部垫软枕，消除腰椎前凸，增大 L5~S1 椎板间隙。

2.手术区体表粘放定位器。

3.扫描腰椎侧位 Top 像，按术前设计角度调整 CT 机架头尾倾角达 24°，进行断层扫描（图 10-3-5A）。选择避开 L5 椎板下缘骨性阻挡的层面，确定穿刺点，设计穿刺路径（图 10-3-5B）。

4.穿刺针头尾倾斜角度与 CT 机架倾斜角度相同，自关节突内侧缘进行穿刺，穿刺深度达黄韧带

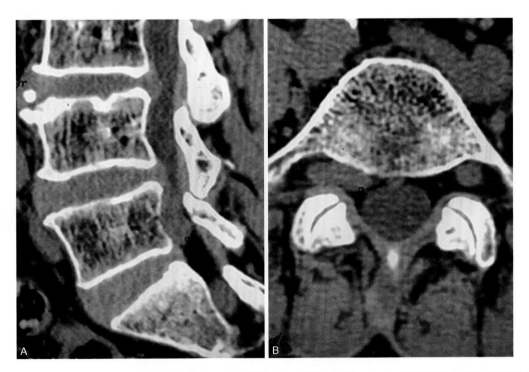

图 10-3-3　A. CT 矢状位重建显示 L4~5 椎间盘向下脱出移位到 L5 椎体后下缘；B. L5 椎体下缘对应的 CT 断层显示髓核脱出到右侧 L5 神经根腋下

浅层（图 10-3-5C），CT 扫描确定穿刺针位置，如果位置不佳，则给予微调，再次扫描确定穿刺针位置理想后徐徐穿入椎管（图 10-3-5D），回抽无脑脊液，无明显神经刺激症状后，注入 0.5% 盐酸利多卡因 5~10 ml，插入导丝，退出穿刺针，进行逐级扩张，置入工作通道。再次 CT 扫描正、侧位 Top 像确定工作通道前端抵达 L5 椎体中份后缘，断层扫描确定工作通道前端位于右侧 L5 神经根与硬膜囊之间的脱出髓核内（图 10-3-5E~H）。

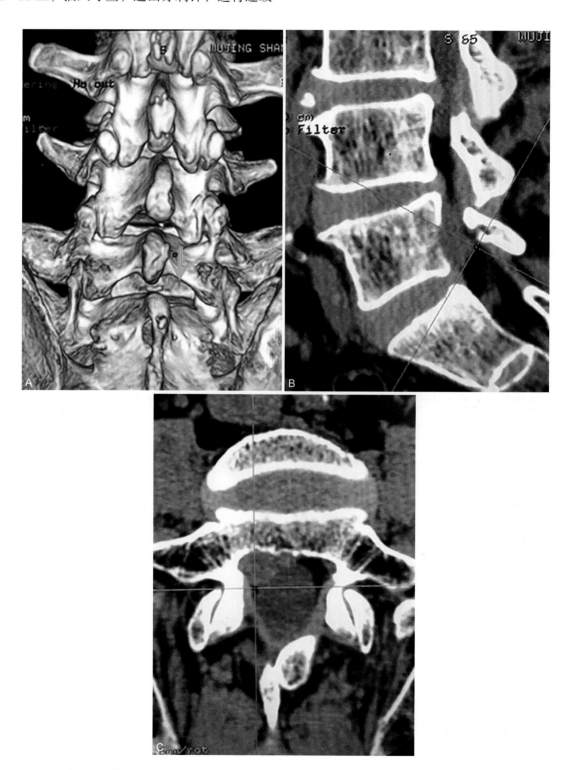

图 10-3-4　A. CT 多平面重建显示 L5~S1 椎板间隙宽阔（绿色箭头所示）；B. 设计经 L5~S1 椎板间隙指向 L5 椎体后缘中上 1/3 处的穿刺路径（蓝色坐标线所示）；C. 在沿图 B 中蓝色轴线重建的断层上，设计经 L5~S1 椎板间的患侧囊根间入路（绿色轴线所示）

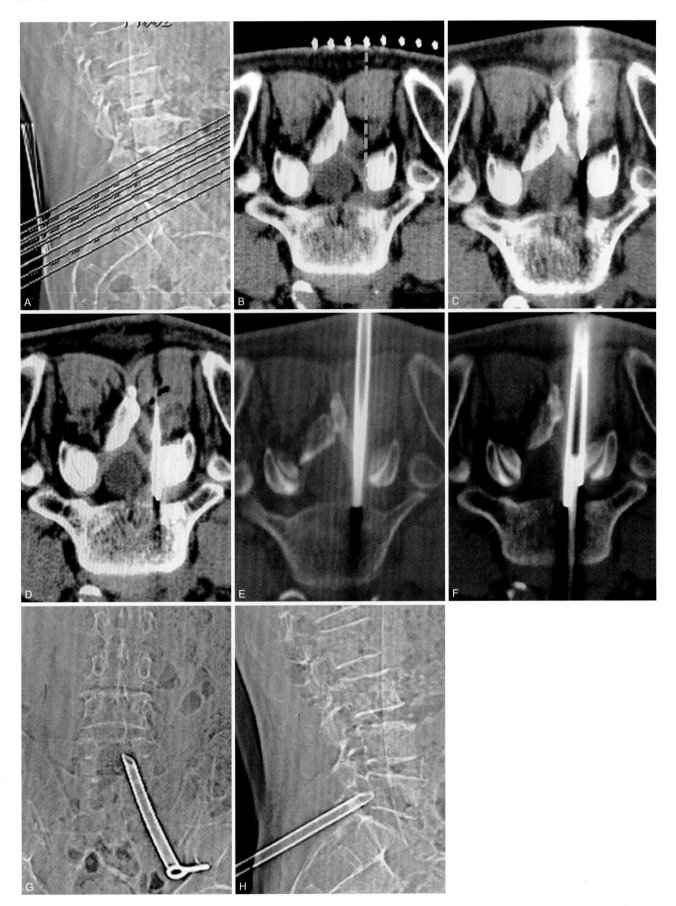

图 10-3-5　A. 调整 CT 机架头尾倾角达 24°，进行断层扫描；B. 选择靶点断层设计经患侧囊根间入路（绿色虚线所示）；C. 穿刺到黄韧带浅层；D. 穿刺到脱出髓核内；E. 置入扩张通道；F. 置入工作通道；G、H. 正侧位 Top 像显示工作通道位置

放入内镜后镜下见脱出的髓核，旋转工作通道，将斜口对向头侧，按压工作通道尾端，进一步推进工作通道前端向头侧前进，镜下摘除近端的脱出髓核，显露 L4~5 纤维环于 L5 椎体后上缘的附着部，将髓核破裂口处的游离髓核摘除干净。再将工作通道斜口对向尾侧，前端向 L5 椎体后下缘方向推进，镜下摘除向下脱出的髓核，用射频电极反复探查，确定 L5 神经根腋下与硬膜之间无残留的游离髓核。经工作通道置入塑料导杆，撤出工作通道，行 CT 评估性扫描，确定游离于 L5 椎体后方的脱出髓核

摘除彻底，无残留后，拔除塑料导杆，缝合切口，结束手术（图 10-3-6 ）。

（五）结果

术后 1 周腰痛 VAS 评分 1/10，右下肢疼痛 VAS 评分 1/10，右侧直腿抬高试验阴性，CT 扫描矢状位重建显示向下脱出的髓核组织被摘除彻底，L5 椎体后下缘断层显示原与 L5 神经根关系密切的脱出髓核已经被彻底摘除，神经压迫解除（图 10-3-7 ）。

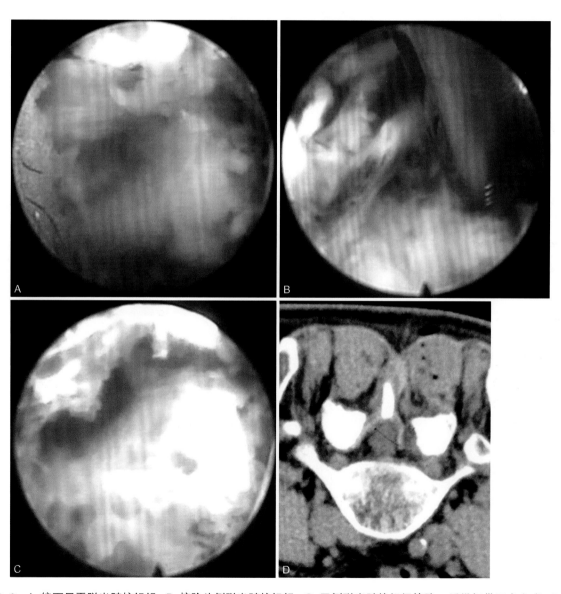

图 10-3-6　A. 镜下显露脱出髓核组织；B. 摘除头侧脱出髓核组织；C. 尾侧脱出髓核组织摘除，后纵韧带下方空虚；D. CT 评估性扫描显示远距离脱出髓核已摘除

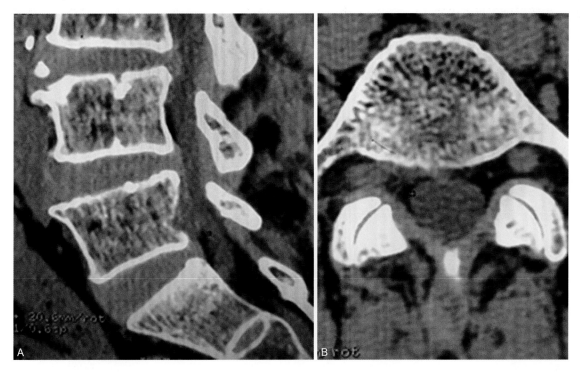

图 10-3-7　A、B. 术后 1 周 CT 矢状位重建和断层显示脱出髓核摘除彻底，无残留

（六）操作要点

1. 穿刺层面的选择　选择 L5 椎板下缘的尾侧一层，这样使穿刺时的头尾倾角足够大，充分利用椎板间隙的宽度，使工作通道的前端尽量接近头侧的纤维环破裂口，也能往尾侧摆动摘除向尾侧的脱出髓核。

2. 穿刺针穿过黄韧带后椎管内要注射足够的局麻药物，一般是 0.5% 盐酸利多卡因 5~10 ml。放入导丝后用钝头的扩张导杆进行扩张，可降低对神经硬膜囊的损伤风险。

3. 该入路难以充分减压椎间隙层面，若椎间隙层面也有明显的突出压迫，应与经突出节段的椎间孔入路或椎板间入路联合应用，方能彻底减压。

三、病例3：L5~S1椎间盘突出经椎板间健侧囊根间入路内镜椎间盘摘除术

（一）病例资料

患者男性，29 岁。

主诉：腰扭伤后疼痛伴左下肢疼痛、麻木 1 周。

查体：L5~S1 左侧椎旁压痛并沿 S1 神经根分布区放射至左小腿后侧和足底、足背外侧，左小腿后外侧、左足背外侧皮肤浅感觉减退，左足跖屈肌肌力 4 级，左侧直腿抬高试验阳性（30°），加强试验阳性，左侧跟腱反射（＋）。腰痛 VAS 评分 4/10，左下肢疼痛 VAS 评分 7/10。

影像学检查：腰椎 CT 和 MRI 检查示 L5~S1 椎间盘左旁中央型突出，压迫硬膜囊及左侧 S1 神经根（图 10-3-8）。

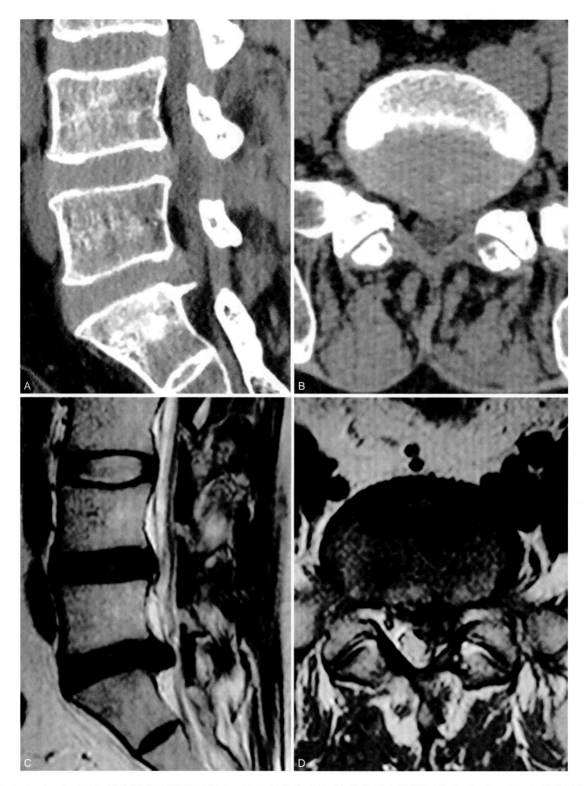

图 10-3-8　A、B. CT 矢状位重建及断层显示 L5~S1 椎间盘突出并 S1 椎体后上缘骨赘形成；C、D. MRI 矢状位及断层示 L5~S1 椎间盘突出压迫左侧 S1 神经根

（二）诊断

L5~S1椎间盘突出症。

（三）术前规划

术前侧卧位扫描找寻椎间孔入路，发现横突与关节突间距狭小，经椎间孔入路穿刺、置管困难（图10-3-9）；规划经椎板间入路，患侧椎间盘突出明显，神经根硬膜囊与突出髓核关系密切，从患侧穿刺置管困难，而健侧硬膜囊与神经根界限清晰，间隙宽阔，可设计经健侧囊根间入路，从硬膜囊腹侧将工作通道置入到患侧突出间盘内（图10-3-10A）。

（四）手术经过

1. 患者俯卧于CT手术床，腹部垫软枕，消除腰椎前凸，增大L5~S1椎板间隙。

2. 手术区体表粘放定位器。

3. 扫描腰椎侧位Top像，CT机架垂直于床面

进行断层扫描，选择靶点断层操作平面并设计经椎板间健侧囊根间穿刺入路。

4. 穿刺针自健侧关节突内侧缘进行穿刺，穿刺深度达黄韧带浅层（图10-3-10B），CT扫描确定穿刺针位置理想后穿入椎管，回抽无脑脊液、无明显神经刺激症状，注入0.5%盐酸利多卡因5~10 ml，向前抵达纤维环；插入导丝，退出穿刺针，进行逐级扩张（图10-3-10C），置入工作通道（图10-3-10D）。内镜下用工作通道舌状前端将硬膜囊向背侧推开，显露其腹侧的突出髓核并摘除（图10-3-11A、B），患侧的突出髓核可用弹簧钳摘除（图10-3-10C）。再次探查硬膜囊腹侧无突出髓核残留（图10-3-10D）。CT评估扫描显示椎管内无髓核残留（图10-3-12），结束手术。

（五）结果

术后1周腰痛VAS评分1/10，左下肢疼痛VAS评分1/10，左足跚屈肌肌力5级，左侧直腿抬高试验阴性。

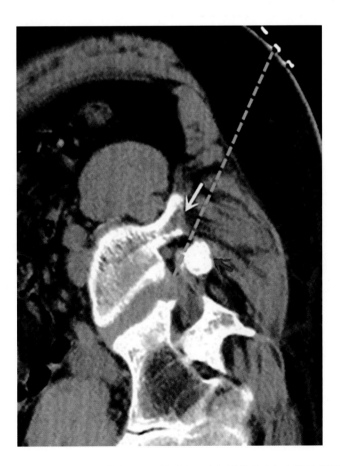

图10-3-9　三维重建模拟经椎间孔入路，横突（绿色箭头所示）与关节突（红色箭头所示）间距狭小，穿刺困难

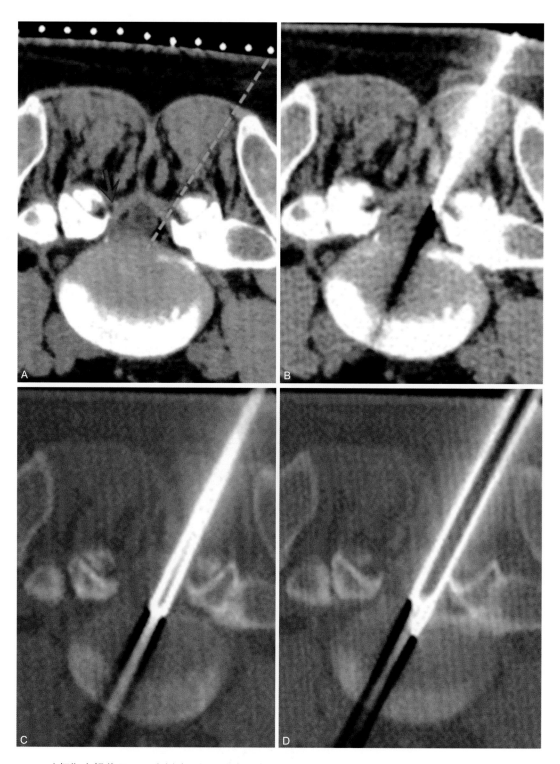

图 10-3-10　A. 选择靶点操作层面，患侧神经根硬膜囊与突出髓核关系密切（红色箭头所示），设计经健侧囊根间入路（绿色虚线所示）；B. 穿刺到黄韧带浅层；C. 经健侧囊根间置入扩张导杆；D. 置入工作通道

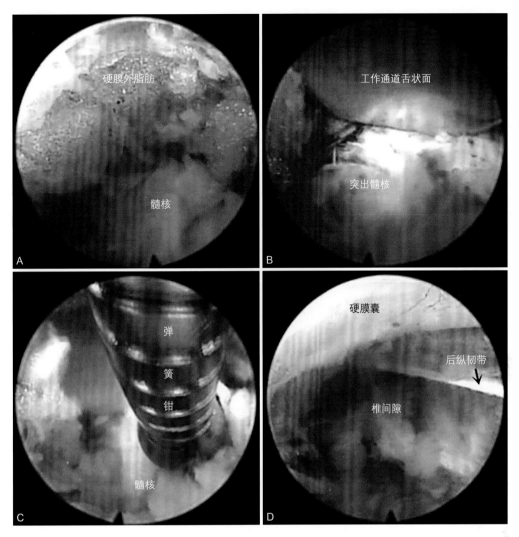

图10-3-11　A.镜下显露硬膜外脂肪和突出髓核；B.工作通道推开硬膜囊，显露腹侧突出髓核；C.弹簧钳摘除患侧突出髓核；D.探查硬膜囊腹侧

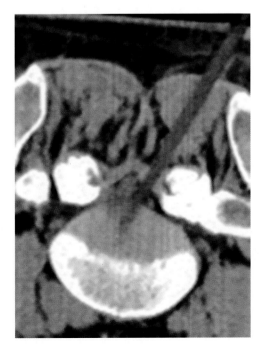

L5~S1椎间盘突出经椎板间健侧囊根间入路内镜椎间盘摘除术

图10-3-12　CT断层评估扫描示突出髓核摘除减压满意

四、病例4：椎板间入路的拓展应用：经椎板间开窗入路内镜摘除L4~5巨大远距离脱出髓核

(一)临床资料

患者男性，48岁。

主诉：腰痛伴左下肢疼痛、酸胀、麻木20天。

查体：L4~5棘突间及左侧椎旁肌压痛、叩击痛，伴左下肢放射痛，由左臀后放射至左小腿外后侧；左小腿外后侧、足底皮肤浅感觉减退；左侧踝背伸肌、踇背伸肌、小腿三头肌及足踇屈肌肌力3级；腰后伸试验阳性；左侧直腿抬高试验阳性（40°），加强试验阳性；左侧膝、跟腱反射减弱，双侧巴氏征阴性。腰痛VAS评分5/10，右下肢疼痛VAS评分7/10。

影像学检查：腰椎MRI和CT矢状位图像显示L4~5椎间盘向尾侧远距离脱出至L5椎体后下缘水平，MRI和CT断层图像示髓核脱出到椎管内，位于左侧L5神经根和硬膜囊之间，推挤压迫神经根、硬膜囊（图10-3-13）。

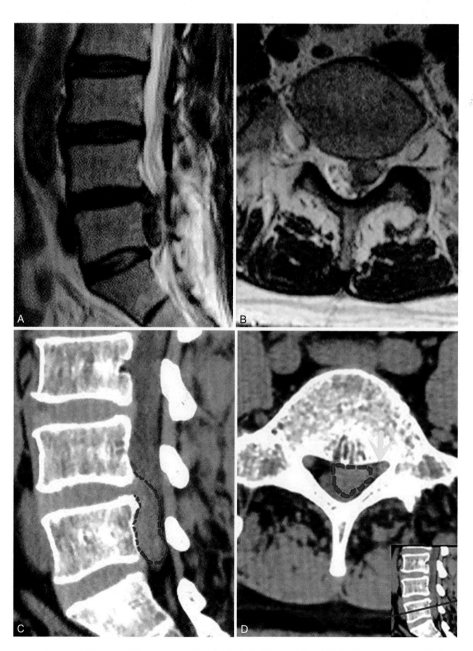

图10-3-13　A、B. MRI矢状位及断层示L4~5椎间盘向下脱出到L5椎体下缘水平、C、D. CT矢状位重建示L4~5椎间盘向下脱出（红色虚线圈定），横断位示脱出髓核（红色虚线圈定）位于硬膜囊和左侧L5神经根（黄色箭头所示）之间

（二）诊断

L4~5椎间盘突出症（游离脱垂型）。

（三）术前规划

将患者64排螺旋CT扫描信息传入GE-AW4.4影像后处理工作站，通过腰椎CT三维重建观察到L4~5椎板间隙宽大（图10-3-14）。经椎板间入路，设计经L5椎板上缘的L5神经根腋下穿刺路径，建立通道后，应用外可视环锯将L5椎板上缘锯除5~10 mm就能将工作通道放置到处理L5椎体后下缘的位置。彻底摘除椎管内下脱的髓核，将工作通道向头端摆动，又能够将椎间隙水平的突出髓核摘除（图10-3-15）。

（四）手术经过

1.患者俯卧于CT手术床，腹部垫软枕，抵消腰部前凸，使L4~5椎板间隙充分张开，以利于穿刺置管。

2.手术区体表粘放定位器。

3.CT扫描腰椎侧位Top像，按术前设计的角度调整CT机架角度，垂直于床面进行断层扫描。

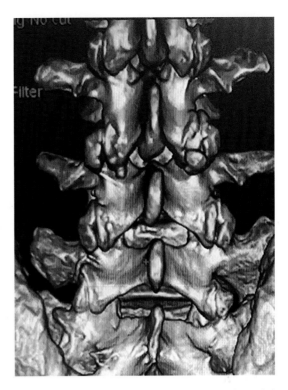

图10-3-14　腰椎CT三维重建显示L4~5椎板间隙宽大

选择L5椎板上缘头侧的一层为操作平面，设计经椎板间神经根腋下入路，标记体表穿刺点，测量穿刺路径的距离（图10-3-16）。

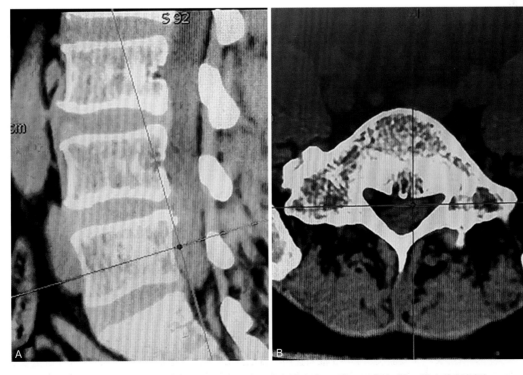

图10-3-15　A、B.设计经L5椎板上缘的患侧囊根间入路，环锯切骨，扩大椎板间隙

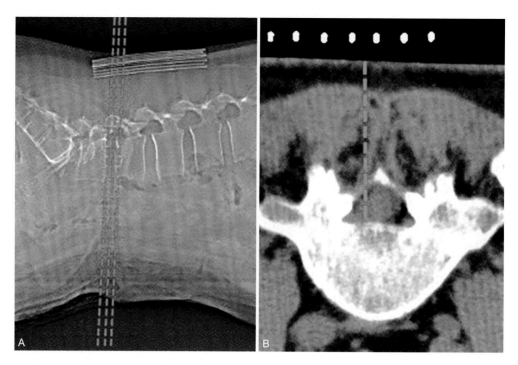

图 10-3-16 A. CT 机架垂直于床面进行断层扫描；B. 选择靶点断层操作层面设计经患侧囊根间入路（绿色虚线所示）

4.常规消毒、铺巾，1% 盐酸利多卡因行皮肤、皮下、腰部筋膜和肌肉浅层麻醉，18 G 穿刺针穿刺到黄韧带浅层，进行 CT 断层扫描，观察穿刺针位置和角度，如果位置与术前设计差异较大，则需要做局部的微调。CT 扫描确认穿刺针位置理想后，穿过黄韧带进入椎管，再次 CT 扫描确认穿刺针位置理想后，回抽无脑脊液后，椎管内注入 0.5% 盐酸利多卡因 10 ml，置入导丝，退出穿刺针，逐级扩张导管扩张软组织至椎管内或椎板上缘水平，放置环锯保护套管，置入外可视环锯（图 10-3-17 ）。放入

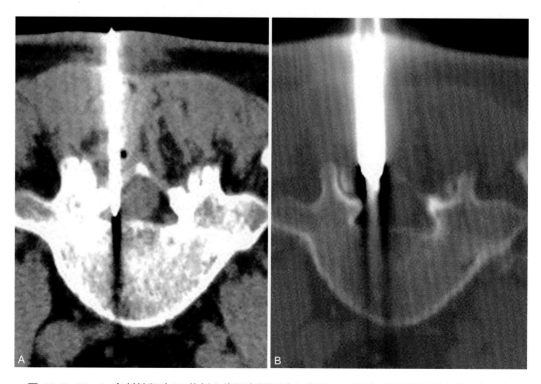

图 10-3-17 A. 穿刺针紧贴 L5 椎板上缘经囊根间进入椎管；B. 放置环锯保护通道和外可视环锯

内镜，镜下清理椎板间隙后方的软组织并用射频电凝止血，显露椎板间黄韧带和L5椎板上缘及椎板头侧1/2。镜下环锯切除L5椎板上缘骨质，宽度约8 mm，切除椎板间部分黄韧带，以增加工作通道在椎管内的活动范围，撤出环锯保护套管，置入工作通道，内镜下摘除椎管向下内游离脱垂的髓核。将

工作通道前端向椎管的头侧摆动，到达椎间隙水平，于L5椎体后上缘找到纤维环破裂口，经破裂口进入椎间隙，摘除椎间隙内的松动髓核碎块（图10-3-18），探查神经根和硬膜囊无压迫，神经根搏动恢复良好后，行CT评估扫描，确定椎管内无髓核残留后结束手术（图10-3-19）。

经椎板间开窗入路内镜下腰椎间盘摘除术

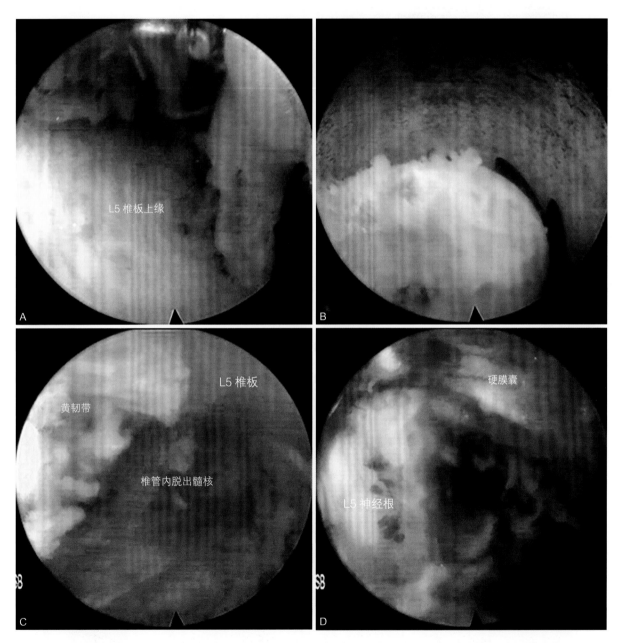

图10-3-18 A.射频消融软组织显露L5椎板上缘；B.外可视环锯切除L5椎板上缘骨质；C.显露椎管内脱出髓核；D.摘除脱出髓核显露神经根和硬膜囊

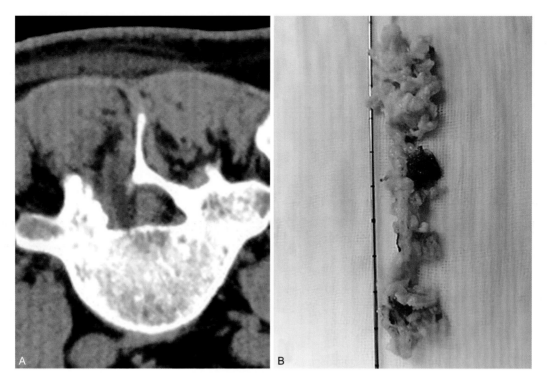

图 10-3-19 A. CT 断层评估扫描显示椎管减压充分；B. 摘除的脱出髓核

（五）结果

术后 1 周腰痛 VAS 评分 2/10，左下肢疼痛 VAS 评分 1/10，左侧踝背伸肌、踇背伸肌、小腿三头肌及足跖屈肌肌力 4+ 级，左侧直腿抬高试验阴性，复查腰椎 MRI 显示椎管内游离髓核摘除彻底，椎管内减压充分（图 10-3-20）。

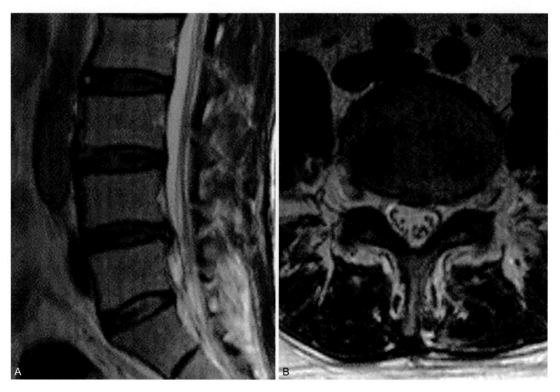

图 10-3-20 A、B. 术后 1 周 MRI 矢状位和横断位显示椎管内游离髓核摘除彻底，椎管减压充分

五、病例5：经椎板打洞内镜髓核摘除

椎板打洞法是一种腰椎的Key-hole手术，其适应证是：①椎间盘远距离游离脱出；②经螺旋CT多平面重建分析，经椎间孔或椎板间隙入路手术器械无法达到游离髓核的中远端而经椎板打洞入路手术器械能触及游离髓核远端者。

（一）临床资料

患者男性，76岁。

主诉：L4~5椎间孔镜术后1.5个月，突发左下肢疼痛10天。

查体：L4~5左侧椎旁压痛并向左下肢放射，由腰骶部沿左大腿前外侧、小腿前内侧放射至左足背部；左侧股神经牵拉试验阳性，左侧直腿抬高试验阳性（20°）。腰痛VAS评分7/10，左下肢疼痛VAS评分8/10。

影像学检查：腰椎MRI矢状位和CT断层显示L4椎体层面椎管左前方见间盘样软组织压迫硬膜囊和左侧L4神经根（图10-3-21）。

（二）诊断

L4~5椎间盘突出（上翘脱出）。

（三）术前CT多平面重建规划手术入路

1. 模拟经椎间孔入路　上位椎弓根下缘和出行神经根阻挡，需要磨除大量骨质，视野显露不佳（图10-3-22）。

2. 直冲脱出髓核的经椎板打洞法　选择打洞的部位正对脱出髓核的中部，使内镜下器械的操作范围能充分囊括脱出髓核的头尾端，避免髓核残留和遗漏（图10-3-23）。

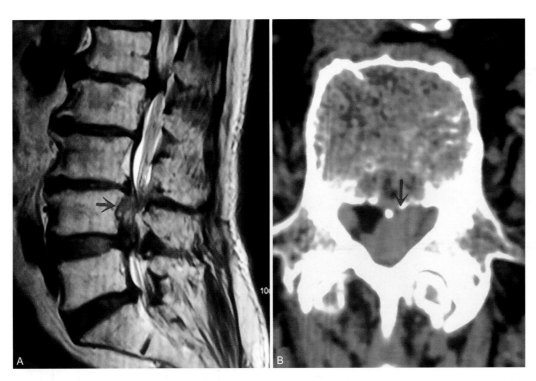

图10-3-21　A. MRI矢状面示L4~5椎间盘向头侧脱出到L4椎体上缘水平（红色箭头）；B. CT断层示L4椎体层面椎管左前方椎间盘样软组织（红色箭头）压迫硬膜囊和左侧L4神经根

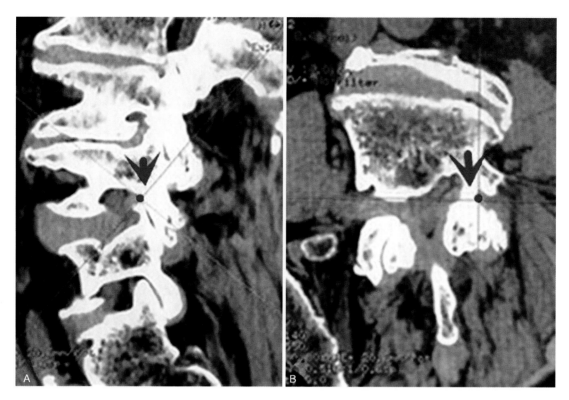

图 10-3-22 A. 在 CT 矢状位图像上设计经峡部外侧缘（红色箭头）向头侧的椎间孔入路（红色轴线）；B. CT 断层显示峡部骨质阻挡穿刺入路

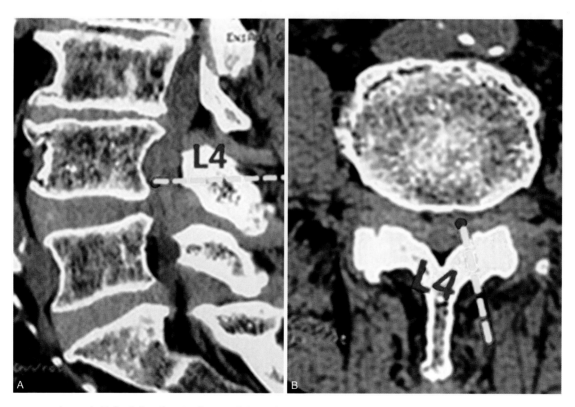

图 10-3-23 A. 在 CT 矢状位重建图像上设计经 L4 椎板直冲脱出髓核的穿刺路径（黄色虚线）；B. 与图 A 相对应的 CT 断层上的穿刺路径（黄色虚线）

（四）手术经过

患者因腰腿疼痛严重，不能耐受俯卧位，采取患侧在上的侧卧位。CT 扫描 Top 像，垂直于 L4 椎体纵轴做角度扫描，选择断层操作平面，设计椎板打洞路径。局部浸润麻醉到椎板，直径 1.5 mm 克氏针穿刺椎板到设定的靶点，CT 扫描确定克氏针尖位置良好后穿透皮质骨固定到椎板内。逐级套管扩张软组织，放入工作通道，经通道放入直径 6.5 mm 环锯，设定环锯锯骨深度为 7 mm，锯透外板和板障，取出骨质和克氏针（图 10-3-24）。

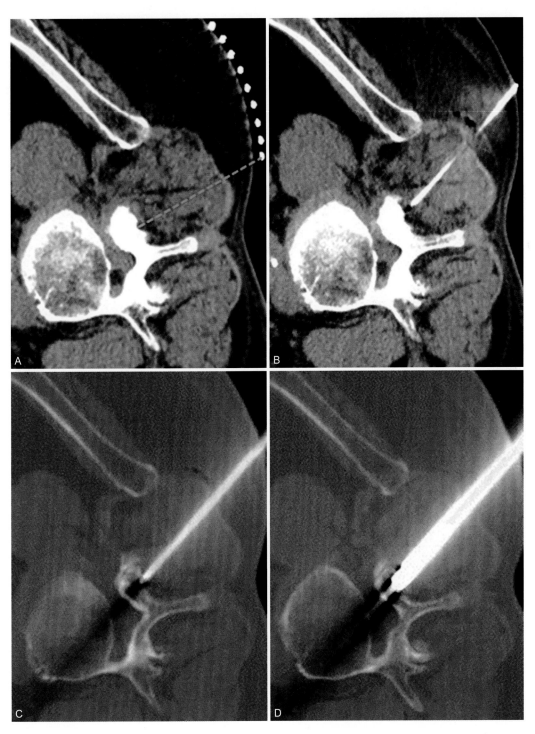

图 10-3-24 A. 在 CT 断层上设计穿刺路径（绿色虚线所示）；B. 穿刺到 L4 椎板；C. 克氏针锚定到 L4 椎板骨质内；D. 环锯锯除外板和板障

内镜下使用磨钻磨透 L4 椎板内板、显露黄韧带；射频消融、切除黄韧带，髓核钳扩张神经根腋下间隙后髓核涌出，取出骨洞头、尾侧脱出髓核，观察神经根、硬膜囊搏动良好，术中评估性 CT 扫描，显示椎管减压充分，无髓核残留（图 10-3-25）。

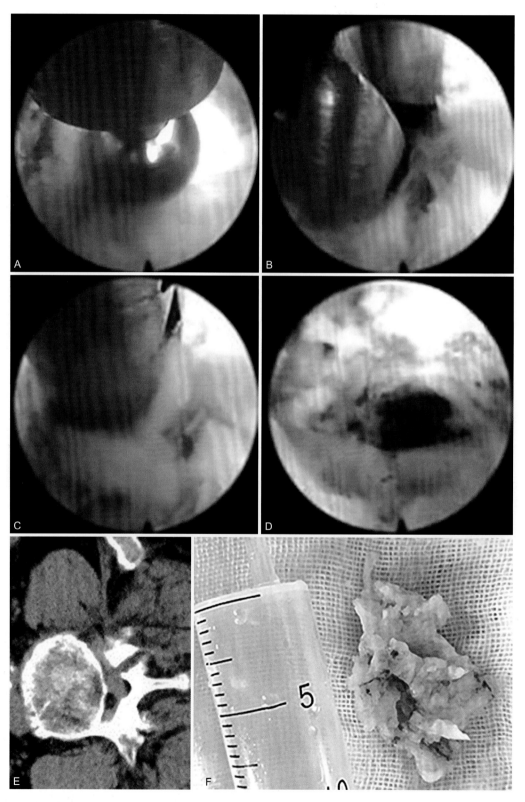

图 10-3-25　A. 磨钻磨除 L4 椎板内板；B. 髓核钳扩张神经根腋下间隙；C. 摘除脱出髓核；D. 神经根腋下空虚；E. 评估扫描见椎管内无髓核残留；F. 摘除的脱出髓核组织

（五）结果

术后 1 周腰痛 VAS 评分 1/10，左下肢疼痛 VAS 评分 1/10，左侧股神经牵拉试验阴性，直腿抬高试验阴性，术后复查 CT 冠状位重建和 VR 重建可见椎板骨洞未累及关节突关节（图 10-3-26）。

（六）椎板打洞法注意事项

1. 通过螺旋 CT 多平面重建了解远距离脱出髓核与神经根、硬膜囊的位置关系，椎板打洞的靶点选在游离髓核的背侧，骨板较薄处最佳。

2. 克氏针锚定法固定打洞位置。

3. 环锯锯除部分椎板外层骨质能减少磨骨量，加快打洞速度。

4. 对于能熟练应用外可视环锯的术者，可以直接用外可视环锯一次或分次锯透全层椎板，效率更高，但要避免对硬膜囊的损伤。

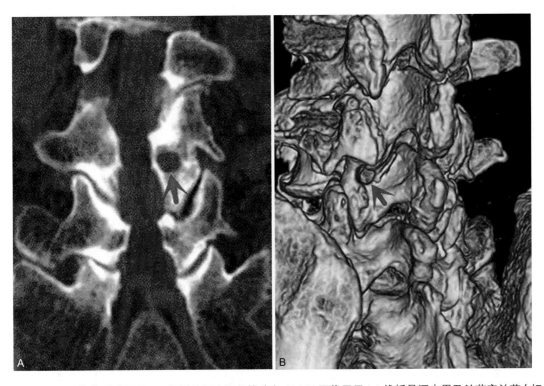

经椎板打洞
内镜下髓核
摘除术

图 10-3-26　A. CT 冠状位重建显示 L4 椎板骨洞（红色箭头）；B. VR 图像显示 L4 椎板骨洞未累及关节突关节（红色箭头）

（孙海涛）

参考文献

[1] 李龙付, 胡玉华, 贺林伸, 等. 椎间孔一次成形技术在腰椎脊柱内镜中的应用[J]. 中国矫形外科杂志, 2018, 26(6): 560-563.

[2] 焦伟, 张伟, 尹稳, 等. 经皮脊柱内镜下三种入路治疗脱垂型腰椎间盘突出症的比较[J]. 中国矫形外科杂志, 2018, 26(19): 1758-1764.

[3] Lee JS, Kim HS, Jang JS, et al. Structural preservation percutaneous endoscopic lumbar interlaminar discectomy for L5-S1 herniated nucleus pulposus[J]. Biomed Res Int, 2016, 2016: 6250247.

[4] 谢富荣, 李小峰, 梁伟国, 等. 不同入路内镜下治疗腰5/骶1椎间盘突出症的临床效果[J]. 广西医学, 2019, 41(15): 1898-1901.

[5] Choi KC, Kim JS, Ryu KS, et al. Percutaneous endoscopic lumbar discectomy for L5-S1 disc herniation: transforaminal versus interlaminar approach[J]. Pain Physician, 2013, 16(6):

547-556.

[6] 关家文, 孙海涛, 刘维财, 等. 影响L5-S1节段椎间孔镜入路的影像研究和应用[J].中国矫形外科杂志, 2014, 22(23): 2123-2127.

[7] 柯荣军, 夏新, 刘方刚, 等. 经椎板间入路经皮内窥镜下椎间盘切除术治疗L5-S1椎间盘突出症术中应用不同麻醉方式对术后疗效的影响[J].脊柱外科杂志, 2019, 17(4): 248-251.

[8] Macnab I. Negative disc exploration. An analysis of the causes of nerve-root involvement in sixty-eight patients[J]. J Bone Joint Surg Am, 1971, 53 (5): 891-903.

[9] Qin RQ, Liu BS, Hao J, et al. Percutaneous endoscopic lumbar discectomy versus posterior open lumbar micro-discectomy for the treatment of symptomatic lumbar disc herniation: a systemic review and meta-analysis[J]. J World Neurosurg, 2018, 120: 352-362.

[10] Choi G, Lee SH, Raiturker PP, et al. Percutaneous endo-scopic interlaminar discectomy for intracanalicular disc herniations at L5-S1 using a rigid working channel endoscope[J]. Neurosurgery, 2006, 58(1): 59-68.

[11] 叶红, 崔志明, 徐冠华, 等. 自由肌电图监测在脊柱内镜下经椎板间入路腰椎间盘切除术中的初步应用[J]. 中国脊柱脊髓杂志, 2018, 28(3): 213-218.

[12] 关家文, 孙海涛, 马宗雷, 等. CT引导+内窥镜治疗腰椎间盘突出症的入路设计及应用[J].中国矫形外科杂志, 2012, 20(11): 994-997.

[13] Abdullah AF, Ditto EW 3rd, Byrd EB, et al. Extreme-lateral lumbar disc herniations: Clinical syndrome and special problems of diagnosis [J]. J Neurosurg, 1974, 41(2): 229-234.

[2] 陈仲强, 党耕町. 椎间孔与椎间孔外腰椎间盘突出的分型及治疗[J]. 中华外科杂志, 1997, 35(4): 226-228.

[14] 关家文.CT定位脊柱微创手术学[M]. 北京: 人民卫生出版社, 2016: 161-167.

[15] 孙海涛, 韩大鹏, 魏帅帅, 等. 极外侧型腰椎间盘突出CT分型与椎间孔镜治疗[J].中国矫形外科杂志, 2021, 29(13): 1161-1165.

[16] Xiaolong Li, Qingyu Dou, Shuai Hu, et al.Treatment of cauda equina syndrome caused by lumbar disc herniation with percutaneous endoscopic lumbar discectomy[J].Acta Neurol Belg, 2016, 116(2): 185-190.

[17] Fraser S, Roberts L, Murphy E. Cauda equina syndrome: a literature review of its definition and clinical presentation[J]. Arch Phys Med Rehabil, 2009, 90(11): 1964-1968.

[18] 关家文, 孙海涛, 韩大鹏, 等. 体位变化对肠道移位及内窥镜侧方入路设计的影响[J]. 中国矫形外科杂志, 2015, 23(21): 1921-1924.

索 引